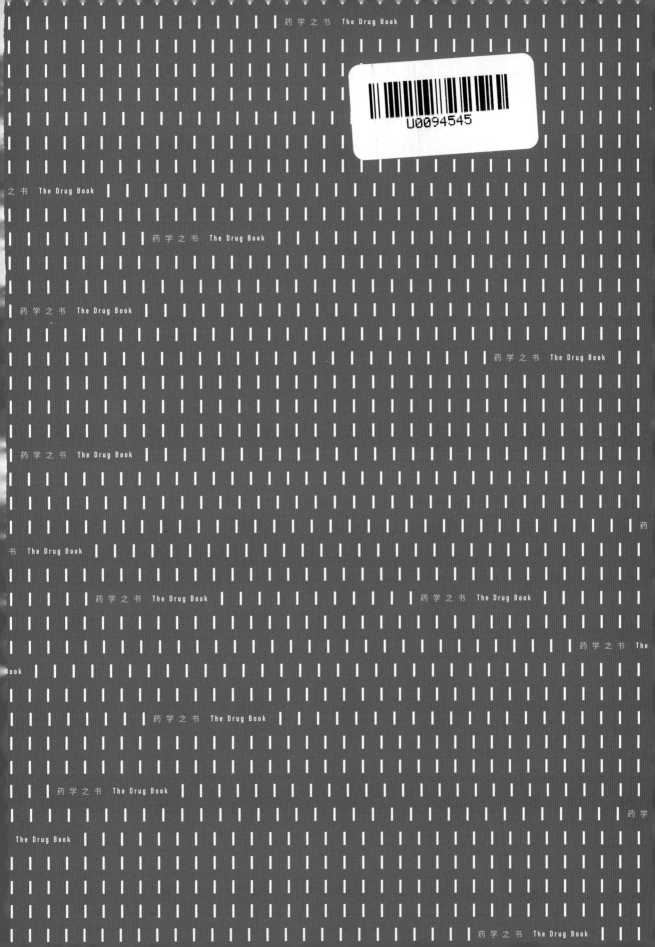

药学之书 The Drug Book

U0094545

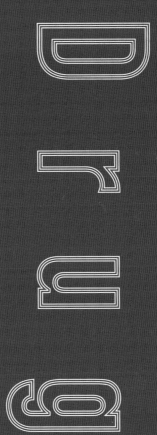

药学之书

〔美〕迈克尔·C·杰拉尔德 著

颜磊　程孙雪子

吴兰 译

重庆大学出版社

药

学

之

书

The Drug Book

From Arsenic to Prozac,

250 Milestones

in the History of Drugs

从砒霜到百忧解

药学史上的

250个里程碑

药学之书 The Drug Book

迈克尔·C. 杰拉尔德作品：

《生物学之书》（*The Biology Book*）

《处方药的零基础入门指南大全》（*The Complete Idiot's Guide to Prescription Drugs*）

《护士的药物疗法指南》（*The Nurse's Guide to Drug Therapy*）

《护理药理学与治疗学》（*Nursing Pharmacology and Therapeutics*）

《药理学：药物概论》（*Pharmacology: An Introduction to Drugs*）

《阿加莎·克里斯蒂的那支带毒的笔》（*The Poisonous Pen of Agatha Christie*）

献给我的孙女艾拉·托维亚·琼斯（Aila Tovia Jones）

和约奥·埃丝特·杰拉尔德（Io Esther Gerald），她们是药物研发进步的受益者。

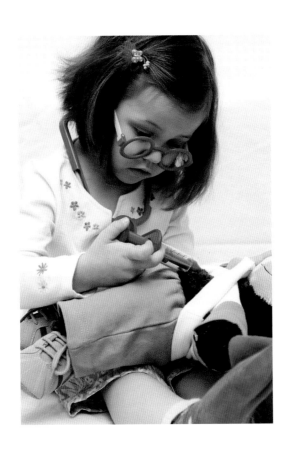

目　录

V

引言

不论在何时何地，寻找救人于病痛之中的药物都是人类的共同追求。人类很早以前就开始使用天然之物纾解危害身心的疾病，其中，大多数草药仅能满足古人的果腹之需，只有极少数的古代草药能对人的身体和心理产生作用。人们服下这些草药后的效果取决于草药的种类及质量，良者可救命，劣者能害命。古代的民间医生将有害或无效的草药与能够治病的草药加以区分，后者在相应的历史时期承担了"药物"的角色，甚至有一些草药至今仍被用于现代医学。

草药只具有历史价值吗？事实远非如此。世界卫生组织的数据显示，在亚洲和非洲的某些国家，有约 80% 的人口将传统医学作为首选医疗手段，草药则是传统医学中最重要的一部分。草药可不是发展中国家的专属，许多发达国家的人也将膳食补充剂当作现代药物的补充，甚至替代品。

当然，现代新药与传统药物的起源及研究者都不尽相同。现代新药不再是偶然或意外的发现，不再是古代祖先偶然找到的医治消化问题或皮肤疾病的草药。19 世纪以前，西方的大部分药物都由草药调制；而 19 世纪初期，由于提取技术有了重大进步，人们开始从草药中分离提取出纯的化学物质，其中包括取自鸦片可发挥镇痛作用的吗啡、取自金鸡纳树皮有抗疟疾作用的奎宁，以及取自秋水仙并被用于医治痛风的秋水仙碱。《药学之书》告诉我们，现代的许多药物要么是从草药中提取的化合物，要么是经这些化合物改造而来。和大自然创造的化合物相比，人类改造后的化学物质，有些和原型高度相似，有些相去甚远，有些则毫不相干。在 19 世纪末和 20 世纪初，科学家开始从动物身上提取药用激素；在此之后，微生物也逐渐成了疫苗与抗生素的宝贵来源。

在过去的一个世纪里，分子生物学、生理学以及病理学的研究发展推动了药物发现的进程。这催生了新型化学药物的理性设计模式，大量新药由此诞生，我们因此能够治疗从前无法攻克的疾病。最近几十年以爆炸式速度不断增加的生物药物，可以在分子水平靶向疾病的病变部位。分子生物学的发展使人类可以批量生产这些原本只能由机体微量制造的、高度复杂的蛋白质。然而，生物药物虽然早已经问世，患者却不一定负担得起高昂的费用。

药物在不断演进，研发药物的实验室也在不断进步。今天，许多新的发现都是由多学科的科学家和医生组成的团队共同完成，他们在大学或跨国公司最先进的研究平台中工作，协同发挥个人和团队的专业技能。如今药物研发的成本高达数亿美元，而预期的投资回报是数十亿美元——时代真的变了！

什么东西才能被人称作药？

> 她从没忘记过，如果从那瓶标着"毒药"的瓶子里喝得太多，这东西迟早会带来报应的。

——刘易斯·卡罗尔（Lewis Carroll，1832—1898）

你也许会觉得我在混淆"药物"和"医学"的概念，但事实并不是这样。我所讨论的"药物"同样包括毒药、被滥用的药物、成瘾物质（指改变人意识、情绪，以产生欣快感，但可导致依赖作用的物质），以及那些用来提高我们生存质量的物质。

在阅读《药学之书》时，你会发现许多药物预防、控制甚至治愈的是曾经无药可医、无法治愈或注定会致人死亡的疾病。我们探究的是：使艾滋病死亡率降低 80%，并在 30 年内将这种可怕的疾病转变为慢性病的抗 HIV 药物；从性和经济上解放了妇女，允许她们自主决定是否以及何时生孩子的口服避孕药；拓展了外科医生的手术范围，将外科手术从快速粗暴地截断肢体发展到重要器官高度复杂手术的全身麻醉药；有助于显著降低心脏病发作和中风风险的药物，心脏病是西方国家人群的主要死亡原因。

帕拉塞尔苏斯的名言——"剂量决定了一种物质是毒药还是补药"影响甚远，因而《药学之书》也将探讨常规的毒药，以及在过量使用时会表现出毒性的药物。几个世纪以来，砷——它臭名昭著，在文艺复兴时期被波吉亚（Borgia）家族及其追随者视为首选毒药——"既是毒药之王，也是王者的囚犯"。1774 年，詹姆斯·库克（James Cook）船长无意中因食用河豚内脏而吃进了河豚毒素，虽满足了口腹之欲，但造成了一场灾难。根据伊恩·弗莱明（Ian Fleming）在《来自俄罗斯的爱情》（*From Russia with Love*）中的描写，河豚毒素这种强大的"神经特工"几乎断送了詹姆斯·邦德拯救世界的职业生涯。近年来，复方用药和处方麻醉剂的滥用，成为患者死亡的常见原因。"摇滚之王"和"流行音乐之王"的不幸离世，都要归咎于他们的私人医生不明智地为他们开具的处方药。

在某些药物的非医疗用途面前，它们原本获批的使用目的往往会相形见绌。人体生长激素和合成代谢类固醇会让人联想起健美先生（或健美小姐）和希望获得更好成绩的运动员偷偷使用被禁用的兴奋剂。这些药物最初用于治疗儿童的生长障碍，以及增加癌症等消耗性疾病患者的肌肉质量。人们最初将海洛因视作吗啡的非滥用性替代品，但它现在成了一种社会灾害。

医学界对麦角酸二乙酰胺（即通常所说的 LSD，一种毒品的主要成分）的早期兴趣在于它可以治疗心理疾病以及酗酒。然而，几十年来，一些所谓的艺术家和创作者试图非法使用 LSD 增强他们的创造力，但 LSD 强烈的致幻效果，常导致他们行为失常，甚至将他们推向死亡边缘。同时，LSD 也被科学家用来探索精神疾病的神经生物学基础。美国军方和中央情报局则使用 LSD 审讯囚犯。越来越多人非法滥用毒品 LSD，导致政府削减了 LSD 研究的资金，其医疗潜力至今仍然不甚明朗。

每种药物都必然能治愈，或者说治疗某种危及生命的疾病吗？我将写到这样一些药物，它们只会让人们感觉更好，或者改善人们的生活质量。像万艾可（伟哥）这样的药物可以增强男性的性功能，甚至达到超出人们接受程度的水平。还有一些药物具有美容效果，可以通过减少皱纹、紧致皮肤，或是增加头发的厚度或头发的数量，达到提升外貌的效果。

《药学之书》

我写《药学之书》的目的，是向对药物、生物医学或科学史感兴趣的普通读者提供必要的知识。此外，也是向科学家、医生和学者提供有关各种药物的新鲜或是不常见的信息。所有必要的信息和药物词汇都是非术语化的，读者不必阅读那些高度专业化的科学解释。简而言之，我将提出一个既易于理解，又具有吸引力的科学视角，在某些情况下，这一视角还会极具争议性。

历史上出现的药物不计其数，为什么我要选择这 250 种药物？虽然我可能忽略了读者认为值得关注的一些药物，但我选取的大多数药物都显著改善了人们的健康状况，并且延长了人们的寿命。

许多药物在诞生之初就被视作开创性的突破，它们被人使用了数十年甚至数百年，直到被新的、更好的后继药物取代。虽然这些最初的药物可能早已被弃置不用，但其中许多老药为我们提供了药物修饰、改进和拆分的基础，指引我们创造了许多今天必不可少的新药（即使并非所有新药都比老药更安全或更有效）。其中的一些药物的写作，使我有机会与读者分享药物研发或是它们的研发者的迷人故事。正如旅行的过程可能比目的地更具吸引力，有时候，背景故事比药物本身更有趣。

有些药物的发现是概念化和演绎推理的精彩产物，其精准、敏捷性甚至可以与福尔摩斯的推理相媲美。德国诺贝尔奖得主保罗·埃尔利希（Paul Ehrlich）将他的成功归因于"四个 G"（德语）：Geduld（耐心），Geschick（能力），Geld（金钱）和 Glück（运气），我们可以在其中添加第五个 G——Geist（智力）。这些药物的发现，通常是有条不紊的计划和繁杂的细节执行的产物。然而，其他方法也能带来药物发现的成功。亚历山大·弗莱明（Alexander Fleming）将他发现青霉素（这也许是所有药物中最重要的发现）归因于另一个因素："如果我能向年轻的实验室工作人员提供建议的话，那就是——永远不要忽视任何反常的现象或者事件。"

伟大的发现通常由伟大的科学家创造，他们的名字经常与他们发现的药物共同出现在历史舞台上：威廉·威瑟林（William Withering）和治疗心脏病的毛地黄，保罗·埃尔利希和治疗梅毒的洒尔佛散，弗雷德里克·班廷（Frederick Banting）、查尔斯·贝斯特（Charles Best）和治疗糖尿病的胰岛素，赛尔曼·瓦克斯曼（Selman Waksman）和治疗结核病的链霉素。还有一些药物——比如彻底改变外科手术的全身麻醉剂乙醚——则有多位相对不那么出名的发现者。

不过，并非每一个药物的故事都和英雄、胜利、治愈或者荣誉有关，也不是所有的科学家都是德国医疗传教士、诺贝尔奖得主阿尔伯特·施韦泽（Albert Schweitzer）的化身。科学家也和希腊诸神一样，为人性的弱点所困扰，如对获得他人的认可有着强烈、有时甚至是令人难以招架的渴求。制药行业为社会带来了许多好处，但它们终究是由盈利性的企业组成的，需要为股东的利益负责。为了继续销售药物，一些制药公司推迟甚至对公众及药品监管机构隐瞒药品造成的严重不良反应。终末期癌症患者使用一些售价极高（以数万美元的量级计）的新药，只能延续几个月的生命，而他们的生存质量并不见得会得到提高——这究竟是否值得，还需要我们思考。

本书中的条目按时间排序，但你也可以按照自己选择的任何顺序来阅读。为了使你能轻松地从一种药物追踪另一种药物，每个条目都有交叉引用，而"注释与延伸阅读"部分为好奇的读者提供了更多信息的来源。每个条目上带有的时间的准确程度不一，因为专家对于药物的发现时间往往没有统一的定论。那么，"发现"的要义究竟是什么？在某些情况下，药物上市的年份、药物的概念被生物医学界普遍接受的年份、药物首次出现在科学文献中的年份、药物引起公众注意成为头条报道的年份，都比科学家首次在实验室合成出药物的年份更加重要。

如今，药物与人类生活的关系，比历史上任何时期都更加息息相关，一些药物确实拯救了无数生命，另一些药物极大地改善了人类的健康状况，让人类的生活更加幸福；但也有一些药物变身为毒品，将生命置于死地。《药学之书》用丰富的内容、宽广的历史视角，深度窥探了一系列改变人类身体与思想、对历史进程产生重要影响的物质，也让读者认识了那些将药物引入人类生活的科学家和医生。

致谢

非常感谢斯特林出版公司（Sterling Publishing）编辑人员的支持，尤其是我的编辑梅兰妮·马登（Melanie Madden）。我最感激的是儿子马克（Marc），他向我介绍了斯特林出版公司，并在项目进行的整个过程中给予我鼓励和支持。

我要感谢所有人，还要向我的妻子格洛丽亚（Gloria）致以爱意，她是这个项目不署名的合作者。她是每个药物故事诞生后的第一个评阅人，也是本书最关键的评阅人。本书的每个条目都配有精美图片，这也要归功于她的创造力。

001

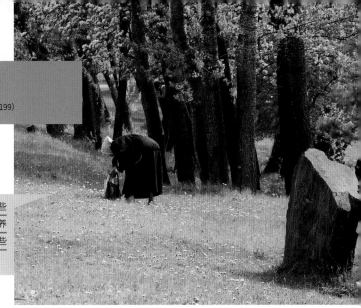

草药

盖伦（Galen，129—199）

我们的祖先在寻找食物时发现了一些草药，虽然它们无法满足人类对营养的需求，但却出人意料地缓解了一些常见的健康问题。

鸦片（约公元前 2500 年），史密斯和埃伯斯纸莎草纸（约公元前 1550 年），秋水仙碱（约 70 年），生物碱（1806 年），膳食补充剂（1994 年）

人和动物都得靠吃东西才能生存，因此，我们必须将提供营养的植物和危害健康的植物加以区分，不过这可不是件容易的事。我们的祖先很可能为此观察过周围的动物如何选择食物，并且向它们学习。一部分幸运的人通过试错的方法发现，如果只食用少量的有毒植物，人体的功能、人的情绪或行为会发生变化，而草药也许曾经舒缓过古人身上的病痛。

植物的这类"药性"最初被人口耳相传，而后被更长久地记录在纸莎草纸、泥板、羊皮纸和纸张等上。早在史前，一些草药就被当作药物使用，美洲原住民用来治疗妇科及肾脏疾病、抑郁、咽喉肿痛和风湿的黑升麻（black cohosh）就是其中之一。欧洲和亚洲早有用白柳树皮来止痛的传统；位于伊拉克北部、约公元前 60000 年的花葬遗址中，从沙尼达尔 4 号洞穴（Shanidar IV）出土的蓍草（yarrow），自古就被作为止血的收敛剂以及发汗剂；奥地利西部出土的干尸"奥兹冰人"距今已有 5000 余年的历史，考古学家在冰人的尸体内发现了白桦菌菇（birch polypore），这是一种可以用作缓泻剂的食用蘑菇；古代的许多不同人类族群，都曾使用锦葵来清洗结肠。

人类在使用草药的过程中发现，植物的不同部位对健康的益处不同，药效也不同，有些植物是叶，有些植物是根，甚至有些是果实、种子或汁液。将植物的这些部位捣碎，再与某种液体（比如酒精）混合，液体溶剂或固体滤出物中会浓缩更多的药用活性成分，这就是盖伦制剂。这种以希腊内科医生盖伦命名的植物制剂，一直沿用至 20 世纪。事实上，现在的许多膳食补充剂中也含有草药成分。■

约公元前 60000 年

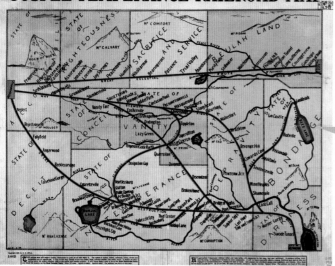

GOSPEL TEMPERANCE RAILROAD MAP

旅行者可沿着《福音禁酒铁路地图》（Gospel Temperance Railroad Map, 1880）去往完全不同的终点。从左侧的"决定村"出发，旅行者沿着"伟大的天路"可以到达"天空之城"，沿着"彻底的末路"会到达"毁灭之城"。

 炼金术（约公元前 5000 年），苦艾酒（1797 年），乙醚（1846 年），苯酚（1867 年）

约公元前 10000 年

酒精是世界上最古老、使用范围最广的药物。尽管人们在几万年前就偶然发现了酒精，但目前，人类主动酿造啤酒的证据却出现在 12 000 年前。《圣经》曾多次提到葡萄酒，比如诺亚在土耳其东部的阿勒山上有最早的葡萄园。

碾碎的葡萄、其他野生水果和蜂蜜中都含有葡萄糖。当葡萄糖暴露在水和酵母（植物自身带有的一种真菌）中时，发酵过程就开始了。酒精的含量达到 15% 后，酵母就会死亡，发酵也随之停止。此时若要制造酒精含量更高的饮品，必须进行蒸馏。中世纪的阿拉伯炼金术士在 8—9 世纪发明了蒸馏技术，欧洲人在 12 世纪将其应用于制造高酒精含量的饮品。古人们使用他们能够获得的天然原料，制造出了酒精含量在 40% ~ 55% 的白兰地、威士忌、朗姆酒、杜松子酒和伏特加等。

酒具有多种不同的社会性功能。过去，酒曾被用作手术前的止痛药、消毒液、助消化药、兴奋剂，或者人昏厥后的唤醒药。酒在几十年前就开始慢慢淡出医学应用，但宗教仪式中仍在继续使用酒，人类也仍将其作为营养和能量的来源之一。尽管人在饮酒后的行为会变得亢奋，事实却与人们通常的认知相反：酒精对神经系统起的是抑制作用。

《圣经》、古希腊及古罗马的著作中都有关于纵酒的记载，这也提醒我们，现代人与古人息息相通。意大利将领朱塞佩·加里波第（Giuseppe Garibaldi）曾说，"酒神巴克斯（Bacchus）'淹'死的人比海神（Neptune）'淹'死的更多。"酗酒是一项全球性的公共卫生问题，酒是最常被滥用的物质，在美国的可预防死亡原因中，酒精排名第三。■

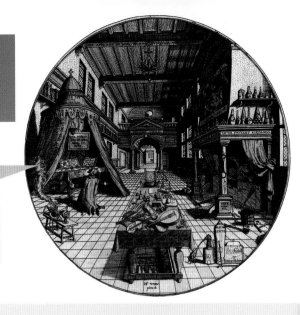

炼金术

贾比尔·伊本·哈扬（Jābir ibn Hayyān，721—815）
尼古拉·弗拉梅尔（Nicholas Flamel，1330—1418）
帕拉塞尔苏斯（Paracelsus，1493—1541）

海因里希·昆哈特（Heinrich Khunrath）1595 年的一本著作中有一幅名为《炼金术士的实验室》（The Alchemist's Laboratory）的版画。实验室四周镌刻着拉丁文格言标语，它们是炼金术士灵感的来源。

酒精（约公元前 10000 年），抗衰老药（2020 年）

古人相信炼金术既可以制造出黄金，也能使人长生不老。截至 19 世纪，炼金术士这一职业已经存在数千年了。科学巨匠弗朗西斯·培根（Francis Bacon）、帕拉塞尔苏斯和艾萨克·牛顿（Isaac Newton）都曾尝试过炼金术。炼金术士将原始的科学与一种综合了魔术、神秘力量与宗教的世界观相结合，试图找到"贤者之石"，将一些基本金属彻底转化为黄金或是能使人长生不老的药物。

炼金术的起源可以追溯至大约 7000 年前，那时的古埃及工匠使用金银合金来制造首饰。亚历山大大帝（Alexander）在公元前 322 年征服埃及时，这门手艺从亚历山大港传到了古希腊。古希腊的工匠希望将不完美的贱金属（比如铅）转化成最为完美的白银或黄金。与之形成鲜明对照的是，东方炼金术士的追求则是在医学上。在大约 2500 年前的中国，人们希望的是炼制出长生不老之药。印度人则追求找到能治愈一切疾病的万灵之药。

公元 7 世纪，科学的研究中心转移到阿拉伯国家。波斯人贾比尔·伊本·哈扬是当地最伟大的炼金术士，正是他将炼金术转变为化学。他的炼金术著作糅合了对贤者之石和永生灵药的探求，并被翻译成拉丁文，成为后世欧洲炼金术士的圭臬。内科医生、炼金术士帕拉塞尔苏斯则更加专注于对永生灵药的追求，"很多人认为炼金术的目的是炼出黄金和白银，但对于我来说并非如此，我唯一关注的是医学的本质和医学的力量。"帕拉塞尔苏斯是驱使炼金术士用成分已知的化学药物替代草药混合物的主要力量。

在 J.K. 罗琳（J. K. Rowling）的《哈利·波特与魔法石》（Harry Potter and the Philosopher's Stone）中，哈利就曾查找过法国炼金术士尼古拉·弗拉梅尔的信息。弗拉梅尔宣称自己找到了贤者之石，以及能使他和妻子永生不老的灵药。■

约公元前 5000 年

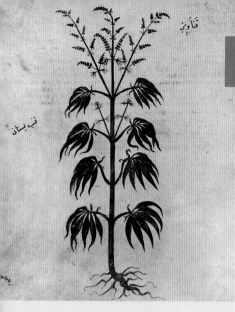

大麻在世界上大部分地方都能生长。除了被非法制作为毒品外，数千年来，人们还使用大麻秆制作纤维，以此织造极为耐用的布料或工业强度的麻绳。

医用大麻（1839 年）

约公元前 3000 年

大麻（*Cannabis stativa*）起源于中亚和西亚，人类对大麻的使用可以追溯到数千年前。从古至今，大麻的益处和危害一直是人们争议的焦点。有人将大麻称作"快乐之源"，也有人将它称为"罪恶的解放者"。

大麻中含有一种名为 δ-9- 四氢大麻酚（δ-9-THC）的物质。通过吸入或者口服进入人体的大麻，因其含有的 THC 浓度不同，发挥的效果也不同。一般来说，人体摄入大麻后初始产生的生理效应比较温和，包括心率升高、结膜发红。低剂量摄入大麻，一开始会引发刺激性反应，但随后会产生镇静效应。大麻使用者先会感觉到一种愉悦感和兴奋感，其感官功能也会增强；随后的"镇静期"时间会更长，使用者会经历一段梦境般的状态，集中注意力的时间会变短，同时其短期记忆将受损。

在医学文献中，长期使用大麻对人的肺功能、生殖、免疫系统、精神健康、自我驱动力的影响是互相矛盾的；使用者是否会因摄入大麻而过渡到使用更易成瘾的药物（即"门户理论"的观点），结论也并不确定。医学文献中的这些描述通常带有个人偏见。但有一个事实非常清楚：非常高剂量地服食大麻虽不会致人死亡，但会导致恐慌、紊乱的思维、对失控的恐惧，以及幻觉。

据联合国毒品和犯罪问题办公室《2021 年世界毒品报告》：2020 年全球约 2.75 亿人使用毒品，比 2010 年增加 22%。毋庸置疑的是，在大部分国家，除医疗用途外，种植、流通和拥有大麻都是违法的。在不同国家甚至同一国家不同地区，这些法律的执行力度和违法的成本也都不尽相同，如从罚款到长期监禁。在大多数东南亚国家，如新加坡，对非法持有大量大麻的人，可处死刑。■

茶叶

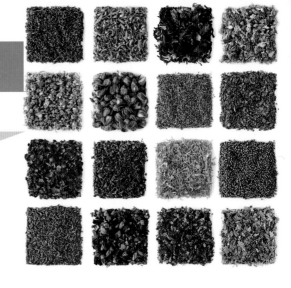

世界上大约有 3000 种不同的茶，可分为 6 个大类：白茶、绿茶、乌龙茶、红茶、普洱茶、调味茶。茶的味道取决于其生长地，以及采摘、干燥和加工的方式。

 炼金术（约公元前 5000 年），咖啡（约 800 年），咖啡因（1819 年），茶碱（1888 年）

关于茶是如何成为一种饮料的，世上有许多传说。最早的传说来自中国，据说公元前 2737 年的一天，几片茶树叶掉进了神农氏煮水的钵子里。这位中国上古传说中的帝王，对茶的口味及兴奋刺激作用印象深刻，《神农本草经》中记载茶对于治疗肿瘤、膀胱问题、脓肿和身体疲乏都有益处。道家的创始人老子认为茶是长生不老药的重要组分。中国有向客人奉茶的传统习俗，中国人相信茶有益健康，并且可以延年益寿。

在这之后的若干个世纪中，饮茶的乐趣在东方普及开来，并且在 1610 年传到了欧洲，绿茶在那时被带到阿姆斯特丹。17 世纪，整个欧洲都尝到了茶叶的味道。茶叶在 1660 年传到英格兰，到 1750 年，茶已经成为英国的"国饮"。

根据不同的加工方式，茶可以主要分为三大类：绿茶、红茶和乌龙茶。茶叶中有大约 700 种化学物质，其中最重要的有多酚、咖啡因和茶碱。最引人注意的是一种名为儿茶素的多酚物质，它是一种抗氧化剂。抗氧化剂可以消除自由基，而自由基与多种疾病相关，如心脏病、癌症。儿茶素浓度最高的茶是绿茶。

关于绿茶对健康的益处，科学研究并没有得出清晰一致或令人信服的结论。在许多（并非全部）研究中，大肠癌、乳腺癌、胃癌和前列腺癌的风险会因饮用绿茶而降低。绿茶或许能预防中风；但相较而言，它在降低胆固醇、血压，或降低糖尿病、阿尔茨海默病的风险上的效果，远没有预防中风时那么好。

为什么上述结果如此矛盾？许多绿茶研究是在东方国家进行的，东方人的生活方式和饮食习惯与西方人有很大不同。此外，要达到研究中所发现的健康效果，一个人必须得喝下超量的茶才行。■

约公元前 2737 年

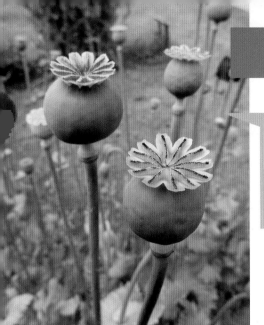

罂粟那看似无害的气球形的花朵，对社会产生了有善有恶的深远影响。鸦片是医生最早能够使用的药物之一，它也是吗啡的源头、合成海洛因的原材料；它引发了鸦片战争，中国被迫向西方开放了港口。而现在，鸦片已成为"经济作物"，"支撑"着阿富汗战争。

 鸦片酊（1676 年），吗啡（1806 年），生物碱（1806 年），可待因（1832 年），海洛因（1898 年），阿片类药物（1973 年）

"天堂的钥匙就在你的手中，啊，美好、微妙又强大的鸦片！"

——《一个英国鸦片吸食者的自白》（*Confessions of an English Opium Eater*）

托马斯·德·昆西（Thomas de Quincey）

约公元前 2500 年

人类有历史记载之初，鸦片就已经在治疗疾病上发挥显著作用了。古亚述、希腊和罗马的医学著作都颂扬过鸦片缓解疼痛和助眠的神奇效用。伊斯兰商人在 9 世纪将鸦片引入中国，而在接下来的 800 年里，鸦片都被用来治疗因痢疾引起的腹泻。即使在 19 世纪与 20 世纪之交，它也是为数不多真正有效和可靠的药物之一。美国哈佛医学院教授兼作家奥利弗·温德尔·霍姆斯（Oliver Wendell Holmes，1809—1894）曾说道，除了鸦片和麻醉剂外，"我坚信，现在所有的药物（医疗药物）都可以被扔进大海，这对人类来说更好，只是对鱼类不利。"

鸦片是从植物罂粟（*Papaver somniferum*）中提取而来的。历史上，这种植物在亚洲东南部、伊朗、土耳其都有种植，而现在，超过 90% 的罂粟种植在阿富汗。罂粟的主茎顶上有 5～8 个蛋形囊，罂粟开花 10 天后，将囊切开，会有乳状的液体渗出。将这种乳状物质从囊上刮下并压成生鸦片饼，从中可以提取出约 20 种生物碱，其中最重要的两种是吗啡和可待因，鸦片的"效用"就因它们而产生；有了吗啡，合成海洛因就很容易了。

早在海洛因被滥用之前，英国商人就开始从印度向中国运送鸦片。为了遏制吸食鸦片的习惯在国民中传播，清政府查获了英国船只上的鸦片货物。随后，两次鸦片战争相继发生，清政府战败，签订了一系列不平等条约，其中包括鸦片进口的合法化，将香港岛割让给英国，以及中国开放对西方的贸易等。■

史密斯和埃伯斯纸莎草纸

埃德温·史密斯（Edwin Smith，1822—1906）
奥尔格·埃伯斯（Georg Ebers，1837—1889）

这本世界上现存的最古老的外科手术文献详细描述了 48 种医学疾病的检查、诊断、治疗和预后。其中包括治愈由发霉面包引发的感染，这比弗莱明发现青霉素要早 3500 年。

秋水仙碱（约 70 年）

尼罗河珍宝 史密斯纸莎草纸和埃伯斯纸莎草纸都是来自尼罗河的珍宝。埃德温·史密斯是 19 世纪下半叶居住在埃及的美国古文物收藏家，他将两份最重要的古埃及医学手稿：埃伯斯纸莎草纸手稿和与他同名的埃德温·史密斯纸莎草纸手稿带到了现代世界。

古埃及的医学非常先进，这要归功于那时的医师、工程师和建筑师伊姆霍特普（Imhotep）。伊姆霍特普的作品诞生于约公元前 1600 年，其中一小部分如今得以幸存，被记录在纸莎草纸上。埃德温·史密斯手稿长 177 页、377 行，包含丰富的解剖学插图手稿，以及战场伤者的治疗方法。埃伯斯纸莎草纸（约公元前 1550 年）中包含了更为全面和重要的医学记录。这部 110 页的医学宝典包含 877 个条目以及约 700 种处方和治疗方法，其中还有抗击恶魔的咒语，以及对糖尿病、肠道疾病、抑郁症、哮喘、关节炎和鳄鱼咬伤等医学问题的描述；也描述了许多药用植物，如没药、乳香、豆蔻、莳萝、茴香和百里香。

史密斯于 1862 年在埃及购买了上述两份手稿，其中埃德温·史密斯纸莎草纸手稿一直保存在他手中，直到他 1906 年去世，如今被收藏在美国纽约医学院（New York Academy of Medicine）。而埃伯斯纸莎草纸手稿据说最初被包在塞班大墓地的木乃伊的裹尸布中，藏在木乃伊的两腿之间，状态保持得极好。史密斯于 1869 年出售了该手稿。1872 年该手稿被德国莱比锡大学的埃及学教授奥尔格·埃伯斯购得，至今由莱比锡大学收藏。该手稿采用草书象形文字的语言书写，于 1890 年被翻译成德语，又在 1900 年初被翻译成英语。

奥尔格·埃伯斯还是一位文学家。除了学术著作外，他还撰写了几本埃及指南和历史爱情小说，如《尼罗河的新娘：一段罗曼史》（The Bride of the Nile: A Romance，1887）。■

约公元前 1550 年

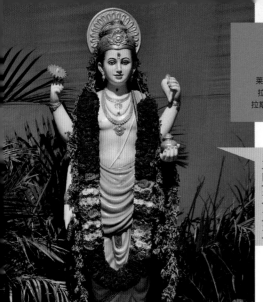

蛇根木

加西亚·德奥尔塔（Garcia de Orta，1501—1568）
莱昂哈德·劳沃尔夫（Leonhard Rauwolf，1535—1596）
拉姆·纳特·乔普拉（Ram Nath Chopra，1882—2002）
拉斯托姆·贾尔·瓦基勒（Rustom Jal Vakil，1911—1974）

昙梵陀利（Dhanvantari）是印度医神，也是阿育吠陀（Ayurveda）的创始人，发明了利用包括蛇根木在内的草药来治病的方法。他常常被神化为有四只手，其中一只手拿着草药，另一只手拿着一个装有不朽灵药的罐子。

 氯丙嗪（1952 年），利血平（1952 年）

萝芙木属的印度蛇根木（*Rauwolfia serpentina*）是历史悠久的传统印度草药。根据约公元前 500 年的印度教文献的记载，蛇根木（在梵语中名为 Sarpaghanda）可用于治疗许多疾病，其中包括癫痫、失眠、精神疾病、高血压、痢疾和寄生虫病，也被用作蛇和昆虫叮咬的解毒剂，还可以降低体温、刺激子宫收缩。据说圣雄甘地（Mahatma Gandhi）曾用它来进入沉思的状态。事实上，蛇根木可以缓解上述部分疾病，但对另一些疾病无用，且有些疾病（如癫痫病、腹泻）可因蛇根木而恶化。

葡萄牙医生加西亚·德奥尔塔为了逃避宗教审判于 1534 年移居印度，是他第一个向西方医生介绍了蛇根木。1563 年，他在一本书中记录了热带病（最出名的是霍乱）、印度香料和草药，成为最早记录上述内容的欧洲人。蛇根木的英文为"rauwolfia"，但也被拼写为"rauvolfia"，以纪念医生和植物学家莱昂哈德·劳沃尔夫。劳沃尔夫在近东和亚洲旅行了三年之后，带着采集到的药用植物样本和对其丰富的药用描述回到了家乡德国。

用粉状蛇根木来治疗精神疾病和高血压的学术报道，最早出现在 20 世纪 30 年代的印度期刊上，但几乎没有引起外界的关注。此后，印度历史上最杰出的两位医学科学家——印度药理学之父拉姆·纳特·乔普拉和印度临床药物学之父拉斯托姆·贾尔·瓦基勒对其进行了深入研究。

乔普拉是第一位研究植物粗提物对动物影响的科学家。多年来，他一直从事相关研究。他描述了蛇根木对血压的镇静作用，但直到 1949 年斯托姆·贾尔·瓦基勒在《英国心脏杂志》（*British Heart Journal*）上发表的一篇论文描述了它的降压作用，这才引起西医的注意。蛇根木的活性成分利血平于 1952 年被分离出来。此外，利血平还具有抗精神分裂症的特性，但同时期问世的氯丙嗪疗效要比利血平好得多，掩盖了利血平作为精神病药物的锋芒。■

约公元前 500 年

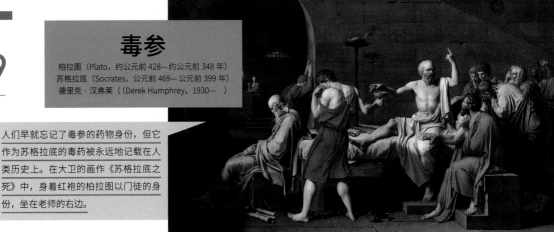

毒参

柏拉图（Plato，约公元前 428—约公元前 348 年）
苏格拉底（Socrates，公元前 469—公元前 399 年）
德里克·汉弗莱（Derek Humphrey，1930—　）

人们早就忘记了毒参的药物身份，但它作为苏格拉底的毒药被永远地记载在人类历史上。在大卫的画作《苏格拉底之死》中，身着红袍的柏拉图以门徒的身份，坐在老师的右边。

 生物碱（1806 年）

　　古代人知道毒参是一种药，但其经久不衰的"名声"使它被当作"国家毒药"，终结了西方哲学的主要奠基人苏格拉底的生命。这种植物也被称为毒芹（conium）或毒药参，原产于欧洲，生长在道路和沟渠旁。19 世纪，它在医学上被当作镇静剂，并用来缓解百日咳和哮喘的痉挛。如果使用的剂量较高，其中的活性生物碱——甜菜碱（coniine）会表现出神经毒性。

　　最聪明的人的最后一杯酒　公元前 399 年，苏格拉底被指控对希腊诸神不忠，并腐蚀了雅典的年轻人，从而被判处有罪。他面临两个选择：被流放或喝下含有毒参的酒。他选择了后者。在《斐多篇》（*Phaedo*）中，他的学生柏拉图描述了苏格拉底从脚开始，逐渐向上，身体渐进性的明显瘫痪和僵冷的死亡过程（苏格拉底的死亡是由呼吸肌麻痹所致）。在柏拉图的描述中，苏格拉底的死亡过程是平和的，这表明毒酒中可能添加了诸如鸦片、罂粟汁之类的物质，使人无痛且迅速地死亡。雅克－路易·大卫（Jacques-Louis David）1787 年的画作《苏格拉底之死》（*The Death of Socrates*）描绘了这最后一幕。

　　在古希腊，当老年人不能再为国家服务，并且因为日常生活而感到负担沉重时，他们会聚集在一个死亡宴会上，自愿喝下毒参来结束自己的生命。1980 年，德里克·汉弗莱在美国加利福尼亚州成立了美国毒参社区协会（Hemlock Society USA），成立这一组织有两个目的：一是为绝症终末期患者提供信息；二是促进医师协助自杀的合法化。经过多次名称变更和合并之后，该组织现在名为"同情与选择"（Compassion & Choices），自称拥有 40 000 名支持者。1993 年，重金属乐队"毒参"（Hemlock）成立——相较而言，这个话题要轻松得多。■

公元前 399 年

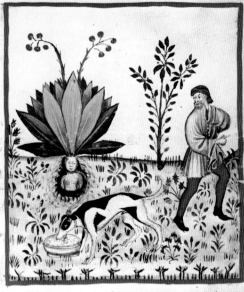

曼德拉草

泰特斯·弗拉维乌斯·约瑟夫斯（Titus Flavius Josephus，37—约100）

曼德拉草，摘自《健康全书》（*Tacuinum Sanitatis*，1390）手稿，这是一本有关健康福祉的拉丁文著作。

颠茄（1542 年），生物碱（1806 年），阿托品（1831 年），东莨菪碱（1881 年），万艾可（1998 年），女性伟哥（2014 年）

公元前 200 年

《圣经》中的爱情灵药 《圣经》、莎士比亚的著作以及巫术和魔法的故事中都提到了一种原产于中东和中南欧的植物毒茄参（*Mandragora officinarum*）—— 曼德拉草。曼德拉草的根呈纺锤形，并且常常长出酷似人体形状的分叉，这使古人相信它具有促进生育力和性欲的功效。

在《创世纪》（*Genesis*）中，不育的瑞秋甘愿让丈夫雅各布与多子的姐姐莉亚行鱼水之欢，以换取莉亚的曼德拉草。几年后，在曼德拉草的帮助下，瑞秋第一次怀孕，并生了约瑟夫。在《圣经》的"歌中之歌"中，也提到了它那促进爱意萌发的芳香。

除了有催情作用外，据说曼德拉草还具有对抗邪灵的魔力和治愈一切的功效。但是，传说曼德拉草从地里被拔出来时会放声尖叫，并使所有听到它喊叫的人发疯并死亡。公元 1 世纪的犹太罗马历史学家约瑟夫斯警告了它的危害，并描述了一种用狗来采集这种植物的方法，但要牺牲狗的生命。

据说古罗马的医生给患者服用了一种用曼德拉草根部制成的酒，以减轻疼痛，并在手术前让患者进入长时间的深度睡眠。同样地，它的根部或"死亡之酒"也会给遭受古罗马酷刑或痛苦死亡（例如被钉十字架）的人服用。莎士比亚在安东尼和埃及艳后的故事中提到了曼德拉草的别名曼陀罗草，并描述了这种功效："给我喝一些曼陀罗草汁，让我在安东尼回来前不用醒来。"

几个世纪以来，曼德拉草曾被用于治疗各种疾病，但由于其毒性，到了 20 世纪，服用曼德拉草仅仅是一种怀旧行为。这种颠茄类植物的某些生物学效应归因于多种活性生物碱，包括阿托品和东莨菪碱。■

米特里达梯的万灵药

米特里达梯六世（King Mithridates VI，公元前 132—公元前 63）

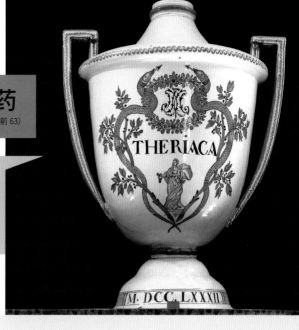

底也迦（theriac）是一种古老的复方药剂，用于治疗毒蛇和野生动物的叮咬，后来在米特里达梯六世的推崇下，成为一种万能的解毒剂。到了中世纪，底也迦更是被认为是万灵药。右图为这种药的样品，存放在一位 18 世纪法国药剂师的罐子里。

 吐根（1682 年）

通用解毒剂　为了使自己免受所有毒药和爬虫类毒液的侵害，米特里达梯国王配制了一种一方多效的通用解毒剂，每天都以越来越大的剂量饮用。这种被命名为米特里达梯汤的药剂含有 36 ～ 65 种成分，流传到 20 世纪（尽管经过修改），成为历史上最古老的处方。

国王米特里达梯六世是蓬图斯王国（今土耳其东北部）的统治者，他于公元前 120 年至公元前 63 年在位。在他执政的最初几十年中，米特里达梯六世强有力地将其国家的疆域拓展到了小亚细亚和希腊，侵吞了罗马帝国的领土。在公元前 88 年的一次战斗中，他的军队杀害了 80 000 位罗马人和多达 150 000 人的盟军。公元前 63 年被庞培大帝击败后，米特里达梯六世试图毒死自己、妻子和孩子。然而，他的解毒剂保护他不受毒药的侵害，但没有保护他免死于自己的剑下。

我们至今没有抛弃通用解毒剂的想法。多年来，许多家庭会在急救箱中备有活性炭、氧化镁和单宁酸组成的混合物，以预防意外中毒。我们现在知道，这种最新的解毒药和米特里达梯六世的万灵药都不是万能的，人们仍在继续寻找有效的通用解毒药。

英国诗人 A. E. 豪斯曼（A. E. Housman）在他的著作《一个什罗普郡小伙子》(*A Shropshire Lad*, 1896) 中也提到过米特里达梯六世的万灵药："他们在他的肉上放了砷 / 呆呆地看着他吃饭。/ 他们在他的杯子里倒了士的宁 / 颤抖地看着他喝下。" ■

约公元前 65 年

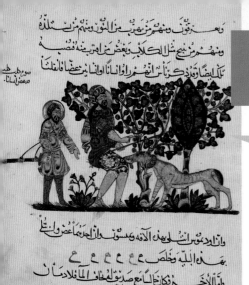

药物学

佩达尼乌斯·迪奥斯克利德斯（Pedanius Dioscorides，约 40—90）
塞缪尔·哈内曼（Samuel Hahnemann，1755—1843）

在罗马帝国陷落与文艺复兴之间的一千年中，阿拉伯世界的学者保留了古希腊人的科学知识，后来将其翻译成拉丁文。这幅创作于 1224 年描绘了疯狗咬人的画上的文字便是迪奥斯克利德斯《药物学》的阿拉伯语翻译。

草药（约公元前 60000 年），顺势疗法医学（1796 年），膳食补充剂（1994 年）

约 90 年

在将近 2000 年中，甚至包括整个 19 世纪，如果你想获取有关药物的信息，那便要研究药物学方面的资料。其中包含哪些内容呢？简而言之，"药物学"涵盖与药物有关的一切，包括对植物的鉴定及其化学性质的研究；从植物来源和（后来的）化学试剂中制备药物；描述药物如何在体内产生有益和不利的影响；以及使用药物治疗疾病。

在公元 1 世纪，著名的希腊医生迪奥斯克利德斯编写了第一部此类著作，将其命名为《药物学》（De Materia Medica）。这部经典著作在五卷内容中描述了约 500 种植物，被人类使用了 1500 年左右。根据数百年来的科学实验和临床经验，后世又补充了关于植物对人类影响的更为客观的信息。

在顺势疗法药物的信奉者中，药物学的应用仍然很活跃。顺势疗法的起源可以追溯到 18 世纪 80 年代，当时塞缪尔·哈内曼将传统的药物学文本翻译成他的母语德语。他发现书中缺少一种疗法，便提出了顺势疗法的基本原理之一："以毒攻毒"。遵照哈内曼的示范，当代顺势疗法书籍都会涵盖补救措施和有效性"证明"。它们通常按其拉丁名称的字母顺序排列，并附带治疗所需剂量信息和症状。

随着知识的积累，人们认为"与药物有关的一切"不可能都包含在一本书中。并且在 20 世纪初期，药物学各个组成部分都成为专业课程。药物的工作原理（药理学），药物或天然产物的化学性质以及用于治疗医学疾病的合理依据（药物治疗学）越来越被人们重视，而对植物学的描述（生药学）则有所减少。■

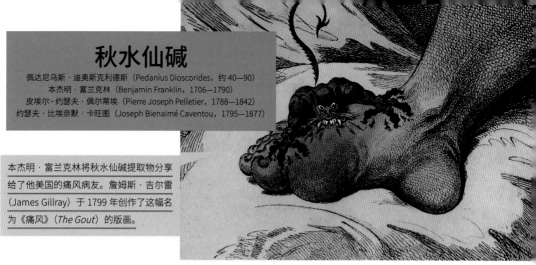

秋水仙碱

佩达尼乌斯·迪奥斯克利德斯（Pedanius Dioscorides，约 40—90）
本杰明·富兰克林（Benjamin Franklin，1706—1790）
皮埃尔–约瑟夫·佩尔蒂埃（Pierre Joseph Pelletier，1788—1842）
约瑟夫·比埃奈默·卡旺图（Joseph Bienaimé Caventou，1795—1877）

本杰明·富兰克林将秋水仙碱提取物分享给了他美国的痛风病友。詹姆斯·吉尔雷（James Gillray）于 1799 年创作了这幅名为《痛风》（The Gout）的版画。

 史密斯和埃伯斯纸莎草纸（约公元前 1550 年），生物碱（1806 年），丙磺舒（1951 年），别嘌醇（1966 年）

有关痛风的描述可追溯到近五千年前的古埃及，它被收录在史密斯和埃伯斯的手稿中。作为一种关节炎，痛风最明显的症状是肿胀、发红和剧烈的关节痛，通常会影响大脚趾，并且可能持续数天至数周。在这种病症中，尿酸晶体（嘌呤代谢物）沉积在了关节中。

在大约公元 60 年编撰的经典著作《药物学》中，迪奥斯克利德斯描述了用秋水仙种子治疗痛风的方法。其提取物在 19 世纪被广泛使用。秋水仙碱是一种生物碱，是秋水仙中的活性成分，1820 年由法国化学家皮埃尔–约瑟夫·佩尔蒂埃和约瑟夫·比埃奈默·卡旺图从秋水仙种子中提取和分离。

秋水仙碱具有很强的选择性，能有效缓解痛风急性发作产生的疼痛和肿胀，但不适用于其他类型的关节炎。它也可用于预防痛风的反复发作。目前，秋水仙碱的使用有所减少，并已被毒性较小的药物代替，例如丙磺舒（促进尿酸从尿液中排出）和别嘌醇（减少体内尿酸的合成）。

对抗"国王病" 痛风长期以来被认为是"国王的疾病"，或者至少是非常有钱的人的病，因为他们过度沉迷于酒肉。不过现在已经被降级为中产阶级疾病了。历史上有许多著名的痛风患者，如国王亨利八世（King Henry Ⅷ），托马斯·杰斐逊（Thomas Jefferson），马丁·路德（Martin Luther），查尔斯·达尔文（Charles Darwin）和本杰明·富兰克林等。富兰克林在担任驻法国大使时使用了秋水仙提取物，并将该药物介绍给他的同胞。他还提供了以下明智的建议："对葡萄酒、饮食、女人和衣服有所节制，否则痛风会找上门并折磨你。"■

约70年

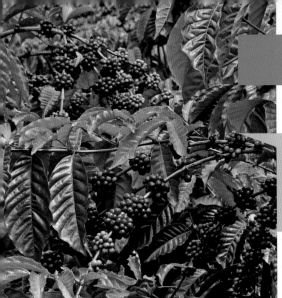

咖啡

咖啡豆是世界上交易量最大的商品之一，它们生长在 70 多个国家（主要在拉丁美洲、东南亚和南亚）种植的小树上。每颗红色或紫色的果实通常包含两枚被称为咖啡豆的种子。

 茶叶（约公元前 2737 年），咖啡因（1819 年）

约 800 年

有人说咖啡是世界上消费第二多的饮料，仅次于水。每天，有 52% 的 18 岁以上美国人（约 1 亿人口）喝一杯咖啡，另有 30% 的人偶尔喝咖啡。有消息称，在喝咖啡的人中，平均每人每天消费 3.2 杯咖啡，每杯 9 盎司*。

咖啡的起源有多种传说。在一个流行的版本中，9 世纪时，一位叫卡尔迪的阿拉伯牧羊人发现他的山羊在食用了咖啡果后便一直奔跑而不睡觉。到 15 世纪，人们已经会酿造咖啡果来煮咖啡。一个世纪后，奥斯曼帝国开始出口咖啡，到 17 世纪，成千上万的咖啡馆遍布欧洲。

早期的医疗机构在评估咖啡的益处和危害时分歧严重。支持者声称它可以缓解肾结石、痛风和偏头痛，减轻宿醉，促进消化，增强心肺功能，并有效抵抗鼠疫。批评者则强调说，它会导致性欲减退、阳痿和体重减轻，从而导致消瘦。

近 400 年来，人类一直在评估咖啡对健康的益处与危害。我们现在相信什么？咖啡可降低 2 型糖尿病、帕金森综合征、乳腺癌和肝癌以及肝硬化的风险。它增加了大脑的灵敏度，缩短了反应时间，并振奋精神。另一方面，咖啡会增加骨质疏松症和早期流产的风险。适量饮用咖啡不会增加心脏病、结肠癌和直肠癌的风险且与总死亡率无关。

在评估这些繁冗的发现时，你应考虑哪些注意事项呢？咖啡中含有咖啡因和数百种可能影响其功效的化学物质（其中许多是剂量依赖性的），而且并非所有的咖啡都含有相同的成分和比例。其中最需要考虑的因素是：每天喝几杯咖啡？是否在人或动物受试者中获得的证据？如果以史为镜，那么有些证据可能会随着时间而改变。■

---

* 1 盎司 ≈ 29.57 毫升。——译者注

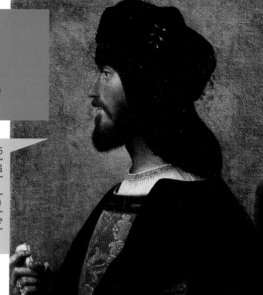

砒霜

小阿格里皮娜（Agrippina the Younger, 15—59）
罗德里戈·波吉亚（Rodrigo Borgia, 1431—1503）
凯撒·波吉亚（Cesare Borgia, 1476—1507）
露西莉亚·波吉亚（Lucrezia Borgia, 1480—1519）
詹姆斯·马什（James Marsh, 1794—1846）

波吉亚家族是文艺复兴时期的艺术赞助人，并且在 15 世纪和 16 世纪对教会和政治事务具有影响力。为了追求权力，他们最喜欢用砒霜实施各种犯罪，如谋杀。1893 年，约翰·马勒·科利尔（John Maler Collier）创作了《凯撒·波吉亚的一杯酒》（*A Glass of Wine with Caesar Borgia*）。

 阿托西耳（1905 年），洒尔佛散（1910 年）

当提到砒霜（arsenic）时，很少有人想到它的医疗用途，其实，它的医疗用途可以追溯到两千年前的古希腊和中国。后来，亚砷酸钾（一种现在享有盛名的抗癌药物）于 1786 年被作为万灵药出售。更重要的是，从 16 世纪梅毒开始困扰人类以来，含砷的有机药物砷凡纳明（洒尔佛散）是首个可靠的治疗方法。

毒药之王　但是从古罗马时代到 19 世纪，砒霜作为药品的地位远不及作为毒药来得"显赫"。1250 年砷元素首次被分离出来。三氧化二砷（砒霜）就是邪恶的杀人犯钟爱的毒药，这种毒药无色，几乎无味，易溶于水和其他饮料。因此，受害者不会意识到他们即将遭受的厄运。与士的宁和氰化物中毒的特异性迹象和症状不同，家人、医生和警察可能会轻易地将砒霜引起的呕吐、腹泻和肌肉抽筋归因于其他疾病。

古代最臭名昭著且非常成功的投毒者当属小阿格里皮娜。她是卡利古拉（Caligula）的姐姐，为了能与罗马皇帝克劳迪乌斯（Claudius）结婚，用砒霜毒杀了自己的丈夫。后来又通过多次投毒，毒死了罗马皇帝克劳迪乌斯，使她 16 岁的儿子尼禄（Nero）成为皇帝。"拉坎特瑞拉"是三氧化二砷粉末，它是意大利文艺复兴时期的波吉亚家族，尤其是罗德里戈（教宗亚历山大六世）和他的孩子凯撒、露西莉亚，调配使用的毒药。据说"拉坎特瑞拉"会诱发深度睡眠，呈假死状态，可持续 4 小时，在此期间，服用者检测不到脉搏。朱丽叶在等待罗密欧时便可能是服用了这种药水。两个世纪后，据报道西西里托法娜发明的砒霜溶液——托法娜仙液造成 500 ～ 600 人死亡。

1836 年，英国化学家詹姆斯·马什发明了一种高度灵敏的化学方法来检测人体组织中是否含有这种毒药，"继承粉"[*]的时代从此落幕。■

1250 年

---

[*]　英语俚语中对"砒霜"的戏称。——译者注

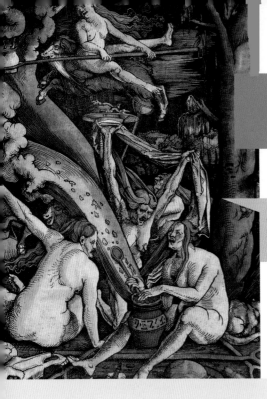

女巫的飞行药膏

约翰内斯·哈特利布（Johannes Hartlieb, 1410—1468）
阿尔弗雷德·J. 克拉克（Alfred J. Clark, 1885—1941）

汉斯·巴尔登（Hans Baldung）在
1508年创作的木版画描绘了女巫
为魔宴做准备。

 颠茄（1542年），乌头（1762年）

1456年

创作于15—18世纪的《魔宴》（Sabbat）或《黑色弥撒》（Black Mass）中记载了关于女巫、恶魔和撒旦参加夜半集会，进行狂舞和性狂欢的故事。为什么即便当时对巫术的惩罚是绞刑或绑在柱子上焚烧，被控妇女们仍然承认自己正与魔鬼私通？审讯官的那一整套酷刑无疑使许多人屈打成招。但"飞行药膏"的使用，也可能是她们"由衷的忏悔"的原因之一。1456年巴伐利亚医生约翰内斯·哈特利布首次记述了该药膏。

传说，女巫们骑着扫帚、猫或其他动物飞去参加夜半集会。她们通过使用含有植物提取物的墨绿色药膏获得了这种"飞行能力"，这种药膏可能产生了模拟飞行感觉的生理变化。围绕这些药膏的性质有许多待解谜团，包括它们可能的成分和使用部位。

如果女巫们像常规那样在身上大量涂抹药膏，那么化学活性物质就必须通过皮肤的强大屏障才能进入血液。但是，如果将这种药膏涂在阴道部位，也许像一些作家所设想的那样用扫帚涂药，吸收会更加容易，这也许可以解释与魔宴有关的性幻想。

"飞行药膏"的种类很多并且组成不同。英国伦敦大学学院著名的药理学家阿尔弗雷德·J. 克拉克分析了几种此类药膏，他得出结论，在多种成分中，乌头和颠茄最值得注意。克拉克推测，飞行的感觉可能是由于乌头导致的颤抖、不规则的心跳，以及颠茄引起的精神错乱。

1692年，在美国马萨诸塞州塞勒姆市有19名男女因巫术被判有罪，并被处决。对巫术的处决直到18世纪末才在欧洲消失。■

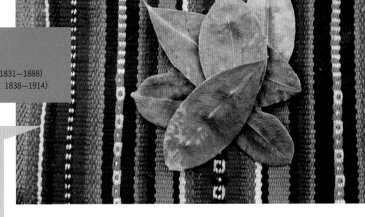

古柯

约翰·彭伯顿（John Pemberton，1831—1888）
安杰洛·马里亚尼（Angelo Mariani，1838—1914）

生长在安第斯山脉矮坡的古柯树的叶子一直被当地的原住民咀嚼食用或泡茶喝。多年来，这些叶子不仅被当作兴奋剂，还被用于各种医疗用途和宗教仪式。

 可卡因（1884 年），奴佛卡因（1905 年），《纯食品和药品法》（1906 年），利多卡因（1948 年）

16 世纪 20 年代末期，弗朗西斯科·皮萨罗（Francisco Pizarro）和他的远征军抵达了印加帝国，即今天的秘鲁，当时的印加帝国是美洲最大的主权国家。建筑是印加艺术中最负盛名的，例如马丘比丘（Machu Picchu），它距离帝国历史悠久的首都库斯科 80 千米。

在西班牙人出现之前的数百年中，古柯叶一直被视为神圣的礼物，仅印加贵族和宗教仪式中的特定人群才有权咀嚼。1532 年印加帝国被征服后，古柯叶走入民间，它使安第斯人在金银矿中劳动的时间越来越长，并能忍受更多的痛苦和饥饿。

16 世纪末古柯叶被带到西班牙，但是近三个世纪后才引起欧洲人的兴趣。1863 年，法国化学家安杰洛·马里亚尼推出了马里亚尼酒。这种含有古柯的波尔多葡萄酒滋补品引以为傲的是将教皇利奥十三世（Pope Leo XIII）的脸印在了广告海报上。马里亚尼宣称这种酒可以治疗失眠、紧张、忧郁、阳痿和流行性感冒。

美国佐治亚州的药剂师约翰·彭伯顿被马里亚尼酒赚取的巨额财富深深震撼了。1885 年，他创立了彭伯顿牌法国葡萄酒可乐，并于次年将其改良成不含酒精的可口可乐；古柯则保留了下来。可乐指的是其中含有 2% 咖啡因的非洲可乐果提取物。1906 年《纯食品和药品法》（Pure Food and Drug Act）颁布后，可口可乐改变了配方，用"去可卡因"的古柯叶代替了天然叶。

古柯树（Erythroxylum coca）原产于安第斯山脉低坡上。如今，这些古柯树的叶子和以前一样在当地市场上出售，并被玻利维亚、哥伦比亚、厄瓜多尔和秘鲁的安第斯中部高地的原住民广泛使用。一次咀嚼几片叶子，可产生令人舒适的麻木感和刺痛感，并有轻微刺激感，同时还能抑制饥饿和疼痛。■

1532 年

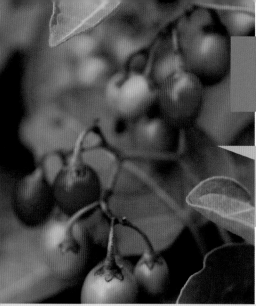

颠茄

伦纳特·福克斯（Leonhart Fuchs, 1501—1566）
卡尔·林奈（Carl Linnaeus, 1707—1778）

这些彩色诱人的浆果含有高浓度的生物碱阿托品和东莨菪碱，当儿童摄入这些生物碱时，会导致严重的中毒，甚至死亡。

 曼德拉草（约公元前 200 年），女巫的飞行药膏（1456年），顺势疗法医学（1796 年），生物碱（1806 年），阿托品（1831 年），东莨菪碱（1881 年）

1542 年

颠茄或"漂亮女士"是 16 世纪意大利女性追求的目标，她们将这种植物浆果的汁液挤入眼睛，以获得诱人的、扩大的瞳孔。瑞典博物学家林奈将这种致命茄属植物，以科学的方式命名为颠茄（*Atropa belladonna*），以纪念希腊命运三女神中最年长的阿特洛波斯（Atropos），她掌管死亡，负责剪断世人的生命之线。

颠茄植物广为人知，并受到古代印度教徒和希腊人的推崇，他们将其用于医疗，其中一些做法延续到了 20 世纪。此外，它在古代罗马和中世纪的毒药中也颇受青睐，是"女巫的飞行药膏"的组成部分。德国医师、植物学的开创者伦纳特·福克斯在其经典著作《植物史》（*De Historia Stirpium*，1542）中，对颠茄和其他数百种药用植物进行了描述。

颠茄是茄科家族的成员，茄科植物种类繁多，包括观赏植物（如矮牵牛、枸杞），食物（如马铃薯、番茄、茄子、辣椒）和曼德拉草等药物，颠茄植物含有大量的生物碱阿托品、东莨菪碱和莨菪碱，是其药用和毒性特征的基础。颠茄植物原产于中欧和南欧，在英国、德国和美国都有栽培。由于含有生物碱，这类植物的所有部分都可能具有毒性。它的浆果甜美多彩，对儿童很有吸引力，常会造成致命后果。

多年来，这种植物的叶和根的药物制剂被用于治疗消化性溃疡和肠道痉挛性疾病，包括腹泻。19 世纪，从其天然来源中分离出活性生物碱，化学家将其中的一些进行了改进，产生了更具特异性的药物。在 18 世纪 90 年代的首批顺势疗法中，颠茄一直被推荐用于退烧和缓解头痛、分娩痛和儿童长牙时的疼痛。■

锑剂

约翰·特霍尔德（Johann Tholde, 1565—1614）

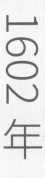

一只白蛉正在吸食人血。在此过程中，白蛉会传播一种原生动物寄生虫，那是利什曼病的病媒。

阿司匹林（1899 年），阿托西耳（1905 年），洒尔佛散（1910 年），梅巴酚（1920 年）

现在，含锑化合物以其在防火和微电子领域的应用而闻名。不过在古代，含锑物质一直被作为药物使用，只是近几个世纪才逐渐退出历史舞台。德国炼金术士约翰·特霍尔德曾化名为本笃会僧侣巴希尔·瓦伦丁（Basil Valentine）来写作，宣传锑剂的医疗用途。他在著作《锑的凯旋战车》（*The Triumphal Chariot of Antimony*，约 1602）中描述了这种元素及其化合物的特性，并赞颂了其对梅毒、发烧和鼠疫的功效。不过使用锑剂治疗导致了许多人死亡，这种副作用至少导致它在一段时间内不受欢迎。

17 世纪末期，酒石酸锑钾出现并用于退烧，直到 19 世纪末期更安全的阿司匹林类药物问世，它才被取代。它的另一个名字：吐酒石至今仍然很流行，这是指它能引起剧烈呕吐。以前人们曾被建议用它作为催吐剂来治疗吞下的毒物，不过现在一般认为这种形式的呕吐弊大于利。

20 世纪初，含有砷、金、汞、锑等金属的有机化合物被引入医学领域。人们发现注射吐酒石和其他有机锑对许多寄生虫疾病（包括利什曼病）都有效。

利什曼病是由一种原生动物寄生虫引起，并通过白蛉叮咬传播。据世界卫生组织估计，目前有 1200 万人受到感染，主要是在热带和亚热带国家，每年新增 100 万～ 200 万病例。利什曼病主要有两种类型：常见的皮肤型和严重的内脏型（又名黑热病）。原生动物寄生虫在黑热病患者的血流中扩散并引起肝脏和脾脏肿胀。如果不加以治疗，两年内黑热病患者的死亡率将接近 100%。

自 20 世纪 40 年代发现以来，有机锑斯锑康（葡萄糖酸锑钠）便是对利什曼病最有效的药物。过去，它的治愈率达 85%～ 90%，但随着原生动物抗药性的增强，在疾病广泛传播的印度部分地区，治疗失败率现已接近 60%。锑剂可能再次从巅峰落下来。■

1602 年

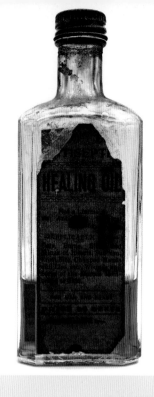

"蛇油"是对19世纪美国广泛流行的假药的蔑称。此类产品包含未公开的成分,对有效性进行夸大宣传,而对潜在的危害只字不提。

> 《纯食品和药品法》(1906年),美国食品和药品监督管理局(FDA)(1906年),安慰剂(1955年),膳食补充剂(1994年)

1623年

好广告编造好疗效　这里的专利药品绝非现代意义上受专利保护的药物。现代的专利是为发明人提供在有限时间内专营其产品的权利,以换取其发明的公开披露。专利药品的名称则来源于17世纪英国王室颁发的"专利特许证",它赋予了制造商对该配方的专有权,并在广告中获得了王室的背书,这一做法受到《垄断法》(*The Statute of Monopolies*,1623)的支持。但是,尽管这些药物中的大多数都已注册商标,但几乎没有获得专利。为此,制造商没有公开本应公开的药物成分,尽管这些成分中的一些效用可疑或具有潜在的危害。

为了充分利用美洲印第安人健康与自然合而为一的信念,许多专利药品都以美洲印第安人的名字命名,并包含所谓的药效植物成分。19世纪的专利药品通常含有成瘾性的酒精和麻醉剂,这与当时的宣传刚好相反。

专利药品在19世纪的成功与广告业的兴起紧密相关。带有发明名称的产品在报纸和邮购目录中进行了广告宣传,据称可以百分之百、无条件地治愈几乎所有困扰人类的疾病。广告没有受到要求制造商展示其产品有效性的法律限制,而是依靠著名的公众人物的背书,以及那些所谓长期饱受病痛折磨现已痊愈因而心存感激的使用者的认可。主要流行在美国中西部和农村的药品巡回表演秀会有娱乐表演和名人露面,其中穿插了"奇迹疗法"的促销活动。

在20世纪初,调查记者揭露了许多专利药品的健康危害和成瘾性。这些报道促成了1906年《纯食品和药品法》的通过。多年来,虽然这些专利药品保留了知名且有利可图的商品名,但宣称的医疗用途受到了限制,配方也经过修改以去除不安全或无效的成分。■

金鸡纳树皮

皮埃尔-约瑟夫·佩尔蒂埃（Pierre-Joseph Pelletier，1788—1842）
约瑟夫·比埃奈默·卡旺图（Joseph Bienaimé Caventou，1795—1877）

这幅 17 世纪的版画展现的是秘鲁人为科学献上金鸡纳树皮。

生物碱（1806 年），奎宁（1820 年），
奎尼丁（1912 年），氯喹（1947 年）

1639 年

围绕金鸡纳树皮的历史，有许多相互矛盾的故事，但毫无疑问，金鸡纳树皮因其有效的化学成分奎宁而对发烧和疟疾有效。关于金鸡纳树皮医疗用途的书面记载可以追溯到 1633 年，当时耶稣会的出版物描述了秘鲁原住民是如何利用某种树皮成功治疗他们的"冷颤"——这其实是一种疟疾型发烧。最受欢迎的故事——尽管这个故事的准确性非常令人怀疑——便是 1639 年，一种树皮奇迹般地治愈了秘鲁总督的妻子——钦琼伯爵夫人（Countess of Chinchón）。1640 年，大量的金鸡纳树皮粉末被运到西班牙，欧洲医生很快用上了它。这种药物的名字很多，包括"秘鲁树皮"；"金鸡纳树皮"则是钦琼伯爵夫人的名字无意间拼写错误而来；"耶稣会的树皮"则主要是指它最主要的进口商、经销商和用户；"红衣主教的树皮"则是为了纪念远在罗马的该药品的头号粉丝卢戈红衣主教。

新教徒起初无视耶稣会的认可，对这种药物并不信任。但是在 17 世纪 70 年代，英国江湖医生罗伯特·塔尔伯特（Robert Talbot）用含金鸡纳树皮的秘密药方成功地治愈了英格兰查理二世（Charles II）和法国路易十四（Louis XIV）之子的疟疾。秘密成分公开后，金鸡纳树皮的知名度飙升。金鸡纳树皮含有两种重要的生物碱：1820 年分离出的抗疟药奎宁和 1833 年分离出来并用于治疗心律异常的奎宁光学异构体奎尼丁，至今这两种生物碱仍在医学上使用。

到了 19 世纪中叶，荷兰人从玻利维亚走私了金鸡纳种子，并在爪哇种植了大量的人工林。到 1918 年，荷兰人已成为世界上奎宁的主要供应商。疟疾是第二次世界大战期间在亚洲的军队面临的主要健康威胁。1942 年日本占领爪哇之后，盟军的奎宁供应大幅下降。这推动了实验室全力合成奎宁，1944 年，人们实现了这一目标。■

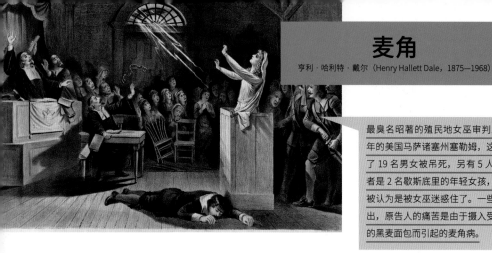

最臭名昭著的殖民地女巫审判发生在 1692 年的美国马萨诸塞州塞勒姆，这次事件导致了 19 名男女被吊死，另有 5 人死亡。控告者是 2 名歇斯底里的年轻女孩，她们的行为被认为是被女巫迷惑住了。一些现代学者提出，原告人的痛苦是由于摄入受麦角菌污染的黑麦面包而引起的麦角病。

生物碱（1806 年），神经递质（1920 年），麦角胺和麦角新碱（1925 年），麦角酸二乙酰胺（LSD）（1943 年），新安替根（1944 年）

1670 年

真菌宝藏　在中世纪，法国文字记载了一种异常的流行病，这种流行病与血管的极度收缩有关，导致组织变冷、干燥和变黑。患者的四肢剧烈疼痛和坏疽。在严重的情况下，四肢会掉落但不会失血。一些受折磨的人会抽搐，而孕妇则会经历严重的子宫收缩而流产。那些照料受难者的僧侣把这种病称为"圣火"或"圣安东尼大火"。这种病不局限于法国或中世纪，直到 20 世纪，仍有零星病例出现在德国、俄罗斯和爱尔兰。

一位名为瑟里尔（Thuillier）的法国医生在 1670 年提出了这种疾病与黑麦的摄入有关联。现在我们知道了人得"麦角病"的原因是摄入了真菌麦角菌产生的麦角生物碱，它污染了黑麦和其他谷物。

法国早期的助产士最先将麦角粉用于医疗，用来加速分娩过程。1808 年约翰·史坦斯（John Stearns）医生在《纽约医学资料库》（*Medical Repository of New York*）杂志上发表了一篇短文，描述了利用麦角粉加速分娩和引产的操作方法。但随着麦角粉使用量的增加，死亡率也增加了。1824 年，医疗机构警告说麦角的使用仅限于控制产后出血，这一警告在今天仍然适用。

20 世纪的头几十年，人们对麦角（一个名副其实的药理成分宝库）进行了广泛的研究。1904—1914 年，著名的药理学家亨利·哈利特·戴尔在伦敦的惠康研究实验室（Wellcome Research Laboratory）工作时，发现了这座宝库的钥匙：他发现麦角提取物含有阻断肾上腺素的化学物质以及组胺、乙酰胆碱和多种化学物质的混合物。因此他用前缀"ergo-"和生物碱的后缀"-ine"创造了一个新词：麦角胺（ergotamine）。他的发现开创了麦角生物碱研究和乙酰胆碱参与神经冲动传递的研究，他也因此获得了 1936 年的诺贝尔生理学或医学奖。■

鸦片酊

盖伦（Galen，131—约199），
帕拉塞尔苏斯（Paracelsus，1493—1541）
托马斯·西登纳姆（Thomas Sydenham，1624—1689）
塞缪尔·泰勒·科尔里奇（Samuel Taylor Coleridge，1772—1834）
托马斯·德·昆西（Thomas de Quincey，1785—1859）
赫克托·柏辽兹（Hector Berlioz，1803—1869）

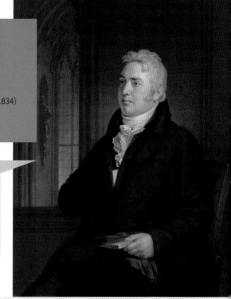

塞缪尔·泰勒·科尔里奇在42岁时出版了他的诗集《忽必烈汗》（*Kubla Khan*）。他从20年前就开始创作这首诗，但是在出版之前仍未完成。这首诗的灵感来自他对忽必烈的景仰和吸食鸦片后做的一个梦。

 鸦片（约公元前2500年），专利药品（1623年）

众多医学、文学和音乐领域的杰出人物都与鸦片酊产生过交集。1500多年来，盖伦的经验主导着医学实践，他的处方"盖伦制剂"含有数十种植物和添加成分。这些处方曾在很长的时间内被奉为经典，直到16世纪，瑞士科学家和医师帕拉塞尔苏斯大力提倡使用简单、特定的化合物治疗疾病，它们才走下神坛。帕拉塞尔苏斯的"精简版"鸦片酊（英文名Laudanum来自拉丁语*laudare*，意思是"赞美"）是在酒精溶剂中加入鸦片、黄金和珍珠，用于缓解疼痛。被誉为"英国的希波克拉底"（希波克拉底被世人尊称为"医学之父"）的托马斯·西登纳姆于1676年进一步将处方简化为含10%鸦片粉的酒精。在西登纳姆的认可和追随者的进一步推动下，鸦片酊被用于治疗各种疾病。

托马斯·德·昆西则向世人展现了鸦片的神奇疗效和成瘾的危害，他于1804年首次使用鸦片酊治疗他的三叉神经痛（一种剧烈的面部神经痛），然后余生都成了瘾君子。他在1821年的自传《一个英国鸦片食用者的自白》（*Confessions of an English Opium-Eater*）中写道："这是可以治愈人类一切病痛的万灵药；这毫无疑问是获得幸福的秘密。"塞缪尔·泰勒·科尔里奇是另一位鸦片的长期上瘾者，他创作了关于13世纪中国皇帝忽必烈的诗歌，他曾计划写200～300行但仅完成了54行就中断了。法国作曲家赫克托·柏辽兹的《梦想交响曲》（*Symphonie Fantastique*，1830）（据说是受德·昆西作品的启发）第四乐章描述了主角企图用鸦片（或许是鸦片酊）自杀，却经历了一个可怕的梦，他在梦中谋杀了自己的挚爱。

在19世纪，鸦片酊在普通人群中得到了广泛使用，经常作为专利药品中未公开的成分用于治疗"妇科疾病"或使哭闹的婴儿安静下来。现在，鸦片酊和含樟脑鸦片酊剂（其中鸦片的含量为鸦片酊的1/25）有时仍用于治疗腹泻。■

1676年

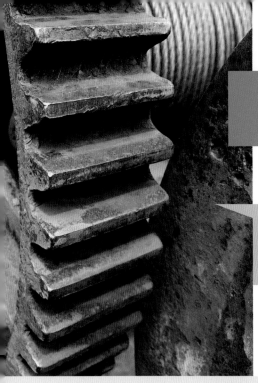

硫酸亚铁

托马斯·西登纳姆（Thomas Sydenham，1624—1689）
皮埃尔·布劳（Pierre Blaud，1774—1858）

17世纪，托马斯·西登纳姆（被誉为英国最伟大的医生）使用含铁药丸来治疗萎黄病（缺铁性贫血）。那时候用的铁是从生锈的铁或钢制品的碎屑中提取的。

 红细胞生成素（1989年）

1681年

人体对铁的大部分营养需求都用于合成红细胞中的血红蛋白，这是一种将氧气输送到组织的蛋白质。贫血是红细胞数量、大小或血红蛋白含量降低的结果，会令人精神萎靡、易疲劳和皮肤苍白。

到目前为止，缺铁是贫血的最常见原因，全世界超过10亿人受到影响。在发展中国家，缺铁性贫血的常见病因是引起肠道失血或破坏红细胞的寄生虫感染。相比之下，在发达国家，怀孕期间的血容量增加和绝经前妇女月经期间的出血量过大是主要原因。人体试图通过产生更多的红细胞来纠正铁的损失，这一过程进一步增加了人体对铁的需求。

尽管直到19世纪90年代人们才知道铁、血红蛋白和红细胞之间的关系，但古希腊医生早已用铁来治疗虚弱无力，这是贫血的主要症状。这样做的基本原理是使患者像钢铁一般强壮。

1681年，托马斯·西登纳姆（被誉为英国的希波克拉底）用含有铁屑或钢屑的药丸和酒来治疗萎黄病，这种病的患者皮肤呈绿色，因此也被称为处女病或绿色病。在18世纪初期的几十年中，人们在血液中发现了铁元素，而且很明显，富含铁的食物可以提高血液中的铁含量。1831年，法国医生皮埃尔·布劳推出了第一批用于治疗贫血的药，其中含有硫酸亚铁和碳酸钾。他的药剂师侄子利用这一发明，将该产品包装成"布劳医生补血丸"在世界范围内销售。

布劳药丸一直使用到20世纪中叶才被多种其他亚铁盐替代。其中硫酸亚铁最便宜，是治疗和预防缺铁性贫血的首选，尤其是那些日常饮食不能满足铁需求的人。■

吐根

让·阿德里安·赫尔维蒂乌斯（Jean Adrien Helvétius, 1662—1727）
皮埃尔-约瑟夫·佩尔蒂埃（Pierre-Joseph Pelletier, 1788—1842）

"太阳王"路易十四是欧洲历史上统治时间（1643—1715年）最长的君主。他加强了国王的绝对权力，使法国成为当时欧洲最强的国家，并扩大了其帝国的版图，此外他还是一位活跃的艺术赞助人。但是，他的穷兵黩武也使法国陷入饥荒贫困。吐根曾用来成功治疗了这位国王那患有重度痢疾的儿子。

米特里达梯的万灵药（约公元前65年），生物碱（1806年）

LOUIS XIV
1638 · 1715

ROI DE FRANCE
ET DE NAVARRE

早在葡萄牙探险家到达巴西以前，美洲土著人民就用吐根（ipecac，一种干树根）来治疗腹泻。传教士迅速将这种神奇药物的信息带回了欧洲。1682年，巴黎医生让·阿德里安·赫尔维蒂乌斯将这个秘方献给了路易十四，路易十四的儿子长期患有重度痢疾。治疗起效了，赫尔维蒂乌斯因献出了他的含吐根油的秘密配方而获得了丰厚的回报。1817年，法国化学家皮埃尔-约瑟夫·佩尔蒂埃从吐根中提取出多种生物碱，其中最重要的一种是吐根碱。

尽管吐根被用于治疗痢疾已有数百年历史，但许多权威机构都曾认为吐根没有疗效。事实证明，吐根对治疗由变形虫引起的痢疾非常有效，而对由细菌引起的痢疾则无效。不幸的是，它的疗效总是伴随着一些副作用，如严重的胃肠道不适、恶心和呕吐。

止咳药有两种类型：减轻咳嗽的镇咳药和清除呼吸道黏液的祛痰药。多年来，吐根也曾被用作祛痰药，但与过往其他祛痰药一样，其有效性至今尚未得到证实。

从20世纪60年代开始，美国的父母们都被建议在药箱中备一瓶吐根糖浆，以便在孩子误食有毒物质后用于催吐。二十年后情况变了，父母们又被告知丢掉吐根药物。为什么要更改这条建议呢？研究表明，尽管吐根能在20～30分钟内有效地引起呕吐，但是当误食的是腐蚀性化学物质或者中毒者癫痫发作时，吐根催吐的弊大于利。神经性贪食症患者经常服用吐根催吐会导致心脏病的发生甚至死亡。现在，美国政府建议一旦有人食物中毒，应立即拨打电话与美国毒物控制中心协会联系。■

1682年

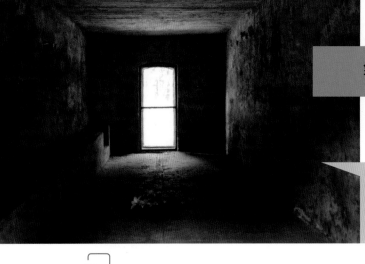

图为位于波兰施图特霍夫集中营的纳粹毒气室。据估计，1939—1945年，有 60 000 多人在这个毒气室被氰化氢毒死。

 对乙酰氨基酚（1953 年）

1704 年

当提到氰化物时，我们首先想到的是毒药，而不是药物。这并不奇怪，因为氰化物在医学上的用途非常有限：苦杏仁苷（一种氰苷）曾在 20 世纪 70 年代被广泛用于治疗癌症，但疗效并不明确；目前，硝普钠（又称亚硝基铁氰化钠）是高血压急症发作时的常用降压药。

不过氰化物倒是杀死人类、动物和害虫极其有效的毒药。作为见血封喉的毒药之一，氰化氢（氢氰酸）是一种家喻户晓的氰化物，它是无色气体，带有苦杏仁味。根据吸入的浓度，它可能在数秒至数分钟内引起毒性作用，使人心脏骤停而亡。氰化氢通过抑制组织中的细胞色素氧化酶，阻止人体细胞使用氧气。

自杀毒药　柏林调色师海因里希·迪斯巴赫（Heinrich Diesbach）于 1704 年首先从普鲁士蓝染料中合成了氰化氢。随后，它就被广泛地用于处决和自杀。尽管在美国注射毒剂是最常用的死刑方法，但有几个州仍然用氰化物气体执行毒气室处决。氰化氢最臭名昭著的用途是在大屠杀期间大规模杀害纳粹集中营的囚犯。由于氰化氢毒性大、作用快，戈培尔（Goebbels）、希姆莱（Himmler）和戈林（Göring）等纳粹德国的高级官员在 1945—1946 年分别使用了氰化氢溶液自杀。1978 年，超过 900 名的人民圣殿教邪教成员在圭亚那的乔治敦服下含有氰化钾的饮料后死亡。

农业熏蒸剂中的氰化物暴露和化学实验室事故均曾导致氰化氢意外中毒。某些塑料的燃烧也会释放出氰化氢，有人认为有两起航空灾难与此相关，巴黎那起（1973 年）造成了 119 名乘客丧生，而沙特阿拉伯利雅得那起（1980 年）则造成了 303 名朝圣者丧生。

其实，氰化氢很少用于投毒犯罪，这是因为快速的致死性和苦杏仁味为推理犯罪行为提供了强有力的证据。但是，1982 年在美国芝加哥地区，有 7 人食用了被非法添加了氰化钾的泰诺（对乙酰氨基酚的商品名）胶囊后死亡。犯罪者至今未被逮捕。为了防止这种惨剧再次发生，现在通常使用防篡改的药物包装。■

药物临床试验

詹姆斯·林德（James Lind, 1716—1794）

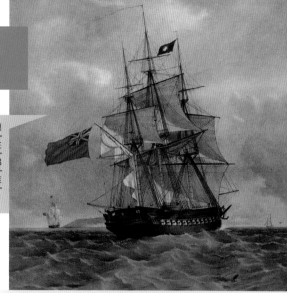

1747 年苏格兰医生詹姆斯·林德在这样的船上进行了首次系统性临床试验。他的结果发表于 1753 年，证明了柑橘类水果（含有维生素 C）可以治愈坏血病。

 安慰剂（1955 年），超药品说明书用药（1962 年），西乐葆和万络（1998 年），文迪雅（2010 年），减肥药（2010 年）

1747 年，英国皇家海军的苏格兰医生詹姆斯·林德对 12 名水手进行了首次对照临床药物试验。六年后，即 1753 年，他将结果写成了一部坏血病专著——《论坏血病》（*A Treatise on the Scurvy*），他在文中确定可以通过在饮食中加入柑橘类水果来预防和治愈坏血病。相比之下，如今一种药物从令人感兴趣的化学物质到获得药品监管机构（例如，美国食品和药品监督管理局或欧洲药品管理局）批准并将其投放市场，大约需要十年时间，成本为数十亿美元。

动物或动物细胞是第一轮测试对象。如果基于其有效性与毒性，测试药物看起来很有希望，则可以开始进行人体（临床）试验，但只有千分之一的测试药物可以进入人体试验阶段。人体试验分三个阶段进行，每一阶段都需要给人用药。I 期试验主要评估不同剂量药物的安全性，在 20 ～ 100 名健康志愿者的小组中进行。II 期试验中，数十到数百名受试者接受测试，以确定该药物是否在患有特定疾病的受试者中起作用。III 期试验是耗时最长和最昂贵的阶段，可能涉及多个机构的数百至数千名患病受试者。研究人员严格地将测试药物与安慰剂的功效进行比较，为了消除研究者的偏见，需要进行双盲研究，研究人员和受试者均不知道使用的是药物还是安慰剂。通过统计分析比较药物与安慰剂的有效性，并将动物和临床试验的结果（包括毒性数据和不良反应）提交给药物监管机构，以进行风险收益分析。

如果该药物已获准上市，则可以进行 IV 期试验（上市后监测）研究，以确定是否会发生罕见或长期的不良反应。只有较大的患者群体长时间在"现实"条件下使用该药物，才能检测到这些效果。并非所有上市的药物都能通过 IV 期评估。诸如万络和文迪雅之类的产品就退出了市场。■

1753 年

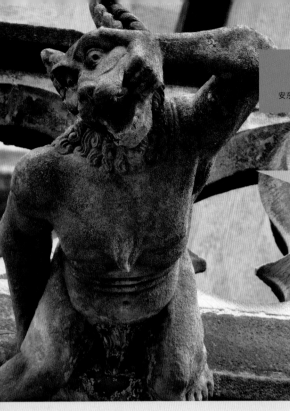

乌头在中世纪被用来驱赶狼人。这个石像鬼据说是狼人，位于穆兰大教堂上，意在恐吓信徒使之忠于教会。在建筑物上装饰石像鬼的一个实际用途是将雨水从建筑物顶部引流下来，防止雨水侵蚀建筑物。

 毒参（公元前 399 年），秋水仙碱（约 70 年），
女巫的飞行药膏（1456 年），颠茄（1542 年）

1762 年

乌头（aconite）作为一种毒药和药物已经在民间故事、传说和文学作品中流传了两千多年。古代中国人和高卢人将其用来制作战争中的箭毒。曾经，爱琴海奇奥斯岛上那些年老体弱的人不再能为国家做贡献时，他们会服下含有乌头的毒药离开人世。

狼人、飞行女巫和致命的吸引力 传说中乌头是古代高卢人的"爱情毒药"，据称男人若与婴儿时期起每天服用乌头的女子发生性接触就会中毒。在中世纪，乌头（又名附子、附子草）被用作狼人驱除剂 / 驱虫剂 / 治疗剂，并与颠茄一起加到女巫的飞行药膏中。

在 18 世纪 60 年代和 70 年代，维也纳医师安东·冯·斯托克男爵对八种从古代就已知的有毒植物进行了详细检验，包括铁杉、秋水仙碱和乌头，希望能将它们用作药物。他的测试对象是狗和自己。1762 年，斯托克用乌头来治疗痛风、风湿病、发烧和腺体肿胀等疾病。它可以作为搽剂涂在皮肤上，也可以通过内服退烧。乌头碱在 1833 年被确认为乌头中的活性成分。20 世纪头几十年，它一直被使用，但几乎没有医学证据证明其有效性。

乌头是舟形乌头（*Aconitum napellus*）干燥的根，乌头有时会被误认为是辣根，这可能因误食乌头导致心脏或呼吸衰竭而死。2004 年，加拿大电视和电影演员安德烈·诺布尔（André Noble）在纽芬兰便是死于乌头中毒。乌头作为自杀和投毒犯罪的手段则很少见。

乌头曾被许多作家写进他们的作品中，如莎士比亚的《亨利四世：第二部》（*Henry IV, Part II*，约 1597）、济慈（Keats）的《忧郁颂》（*Ode on Melancholy*，1884）、阿加莎·克里斯蒂（Agatha Christie）的《命案目睹记》（*What Mrs. McGillicuddy Saw!*，1957）和 J.K. 罗琳的《哈利·波特与阿兹卡班的囚徒》（*Harry Potter and the Prisoner of Azkaban*，1999）。■

河豚毒素

詹姆斯·库克（James Cook, 1728—1779）

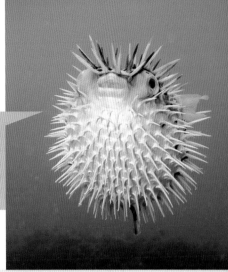

河豚是世界第二剧毒的脊椎动物，仅次于哥伦比亚的黄金箭毒蛙。河豚毒素能够抑制呼吸，但无法通过血脑屏障，因而中毒者虽然无法呼吸但大脑仍旧十分清醒。

 可卡因（1884 年），奴佛卡因（1905 年），利多卡因（1948 年）

20 世纪 30 年代，河豚毒素（以下简称为 "TTX"）曾在日本被用于缓解晚期癌症和偏头痛导致的疼痛。作为一种实验室工具，它帮助科学家更好地了解了电脉冲是如何通过神经传递的。然而，更可怕的是它的毒性。据称其毒性比氰化物高 1000 ~ 10 000 倍，是最剧毒的物质之一，并且缺乏有效的解毒剂。

几千年前的古代日本人和中国人就认识到食用河豚的特定部位可能带来危险。第一个有记录的中毒事件出现在詹姆斯·库克船长第二次环球航行中 1774 年 9 月 7 日那天的日记中。在新喀里多尼亚，库克和船上的博物学家吃掉了一条鱼的肝脏和鱼卵，数小时后，他们感到麻木，类似于"冻硬的手脚再放到火上烤"的感觉。到了第二天早上，他们康复了。船上的猪就没那么幸运了，它们吃了鱼的内脏之后死了。

1909 年，日本科学家田原良纯（Yoshizumi Tahara）从印度洋和太平洋沿岸的河豚中分离出 TTX，并为之命名。TTX 的作用类似于奴佛卡因和其他类似的局部麻醉剂。它会阻止电脉冲在感觉神经上的运动，从而引起横纹肌 [特别是呼吸肌（横膈膜）] 的感觉丧失和麻痹，进而导致呼吸衰竭而亡。河豚在日本是一种美味佳肴，只有完成了为期 2 ~ 3 年的学徒期并获得许可的厨师才能处理和烹饪它（除去富含 TTX 的肝脏、卵巢和皮肤）。

伊恩·弗莱明的粉丝仍能回忆起，他的小说《来自俄罗斯的爱情》的结尾处是俄罗斯反情报机构的魔鬼党成员罗莎·克列伯（Rosa Klebb）成功地用 TTX 使 007 中毒，他头脑清醒但身体瘫痪，在绝望中等待窒息死亡。在 20 世纪 80 年代，TTX 是海地"僵尸粉"中的一种可能的成分，据说这种毒药可使受害者呈现一种半生半死的僵尸状态。但是，这种粉末会产生"巫术僵尸"的说法很快就被科学家驳斥了。■

1774 年

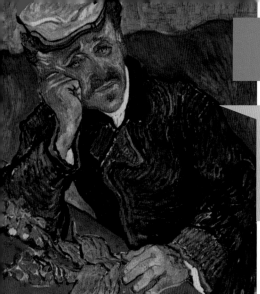

毛地黄

威廉·威瑟林（William Withering, 1741—1799）

这幅油画是 1890 年文森特·威廉·梵·高（Vincent Willem van Gogh）在自杀前的几个月，为加歇（Gauchet）医生画的一幅肖像。据说，加歇曾用毛地黄治疗梵·高的躁狂症或癫痫病。一些作家认为许多梵·高作品中出现的黄色调是受药物影响。毛地黄使他的视觉发生了改变，出现了黄视，所以他眼中的世界是"黄色"的。

 草药（约公元前 60000 年），毛地黄毒苷（1875年），普萘洛尔（1964 年）

1775 年

早在 13 世纪，威尔士就流传着一种被称为"狐狸手套"的植物，它有很神奇的药效，也因其花的颜色被称为"紫色狐狸手套"。大概过了三百年，它才有了学名——毛地黄。而将这种民间药方变成被众多权威人士推崇为最重要的草药衍生药物，也是世间最重要的药物之一，英国医生威廉·威瑟林可以说是功不可没。

1775 年，威瑟林刚到英国伯明翰不久，就被请去评估一种神秘的家庭茶叶配方，它的名字叫"什罗普郡老妇人"，用于治疗充血性心力衰竭引起的水肿。这个茶叶配方包含 20 多种草药成分，但是威瑟林同时还是一位才思敏捷的植物学家，他一眼就认出了其中的有效成分是毛地黄。

在接下来的十年中，威瑟林给 163 名水肿患者服用了毛地黄，仔细研究了最有可能从该药中受益的患者，并指出了其毒性的早期迹象。1785 年，威瑟林在其医学经典著作《毛地黄概论及其医疗用途》（*An Account of the Foxglove and Some of Its Medical Uses*）中错误地将毛地黄对心脏衰竭的治疗作用归因于利尿作用（促使体液排出）。尽管研究者强烈警告毛地黄应谨慎使用，因为它的有效剂量和毒性剂量之间的安全窗口非常狭窄。但该药物在 19 世纪仍被不当使用，由此带来的死亡案例使医生们对其医疗价值大失所望。幸运的是，在 20 世纪初，毛地黄重获新生，医学界建立了将其用于治疗心力衰竭和心律异常的指南。后来，这种草本药物被纯化的活性成分毛地黄毒苷和地高辛以及其他化学药物取代。

威瑟林不仅是一位精力充沛的执业医师和植物学家，还是经验丰富的矿物学家和化学家。作为久负盛名的英国伯明翰月光社的成员，他的同伴包括蒸汽机发明者詹姆斯·瓦特（James Watt）、氧气的发现者约瑟夫·普里斯特利（Joseph Priestley）以及医生兼科学家伊拉斯谟斯·达尔文（Erasmus Darwin），他的孙子便是提出"进化论"的查尔斯·达尔文。■

甘汞

帕拉塞尔苏斯（Paracelsus，1493—1541）
本杰明·拉什（Benjamin Rush，1746—1813）

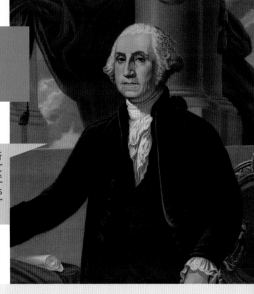

正如乔治·华盛顿在 1799 年生命最后几个小时所经历的那样，用甘汞"治病"通常还不如不治。这张华盛顿的肖像由奥古斯都·魏登巴克（Augustus Weidenback）在 1876 年绘制。

 顺势疗法医学（1796 年），洒尔佛散（1910 年），梅巴酚（1920 年），青霉素（1928 年）

从大约 1780 年到 19 世纪中叶，"烈性疗法"极大地影响了美国医学界。为了从所有可能的"出水口"清除人体内引起疾病的杂质，医生会使用包括催吐、发汗、出疹、用甘汞清洗肠子以及水蛭放血在内的治疗手段。1799 年，乔治·华盛顿（George Washington）被怀疑患有会厌感染，在 16 小时内被放出了超过 5 品脱[*]血液，这可能加快了他的死亡。

本杰明·拉什是当时最杰出的医生，也是烈性疗法领域内最有影响力和最活跃的执业者之一，他用放血和甘汞（即氯化亚汞）治疗了 1793 年费城暴发的黄热病。在治疗梅毒、斑疹伤寒和肺结核时，他还使用汞盐促使患者大量流涎。拉什的影响力不仅在烈性疗法领域，而且他同时也是美国宾夕法尼亚大学的医学教授，第一本美国精神病学教科书的作者和《独立宣言》（*Declaration of Independence*）的签署人。

不过拉什并不是第一个用甘汞治病的人。帕拉塞尔苏斯首先提出将甘汞用作利尿剂、导泻剂和梅毒药物。从 1500 年之前的欧洲首例梅毒记录到 1910 年洒尔佛散问世，汞是治疗梅毒的主要药物。实现成功的治疗需要在两年间每周持续地注射汞，这个过程十分痛苦并且不可避免地伴有脱发、牙齿松动和脱落、肾脏损害及其他汞中毒症状。

为了弥补严酷的（甚至是野蛮的）烈性疗法的不足，18 世纪末出现了顺势疗法医学。另一个拥有更为强大影响力的则是科学医学的兴起。■

1793 年

---

* 1 美制品脱 ≈ 473.176 毫升。——译者注

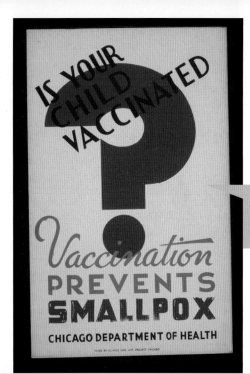

1936—1941 年，美国芝加哥卫生局到处张贴这种海报，以鼓励父母让孩子接种预防天花的疫苗。

脊髓灰质炎疫苗（1954 年），加卫苗（2006 年）

1796 年

天花是人类史上最暴虐的传染病。在 18 世纪，它每年杀死约 40 万欧洲人，并造成大量失明病例。据报道，即便在 20 世纪，天花在全球仍然杀死了 3 亿~5 亿人。

这种烈性传染病已经伴随人类上万年。得益于 19 世纪和 20 世纪进行的大规模疫苗接种计划，1979 年，世界卫生组织宣布根除该疾病。这也标志着天花成为第一个通过科学研究成功消灭的疾病。毫无疑问，天花疫苗是人类最重要的药物之一。

作家兼诗人玛丽·沃特利·蒙塔古夫人首次激发了欧洲人对疫苗的兴趣。18 世纪 20 年代初，她从君士坦丁堡回到英格兰后，便积极倡导当地的天花疫苗接种，当时还是直接用天花患者病灶处的组织来接种。这种做法迅速被英语国家和美洲殖民地广泛采用。

英国乡村的民间经验表明，得过轻度牛痘的挤奶女工不会患天花。在 18 世纪 70 年代到 90 年代，许多人接种了牛痘，而英国医生爱德华·詹纳验证了这种方法。 1796 年，詹纳成功地给一名 8 岁男孩注射了牛痘，那个男孩暴露于天花病毒后仍然健康。詹纳随后又在 23 个人身上重复了这个实验，并发表了他的成果。尽管最初遭到了反对，但这种天花疫苗很快在欧洲和美国推广开来。这种天花疫苗是用牛痘病毒制作的，牛痘病毒与天花病毒的抗原绝大部分相同，而且对人体不会致病。这种疫苗非常成功，到 1986 年，任何国家都不再需要常规接种天花疫苗了。

在法国—印第安人战争期间（1754—1763 年），天花病毒被用作生物武器，当时英国人向特拉华州部落投放了两条带有天花病毒的毯子。而现代，流氓政府或恐怖分子总想用天花病毒制成生物武器。■

顺势疗法医学

塞缪尔·哈内曼（Samuel Hahnemann，1755—1843）

18世纪的"烈性疗法"使用非常激进的方式来清除人体内引起疾病的杂质。随后，顺势疗法医学诞生了，它部分基于少即是多的原则。右边这幅名为《顺势疗法旁观恐怖的对抗疗法》（*Homeopathy Watching the Horrors of Allopathy*）的油画是由亚历山大·贝德曼（Alexander Beydeman）创作的。

 药物学（约60年），甘汞（1793年），安慰剂（1955年），膳食补充剂（1994年），直接面向消费者的广告（1997年）

通常情况下，剂量越大，药效越强。研究药物作用方式和机理的药理学家，以及将药物作为治疗手段的医生和其他医学专业人员都非常认同这一观点。

少即是多　与上述观点相反，顺势疗法医学的基本原则之一是药物越稀释，效果越明显。对活性成分进行连续稀释，直到几乎没有原始药物分子残留为止。顺势疗法的提倡者认为，根据"无穷小定律"，将药物稀释在水或酒精中并剧烈摇动，稀释剂便能获得一种"记忆"，并发挥药效。

顺势疗法医生认为疾病是由瘴气引起的，它干扰了人的生命力。这种治疗手段基于相似性定律，也就是说，不管是什么原因导致的疾病都能以同治同。药物必须在健康人中产生与患者正在经历的相似的症状。例如，靠近洋葱会使人流鼻涕、打喷嚏和咳嗽。因此，遵循顺势疗法的洋葱疗法可用于治疗症状类似的感冒或过敏反应。顺势疗法根据症状选择药物，而不是像传统医学那样根据疾病来选择药物。

德国医师塞缪尔·哈内曼建立顺势疗法的依据是，他认为18世纪末流行的疗法对患者利弊参半。顺势疗法医学的有效性可能会受到质疑。科学研究虽然已经证明许多药物和安慰剂差不多，但至少人们普遍认为它是安全的。■

1796年

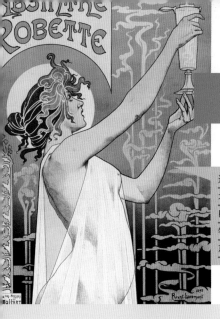

苦艾酒

这幅 1896 年的平面广告海报由比利时艺术家亨利·普里瓦特-利文蒙特（Henri Privat-Livemont，1861—1936）为罗比特牌苦艾酒绘制，被认为是当时最具标志性的新艺术风格画作。

酒精（约公元前 10000 年）

1797 年

文学艺术作品中的"绿仙子" 瑞士创造了两个"第一"，18 世纪 90 年代它是第一个大规模生产苦艾酒的国家，同时又是一个世纪后第一个禁止生产苦艾酒的欧美国家。在此期间，"绿仙子"*在众多作品中被神话，当时很多居住在法国的艺术家和作家都有饮用它的习惯，如梵·高、莫奈（Manet）、图卢兹–洛特雷克（Toulouse-Lautrec）、毕加索（Picasso）、鲍德莱尔（Baudelaire）、海明威（Hemingway）、兰波（Rimbaud）和王尔德（Wilde）。

在 20 世纪初，苦艾酒不再神秘，而是与暴力犯罪和社会动乱产生了关联。这导致英国以外的欧洲大部分地区和美国禁止制造这种酒。到了 20 世纪 90 年代，人们在重新评估了苦艾酒的危害后，这种烈性白酒才得以重新回到全球各地的货架上。

苦艾酒是一种含有茴芹（赋予其风味）、茴香和苦艾叶（中亚苦蒿）的 50 ～ 75 度白酒。苦艾叶中含有苦艾酒的主要活性成分侧柏酮，其标志性的绿色则来自植物中的叶绿素。苦艾酒的传统饮法是将冰水浇在盛有苦艾酒的玻璃杯上方的方糖上，然后，冰水渗过方糖缓慢而均匀地滴入苦艾酒中。

苦艾酒对人的行为可能造成的影响一直是不断争论的话题，如思维清晰度的提高、创造力的增强以及幻觉和癫狂。而 2008 年的一份化学分析报告显示，与预期恰恰相反，20 世纪初禁令出台前生产的苦艾酒中的侧柏酮含量与 1988 年欧盟取消禁令后生产的苦艾酒大致相同。苦艾酒的行为学影响也可归因为高酒精含量：苦艾酒一般含 70% 的酒精，而大多数杜松子酒、伏特加和威士忌仅含 40% ～ 50% 的酒精。目前，尚未有关于苦艾酒的组成成分的法律或行业标准及规范，因此它的成分在全球各地差异极大。■

---

* 苦艾酒历来有一种天然的绿色（但也有是无色的），因而人们常常将它昵称为"绿仙子"（法语：la feé verte）。——译者注

035

生物碱

弗里德里希·威廉·塞特纳（Friedrich Wilhelm Sertürner，1783—1841）
皮埃尔-约瑟夫·佩尔蒂埃（Pierre-Joseph Pelletier，1788—1842）
约瑟夫·比埃奈默·卡旺图（Joseph Bienaimé Caventou，1795—1877）

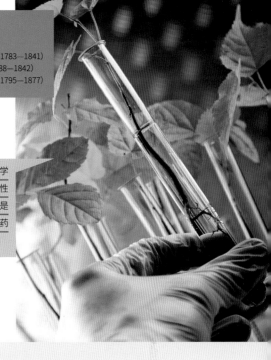

19 世纪初期发展出的化学技术使科学家能够从植物来源中分离和提取活性化学物质。最具热度和药物前景的是生物碱，生物碱通常是使植物具有药用价值或毒理作用的有效成分。

吗啡（1806 年），马钱子碱（1818 年），奎宁（1820 年），阿托品（1831 年），可待因（1832 年），毒扁豆碱（1875 年），东莨菪碱（1881 年），可卡因（1884 年）

几千年来，草药一度是人类主要的药物来源，人们通常从生物医学角度，即根据其活性成分的化学特性进行分类。在这些成分中，生物碱（alkaloid）的数量和种类最多，并且具有最大的生物学价值。精确定义生物碱比较困难，它们是天然存在于植物中的化合物，通常具有含碱性氮原子的环状结构。它们彼此间的化学性质、生物学功能和医学用途相差甚远，因此即便想简要概括它们也不现实。不过它们倒还有一个共同点：化学家统一用后缀"-ine"来命名所有的生物碱。

植物为什么要制造生物碱？显然，它们肯定不是为了给人类提供潜在的药物。生物碱的苦味或毒性可以保护植物免受昆虫和食草动物的啃食。或者，生物碱可能是植物内发生的正常化学反应的副产物。

具有高生物活性甚至有毒的植物引起了科学家和医生的强烈兴趣，他们一直努力寻找可能用于疾病治疗的药物。在 19 世纪初期，人们已经能够在实验室提取和分离有活性的天然产物（尤其是生物碱）。第一个也可能是最重要的一个生物碱便是德国药剂师学徒弗里德里希·塞特纳在 1806 年从罂粟中分离出来的生物碱吗啡。在不到二十年的时间里，法国化学家皮埃尔-约瑟夫·佩尔蒂埃和约瑟夫·比埃奈默·卡旺图相继分离出马钱子碱（1818）、阿托品（1831）和奎宁（1820）等生物碱。本书还介绍了其他几十种生物碱，包括它们在实验室中为了提高活性或降低毒性而进行的修饰和改造。■

1806 年

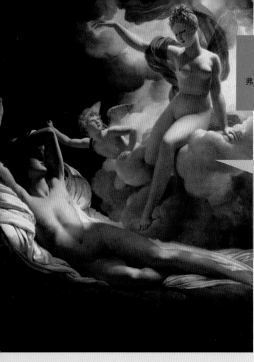

油画《墨菲斯和伊里斯》（*Morpheus and Iris*）是皮埃尔-纳西斯·盖兰（Pierre-Narcisse Guérin）于1811年所作。墨菲斯是希腊神话中的梦之神，伊里斯是彩虹女神，众神的使者。

鸦片（约公元前2500年），生物碱（1806年），可待因（1832年），海洛因（1898年），美沙酮（1947年），右美沙芬（1958年），芬太尼（1968年），阿片类药物（1973年），奥施康定（1996年）

1806年

梦之神　古人早已清楚鸦片具有缓解疼痛和诱发睡眠的特性，但它的活性成分是哪种化学物质呢？1806年，当时在帕德博恩工作的籍籍无名的德国药剂师学徒弗里德里希·塞特纳声称，自己从鸦片中分离出了一种能让狗酣睡的化学物质。但这些发现和随后的其他研究几乎没有引起人们的注意。直到1817年，塞特纳宣布他终于分离出纯的"吗啡"，并给自己和三个不到17岁的男孩试药，吗啡才进入人们的视野。尽管这是历史性的突破，但该实验几乎是一场灾难，因为所有受试者都差点死于药物过量。吗啡（morphine）的英文名字来自希腊神话的梦之神墨菲斯（Morpheum），它是第一种人类从植物中分离出来的生物碱。1822年，塞特纳买下了德国哈梅林的大药房，并一直在那个以魔笛手闻名的城市工作，直到1841年去世。

尽管吗啡口服也有效，但在1853年苏格兰医生亚历山大·伍德开发了现代皮下注射器后，吗啡在镇痛方面的惊人效果才真正发挥出来。在美国南北战争、普奥战争和普法战争期间，吗啡被不加甄别地给所有受伤士兵使用。因此，战后士兵的吗啡成瘾率非常高，以致"吗啡成瘾"也被称为"军队病"和"士兵病"。

较之吗啡，新型药物引起滥用和成瘾的可能性更低，并且它们的作用时间可能更长或口服更有效，但至今尚未发现比吗啡更有效的广谱止痛药。它的作用是减轻患者对疼痛的主观意识，即患者仍然会感到疼痛，但不再受其困扰。除了用于减轻疼痛外，吗啡相关药物还用于治疗咳嗽（可待因、右美沙芬）、腹泻（止泻宁）、海洛因成瘾以及吗啡类药物中毒（纳洛酮）。截至目前，吗啡仍然是衡量所有其他止痛药效果的金标准，并且是有史以来发现的最重要的药物之一。■

马钱子碱

皮埃尔-约瑟夫·佩尔蒂埃（Pierre-Joseph Pelletier, 1788—1842）
约瑟夫·比埃奈默·卡旺图（Joseph Bienaimé Caventou, 1795—1877）

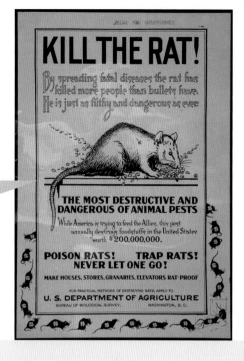

数百年来，马钱子碱一直被推崇为首选的老鼠药。这张 1919 年由美国食品和药品监督管理局制作的海报呼吁大众"杀死老鼠！老鼠是最具有破坏性和危险性的动物"。

 生物碱（1806 年），神经递质（1920 年）

15 世纪，马钱子（*Strychnos Nux-Vomica*）的种子被人们从印度带到欧洲，以消灭不断增多的老鼠。1818 年，法国化学家皮埃尔–约瑟夫·佩尔蒂埃和约瑟夫·比埃奈默·卡旺图从马钱子中分离出马钱子碱（别名"士的宁"），它被认为是马钱子药用价值和毒性的主要来源。因此，马钱子碱也成了最早被鉴定出来的植物生物碱之一。

马钱子碱是已知的最苦的物质之一，即使用 700 000 倍的水去稀释它，也仍然能够尝出苦味！在很长的一段时间内，它一直被用作苦味剂（用于刺激食欲的制剂）和补品中的主要成分，这些补品用于帮助老年人和体弱者的疲惫身心恢复能量。马钱子碱也曾是许多糖衣泻药的成分。

诡异的死亡笑容 马钱子碱的典型毒性是作用于脊髓，症状通常会在人体摄入或吸入后 15 ～ 60 分钟内出现。所有随意肌会突然收缩，然后完全放松，身体可能向后弯曲，从而使头顶和脚后跟同时接触地面。中毒者的下颌紧绷，面部肌肉收缩，看上去像是在丑陋地咧嘴笑（痉笑）。在这些惊厥中，中毒者清醒地意识到自己即将来临的命运。他们通常在 2 ～ 5 次惊厥后因为呼吸衰竭而亡。

在阿加莎·克里斯蒂的第一本小说《斯泰尔斯庄园奇案》（*The Mysterious Affairs at Styles*，1920）中，英格尔索普太太（Mrs. Inglethorp）毫无疑问是马钱子碱中毒。案子的关键是她服下毒药的方式和时间。

马钱子碱对很多动物来说都是毒性十分强的，相比于啮齿动物和鸟类，它实际上更经常让小孩和家庭宠物意外中毒。它在实验室中用作研究脊髓神经传递的工具时，倒是安全得多。■

1818 年

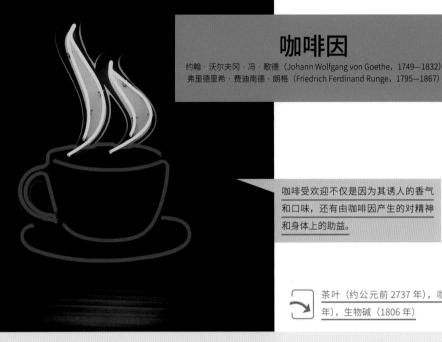

咖啡因

约翰·沃尔夫冈·冯·歌德（Johann Wolfgang von Goethe，1749—1832）
弗里德里希·费迪南德·朗格（Friedrich Ferdinand Runge，1795—1867）

咖啡受欢迎不仅是因为其诱人的香气和口味，还有由咖啡因产生的对精神和身体上的助益。

茶叶（约公元前 2737 年），咖啡（约 800 年），生物碱（1806 年）

1819 年

咖啡、茶、可可、马黛茶和可乐在世界范围内的普及与它们的刺激特性，与咖啡因（caffeine）含量有莫大关系。咖啡因是世界上最常用的兴奋剂，实际上是一种良好的行为活性药物。正如一则土耳其谚语所说："咖啡就像地狱一样漆黑，像死神一样强劲，像爱情一样甜美。"

咖啡因是歌德送给科学的礼物　1819 年，一位名不见经传的 25 岁德国化学家弗里德里希·费迪南德·朗格遇见了 70 岁的德国文坛领袖约翰·沃尔夫冈·冯·歌德。除了文学著作之外，歌德还撰写了许多有关植物形态和颜色的科学论文。在这次会面中，歌德送给朗格阿拉伯摩卡咖啡豆作为礼物，几个月后，这位年轻的化学家第一次从咖啡中提取出一种生物碱：咖啡因。

喝下半杯至两杯咖啡（50 ～ 200 毫克咖啡因），两罐可乐饮料（12 盎司罐装 / 35 ～ 45 毫克咖啡因）或吃一粒提神丸（100 ～ 200 毫克咖啡因 / 粒）有什么效果？我们的心情会变好，思维活跃度增强，而倦怠感和疲劳感则会消失。我们的智力并没有增长，但是，正如无数学生证明过的那样，我们集中注意力的时间变长了，身体耐力也有所增加。超过 200 毫克剂量的咖啡因并不能进一步改善精神或身体机能；相反，它会带来焦躁、肌肉震颤以及不规则或快速的心跳等副作用。

当每天喝几杯咖啡或能量饮料（12 盎司 / 50 ～ 70 毫克咖啡因）成为一种日常习惯时，人体就会产生耐受性，咖啡因的刺激作用就会减弱。此外，身体会逐渐依赖咖啡因的摄入，戒断症状可证明这一点。戒断症状通常在最后一次饮用后的 12 ～ 24 小时内出现。这些症状相对较轻，可能包括易怒、焦躁和特征性的搏动性头痛。随着新鲜咖啡因的摄入，这些症状会迅速消失。总体来说，适量使用咖啡因是非常安全的。■

奎宁

皮埃尔-约瑟夫·佩尔蒂埃（Pierre-Joseph Pelletier，1788—1842）
约瑟夫·比埃奈默·卡旺图（Joseph Bienaimé Caventou，1795—1877）

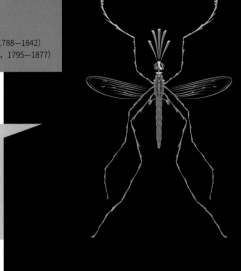

雌性按蚊每 2～3 天产下 30～150 个卵，这些卵需要人血来滋养。蚊虫叮咬皮肤后，含有化学物质的唾液进入血液并阻止血液凝固。其一些化学物质会降低人对疼痛的敏感度，使受害者察觉不到被咬和血液中被注入的疟疾寄生虫幼体。

 金鸡纳树皮（1639 年），生物碱（1806 年），奎尼丁（1912 年），氯喹（1947 年），青蒿素（1972 年）

疟疾是由疟原虫引起的一种蚊子传播疾病，可能从 5 万年前就困扰着人类。大约在 5000 年前，中国就有关于疟疾的医疗记录了，疟疾也可能是导致罗马帝国灭亡的原因之一，并且至今它仍然是最严重的寄生虫病，侵害着 90 个国家的人民。每年，全球有 2.5 亿~5 亿个新病例产生，死亡 100 万人。

1639 年，秘鲁印第安人用来治疗疟疾的金鸡纳树皮被带到欧洲，很快就受到人们的青睐。1820 年，法国化学家皮埃尔-约瑟夫·佩尔蒂埃和约瑟夫·比埃奈默·卡旺图分离出了金鸡纳中具有抗疟活性的生物碱——奎宁（quinine），据说这种药物在欧洲人抗击疟疾和 19 世纪下半叶的非洲殖民中发挥了重要作用。直到 20 世纪 20 年代，它一直是治疗疟疾急性发作的主要药物，后来它被疗效更好和毒性更小的药物（例如氯喹）取代。但是，目前世界范围内出现了对氯喹耐药的恶性疟原虫虫株，并成为最常见的病原体，由它引发的死亡占所有疟疾死亡的 90%。奎宁又重新成为一种主要治疗方法。

奎宁的苦味很重，因而也用作开胃水和其他饮料的调味剂。数十年来，它还被用作治疗夜间腿抽筋的非处方药品。但在 1995 年，美国食品和药品监督管理局禁止将其用于此目的，因为它的疗效不佳且具有潜在风险。■

1820 年

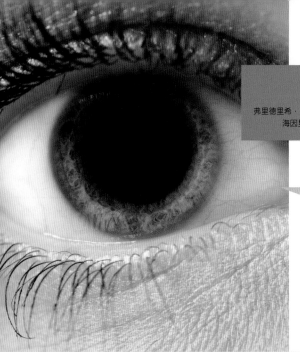

阿托品

弗里德里希·费迪南德·朗格（Friedrich Ferdinand Runge，1795—1867）
海因里希·F. G. 梅因（Heinrich F. G. Mein，1799—1864）

阿托品曾被用于眼科检查时扩大瞳孔，但目前基本已被药效更短的相关药物替代。

颠茄（1542 年），生物碱（1806 年），东莨菪碱（1881年），药物受体（1905 年），神经递质（1920 年）

1831 年

几个世纪以来，作为茄科植物中的代表，致命的颠茄和曼陀罗常被用来表达善意或恶意。它们的效果在很大程度上来自阿托品（atropine），1831 年，德国药剂师海因里希·F. G. 梅因从植物中分离得到纯的阿托品。在本书所介绍的所有药物中，阿托品是早期医学中最不受认可却是最重要的药物之一。除了具有毒性和药用特性外，它还可以作为了解神经系统和用于美容的化学工具。例如，埃及艳后克里奥帕特拉（Cleopatra）用含有阿托品的植物提取物来扩大眼睛的瞳孔。19 世纪，德国化学家弗里德里希·费迪南德·朗格研究了这种作用，他在化学领域建树颇多，如发现咖啡因。

阿托品对许多器官都有显著的影响，包括心脏、位于肠道和眼睛的不随意肌（平滑肌）以及多种腺体，这些腺体与唾液、汗液以及细支气管和胃中分泌物相关。为了进一步了解阿托品的药效，我们首先应当了解它的作用机制。神经被刺激后释放神经递质，神经递质与其靶组织上的特定受体位点结合以产生某种作用。这可能导致心脏跳动得更快或更慢，不随意肌收缩或放松，或让腺体产生分泌物。在大脑外部，最重要的神经递质是乙酰胆碱，它可以调节自主神经系统中的无意识功能，例如心律和呼吸，并激活肌肉。阿托品充当拮抗剂，阻断乙酰胆碱受体，进而阻止乙酰胆碱激活靶点。许多药物具有类似阿托品的作用，这是它们产生药效和副作用的原因。

目前，阿托品的医学用途主要包括：眼科检查和手术；在心脏骤停和心脏传导阻滞中刺激心脏；用作神经毒气、杀虫剂和蘑菇中毒的解毒剂；减少过度的肠道运动和抽筋。较新的阿托品类药物更具有特异性，从而减少了不良反应。■

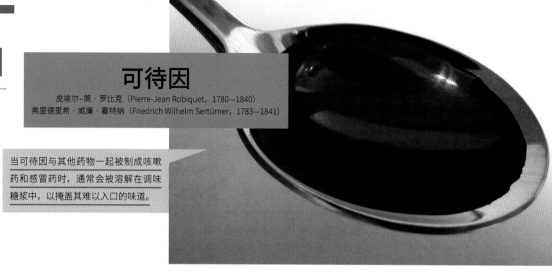

041

可待因

皮埃尔-简·罗比克 (Pierre-Jean Robiquet, 1780—1840)
弗里德里希·威廉·塞特纳 (Friedrich Wilhelm Sertürner, 1783—1841)

当可待因与其他药物一起被制成咳嗽药和感冒药时，通常会被溶解在调味糖浆中，以掩盖其难以入口的味道。

 鸦片（约公元前 2500 年），生物碱（1806 年），吗啡（1806 年），海洛因（1898 年），阿司匹林（1899 年），药物代谢（1947 年），对乙酰氨基酚（1953 年），右美沙芬（1958 年），阿片类药物（1973 年）

1806 年，默默无闻的德国药剂师弗里德里希·威廉·塞特纳从鸦片中提取到了吗啡。1832 年，法国杰出药剂师、巴黎药学院化学教授皮埃尔-简·罗比克从同一植物中提取出了可待因（codeine）。尽管这被认为是罗比克最重要的科学成就，但实际上他早在 1805 年便发现了天冬酰胺的化学结构，这是人类发现的第一个氨基酸。1826 年，他又从茜草根中分离出茜素红染料。

可待因是罂粟中 20 种生物碱中第二种重要的成分，被看作吗啡的"小兄弟"。相对于吗啡，可待因的镇痛效果较差，产生的镇静作用较轻，并且不易被滥用。但是，可待因并不是二线用药，它是世界上最常用的阿片类药物（吗啡样药物）。大多数药用的可待因是在实验室中由吗啡制成的，通常通过口服或与阿司匹林或对乙酰氨基酚（扑热息痛）合用，以减轻轻度至中度疼痛。可待因也是一种有效的镇咳药，不过现如今已经被右美沙芬取代，右美沙芬是一种副作用少、滥用可能性更低的药物。

可待因与吗啡十分相似，这一点不足为奇，因为可待因（又称 3-甲基吗啡）在体内可以转化为吗啡。但是，有 7% ～ 10% 的高加索人因基因突变，使其转化酶无法发挥功能，对于这些人来说，可待因在正常剂量下无效。相反，1% ～ 3% 的白种人和 25% 以上的埃塞俄比亚人天生都带有一种酶，该酶能非常高效地将可待因转化为吗啡。对于他们来说，正常剂量的可待因会导致过量的吗啡积聚，从而增加中毒的风险。■

1832 年

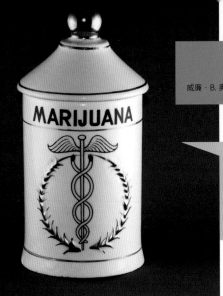

医用大麻

威廉·B. 奥肖尼西（William B. O'Shaughnessy, 1808—1889）

医用大麻徽标由带有大麻叶的双蛇墨丘利节杖组成。双蛇墨丘利节杖有两条相互缠绕的蛇和带有翅膀的杖骨，它常被医学和卫生组织误认为是希腊神话的医学和治愈之神阿斯克勒庇俄斯（Asclepius）的手杖——灵蛇权杖，但那只是一条蛇缠在无翼的杖上。

酒精（约公元前 10000 年），大麻（约公元前 3000 年），海洛因（1898 年），美国食品和药品监督管理局（FDA）（1906 年）

1839 年

　　尽管大麻已经在医学中使用了数千年，但在现代医学中研究者们一直在激烈地争论它是否能成为药物。1839 年，在印度工作的爱尔兰医生威廉·B. 奥肖尼西最早撰写了大麻的西方医学报告。他指出，大麻无毒，可以抑制抽搐，减轻患者的肌肉痉挛和疼痛。1912 年，一本在当时领先的治疗学教科书的作者赞颂了大麻在缓解咳嗽、疼痛、女性痛经和帕金森综合征震颤以及预防偏头痛方面的作用。还有人赞扬了其抑制酒精和海洛因成瘾戒断症状的优点。不过随着时间流逝，用于这些目的的更有效的药物不断被研发出来，大麻在医学界失去了原本的地位。

　　在最近的几十年中，大麻由于其极低的毒性而重新引起了医学界的兴趣。当其他止吐药无效时，大麻能缓解抗癌药引起的严重的、令人虚弱的恶心和呕吐，这是它最具潜力的医学用途。它也能刺激体重极度下降的艾滋病患者的食欲。其他医学应用可能还包括降低青光眼患者的眼压，缓解多发性硬化症或脊髓损伤患者的痉挛症状以及减轻对其他药物无反应的疼痛。合成的四氢大麻酚及其衍生物大麻隆在多个国家作为有害大麻烟的口服替代品出售。

　　在大多数国家，吸食大麻是非法的，但在某些国家，其医疗用途是合法的。在美国尽管大约三分之一的州可以使用医用大麻，但是美国食品和药品监督管理局尚未批准将大麻用于医疗目的。这与美国联邦法律存在矛盾之处，私人拥有大麻违反联邦法律，而各州法律则允许将其用于特定的疾病治疗中，这为测试大麻的药用效果带来了很大障碍。■

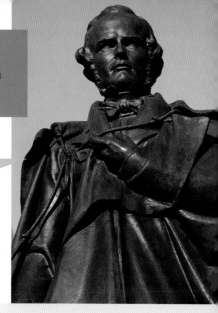

一氧化二氮

约瑟夫·普里斯特利（Joseph Priestley, 1733—1804）
汉弗里·戴维（Humphry Davy, 1778—1829）
霍勒斯·威尔斯（Horace Wells, 1815—1848）

1844 年，美国康涅狄格州哈特福德的牙医霍勒斯·威尔斯因发现一氧化二氮的麻醉作用而闻名于世。三十年后，立此雕像以纪念他。

 乙醚（1846 年），氯仿（1847 年），奴佛卡因（1905 年）

第一种麻醉剂　在 19 世纪前几十年里，一氧化二氮（又称"笑气"）被发现后不久，便成为英格兰"笑气派对"的特色"娱乐药物"。英国化学家约瑟夫·普里斯特利于 1776 年发现了这种气体，在那两年前，他刚发现了更为重要的"去燃素空气"（氧气）。1798 年，年轻的化学家汉弗里·戴维在研究"人造气体的医学用途"时得到了一氧化二氮，并沉迷于它带来的欣快感。尽管他在吸入这种气体后感觉到牙痛消失（麻醉），但他未能揭示出它的医疗潜力。

1844 年 12 月，美国牙医霍勒斯·威尔斯在康涅狄格州哈特福德观看用一氧化二氮进行的滑稽表演时，他目睹了一名观众在一氧化二氮的影响下摔倒，腿上划了道大口子。令他震惊的是，受伤男子竟说自己感觉不到疼痛。威尔斯觉得一氧化二氮可能有麻醉的功能，第二天他吸入该气体后，在没有痛感的情况下拔出了自己的一颗牙齿。

为了在更多社会名流面前展示一氧化二氮的麻醉作用，1845 年 1 月，威尔斯在美国波士顿的麻省总医院（Massachusetts General Hospital）进行了一次公开手术。当他为麻醉的受试者拔牙时，受试者却过早清醒过来，痛苦地尖叫着，这意味着实验以失败告终。威尔斯为此感到十分沮丧，于是离开了牙科诊所。后来他因为氯仿实验导致精神错乱，在纽约市向两位行人扔酸液后被捕，最终在 1848 年自杀，结束了痛苦的生活。他去世几天后，巴黎医学会（Medical Society of Paris）授予他"麻醉发现者"的荣誉。美国牙科协会（American Dental Associated）和美国医学会（American Medical Association）也分别于 1864 年和 1872 年追授了他这一荣誉。

19 世纪 60 年代，牙科界重新对一氧化二氮产生兴趣，并应用至今。它的气味和味道略带甜，非常安全，起效快，能产生欣快感并可在患者保持清醒的状态下麻醉。单独使用一氧化二氮满足不了外科手术的麻醉需求，但足以应付分娩和较小的手术操作。■

1844 年

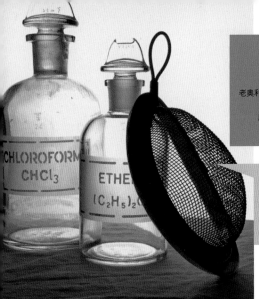

乙醚

查尔斯·T. 杰克逊（Charles T. Jackson，1805—1880）
老奥利弗·温德尔·福尔摩斯（Oliver Wendell Holmes Sr，1809—1894）
克劳福德·W. 朗（Crawford W.Long，1815—1878）
威廉·霍勒斯·威尔斯（William Horace Wells，1815—1848）
托马斯·格林·莫顿（Thomas Green Morton，1819—1868）

044

在这种早期用于乙醚和氯仿麻醉的简易装置中，医生将纱布放在面罩的网状部分上，并用钢丝弹簧固定在适当的位置。将面罩放在患者的鼻子和嘴上，然后将液体麻醉剂滴到纱布上以产生麻醉效果。

 一氧化二氮（1844 年），氯仿（1847 年），戊硫代巴比妥（1934 年），异丙酚（1983 年）

第一种外科麻醉剂 1846 年，当外科医生亨利·比格洛（Henry Bigelow）第一次目睹乙醚的医学特性时，他激动地宣称"今天我看到的东西将风靡全球"。医学史专家通常认为乙醚（也称二乙醚）是最重要的药物之一，但 150 多年后，首次发现手术麻醉的殊荣应该给谁仍未有定论。

是美国佐治亚州杰斐逊村的医生克劳福德·W. 朗吗？他参加了"乙醚派对"并目睹了它对受伤的参会者的止痛作用后，于 1842 年用它从患者颈部无痛地摘除了两个肿瘤。但朗并没有意识到该发现的重要性，因此从未在任何出版物中分享过。或是偶然用乙醚麻醉了自己的美国哈佛大学化学教授查尔斯·T. 杰克逊吗？为了回答他的学生托马斯·格林·莫顿的疑问，杰克逊建议用乙醚代替一氧化二氮作为麻醉剂。难道是霍勒斯·威尔斯的学生兼合伙人、波士顿执业牙医托马斯·格林·莫顿？1846 年，莫顿在麻省总医院的"乙醚大厅"（手术室）中用自己设计的麻醉面罩，成功地用乙醚麻醉了患者，并从患者颈部无痛地摘除了肿瘤。还可能是康涅狄格州的牙医霍勒斯·威尔斯？他首次公开指出麻醉剂的潜在医疗用途，但可惜未能证明一氧化二氮的有效性。

令人难过的是，我们的三位主角在证明自己的道路上均以惨痛的结局告终。1848 年，威尔斯因精神错乱而自杀。莫顿就如普雷斯顿·斯特吉斯执导的 1944 年的电影《伟大的时刻》所描述的那样，徒劳无功地申请乙醚专利以及国会的 10 万美元奖金，这使他的健康饱受摧残，一贫如洗地死于 1868 年。杰克逊在疯人院里度过了生命的最后七年，直到 1880 年去世。不过无可争议的一件事便是，内科医生、哈佛大学医学教授、作家老奥利弗·温德尔·福尔摩斯创造了"麻醉"（anesthesia）这一术语（希腊语为"失去感觉"之意），以描述外科手术患者被诱发的无知觉状态。∎

氯仿

詹姆斯·杨·辛普森（James Young Simpson，1811—1870）
约翰·斯诺（John Snow，1813—1858）
罗伯特·格洛弗（Robert Glover，1815—1859）

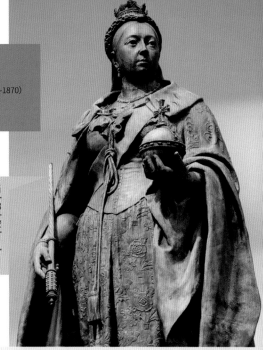

长期以来，用麻醉来减轻分娩疼痛的正当性一直受到《圣经》拥护者的质疑。1853年，维多利亚女王在分娩过程中成功地被氯仿麻醉，标志着这些争论得到了解决，反对派也无话可说。

 一氧化二氮（1844 年），乙醚（1846 年），戊硫代巴比妥（1934 年）

1847 年

女王的麻醉剂　1831 年，美国纽约、法国和德国三地的化学家分别独立地合成了氯仿（chloroform）。1842 年，英国医生罗伯特·格洛弗指出氯仿能让狗丧失意识，但忽视了它的潜在医疗用途。但是爱丁堡大学助产学教授、维多利亚女王御医詹姆斯·杨·辛普森对这一发现赞赏有加。1847 年，辛普森正在寻找一种非爆炸性的乙醚替代品，试图使麻醉剂的吸入过程更加愉快，更易于患者使用，并且更快起效。在检验各种液体化学药品的过程中，他吸入氯仿后就睡着了。辛普森确信自己找到了一种出色的麻醉剂，因此开始在其妇产科手术中加以应用。

对使用氯仿减轻分娩疼痛的抵制力量并非来自医学界对其安全性或有效性的质疑，而主要来自教会。神职人员引用《创世记》3 章 16 节，"我必多多加增你怀胎的苦楚，你生产儿女必多受苦楚"。辛普森则用《创世记》第 2 章 21 节反驳道："耶和华神使他沉睡，他就睡了。于是取下他的一条肋骨，又把肉合起来。"直到 1853 年，维多利亚女王（Queen Victoria）分娩时用氯仿麻醉，并顺利诞下第八个孩子利奥波德亲王（Prince Leopold），教会的争论才告一段落。四年后的 1857 年，女王又在氯仿麻醉下生下了第九个也是她最小的孩子比阿特丽斯公主（Princess Beatrice）。当时女王的麻醉师是约翰·斯诺，他也是流行病学的先驱，曾调查了 1854 年英国伦敦苏活区霍乱流行的蔓延情况。事实证明，氯仿在欧洲比在美国更受欢迎。

越来越多的证据表明，氯仿有可能引起致命的心律异常和肝脏毒性。到 20 世纪 30 年代，氯仿在美国不再是受欢迎的外科麻醉剂。这种气味甜腻的黏稠液体在之前是某些牙膏和止咳糖浆的成分。但到了 1976 年，它被禁止添加到美国消费品中。不过，它仍然是制药工业和聚四氟乙烯合成中的常用溶剂。■

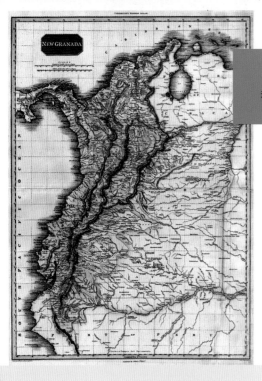

箭毒

沃尔特·罗利爵士 (Sir Walter Raleigh, 1552—1618)
克劳德·伯纳德 (Claude Bernard, 1813—1878)

新格拉纳达是苏格兰制图师约翰·平克顿 (John Pinkerton, 1758—1826) 于 1818 年绘制的南美洲西北部地图的标题。地图上还附有关于原住民的民族志评论，包括"加伯雷斯：箭毒的发明者，它是迄今为止已知的最猛烈的毒药"。

神经递质（1920 年），筒箭毒碱（1935 年），琥珀酰胆碱（1951 年）

1850 年

从箭头毒药到手术室　箭毒常作为悬疑小说中"杀人于无形的稀有毒药"，它泛指南美原住民的箭头所涂抹的毒药。早在欧洲人到来之前，亚马孙河上游和奥里诺科河流域的原住民就将箭浸入谷树属 (*Chododenclron*) 藤皮的粗提物中。这样的箭或长矛即便只造成轻微的伤口也会导致猎物呼吸衰竭或随意肌麻痹，从而无所遁逃。有趣的是，食用中毒动物的肉对猎人没有危害，因为箭毒活性化学物质的口服吸收非常差。

1595 年，沃尔特·罗利爵士将箭毒带到了英国，数百年来箭毒一直是实验研究的主题，甚至诞生了一项开创性成果。法国生理学家克劳德·伯纳德是一位力推将科学方法应用于实验医学的科学巨擘。1850 年，在巴黎索邦大学进行的实验中，伯纳德证明箭毒并不作用于神经或肌肉，而是作用于两者之间的肌肉神经接点而引起随意肌瘫痪。这一结果是生理学和药理学领域最重要的发现之一，也是后续研究的关键，它表明神经释放了激活肌肉收缩的化学物质（神经递质）。

19 世纪末到 20 世纪初，临床研究中使用的箭毒提取物纯度不高，导致实验结果不一致。到 20 世纪 30 年代，临床上开始使用纯度更高的箭毒提取物来放松破伤风患者的肌肉，并减轻休克疗法对精神病和癫痫患者的影响。1935 年，箭毒的活性化学物质筒箭毒碱才被分离出来，并在 20 世纪 40 年代初首次与外科手术麻醉剂一起用作骨骼肌松弛药，但此后其被更安全、起效更快的药物取代。■

溴化物

查尔斯·洛克（Charles Locock, 1799—1875）
安东尼·耶罗·巴拉德（Antoine Jérôme Balard, 1802—1876）

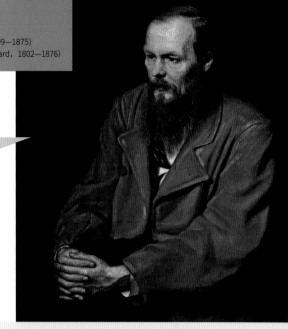

陀思妥耶夫斯基也许是所有癫痫病患者中最著名的一个，在他的 12 部小说中至少有 4 部（如《白痴》和《卡拉马佐夫兄弟》）描述了癫痫发作时的症状，那可能就是还原了自己的经历。

苯巴比妥（1912 年），苯妥英（1938 年），对乙酰氨基酚（1953 年），丙戊酸（1967 年）

1857 年

1826 年，法国蒙彼利埃大学化学教授安东尼·耶罗·巴拉德在海水中发现了溴元素。溴化钾是一种离子化合物（盐）。1857 年，著名医生查尔斯·洛克宣称溴化钾能够"减轻甚至消除性欲或性能力"，引起了医学界的关注（而那时盛行的医学思想认为手淫是导致癫痫的原因）。

于是，溴化钾便"碰巧"成了第一个控制（但不能治愈）强直阵挛性癫痫发作的药物。在患者服用 6 ～ 8 周后，随着溴化物剂量的逐渐增加，癫痫发作得到控制，副作用是患者身心困倦、嗜睡、思维缓慢而混乱以及记忆和语言能力受损。当时普遍认为控制癫痫发作与抑郁症有着千丝万缕的联系。苯巴比妥则很少引起嗜睡的问题，苯妥英更是完全没有这种问题，因此它们是更安全、更有效的抗癫痫药。如今，溴化钾早已不用于治疗人类疾病，但仍然是治疗犬类癫痫病（但不用于猫）的首选药，可单独使用或与苯巴比妥一起使用。

若服用溴化物长达数月，便可能出现溴中毒症状，如类似于痤疮的皮疹、胃肠道疾病、行为和精神异常。后者包括幻觉、谵妄和狂躁，它们有时会被误诊为精神疾病的症状。

1891—1975 年，溴化钠常常以泡腾颗粒的形式出售，例如溴塞尔泽。在许多较老的电影和剧本中，剧中处于困境的人物常用溴化物来缓解宿醉。但从 1975 年开始，对乙酰氨基酚便取代了溴化物。而久负盛名的溴塞尔泽仍然用于缓解胃灼热、消化不良或胃痛。由于该药具有镇静作用，英语中"溴化物"一词还被用来比喻令人昏昏欲睡的无聊演说。∎

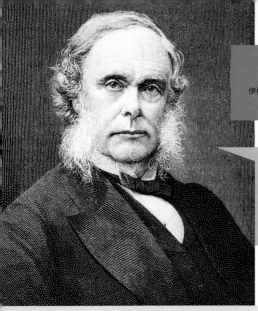

苯酚

伊格纳兹·菲利普·塞麦尔维斯（Ignaz Philipp Semmelweis，1818—1865）
约瑟夫·李斯特（Joseph Lister，1827—1912）

使用全身麻醉后，外科手术发展的一个主要挑战是术后感染的控制，它威胁着 50%～80% 的手术患者。李斯特对苯酚的使用以及他的消毒外科手术理论将感染的死亡率降低到几乎为零。

乙醚（1846 年），氯仿（1847 年），六氯酚（1961 年）

19 世纪中叶外科手术的发展得益于两项与药物有关的重要进展：首先是发现了全身麻醉剂乙醚和氯仿（1846—1847 年），这将外科医生的手术范围从需要快速完成的粗暴截肢术扩展到了涉及内脏器官的手术。接下来的一个重大进展则是减少致命的术后并发症，尤其是分娩后。

产褥热是那个年代的常见死因，许多妇女明智地认为，请助产士来家中分娩比在教学医院分娩更安全。因为教学医院的医学生通常直接从病理实验室前往产科病房，他们不洗手就直接对准妈妈进行阴道检查。匈牙利裔妇产科医师伊格纳兹·菲利普·塞麦尔维斯坚持要求他的学生和助手用氯水消毒双手后再给孕妇检查。在他供职的维也纳医院里，产褥热的发病率急剧下降。然而，医学界拒绝接受他的经典著作《产褥热的病因、概念和预防》（*The Etiology, Concept, and Prophy laxis of Childbed Fever*，1861）。这一打击加上自尊和经济受损，导致他精神崩溃，被送进了收容所。他在几周内便去世了，原因可能是遭受了服务人员的殴打，也可能是手上伤口导致的败血症。

与之相反，约瑟夫·李斯特却因为推广塞麦尔维斯的理念而受到推崇。1867 年，李斯特在英国格拉斯哥大学担任外科教授时，让他的助手们在手术前使用苯酚（石炭酸）溶液清洗手和手术器械，并在手术后给患者洗净伤口。由此，他成为倡导使用杀菌剂和后来的现代无菌预防方法的先驱。

李斯特或许没有凭借外科手术方面的成就而家喻户晓，但 1914 年首次上市的李施德林（Listerine）牌杀菌漱口水让他名声大噪。该产品的广告用语是"杀死引起口臭的细菌"，其成分为杀菌剂乙醇（酒精）和调味剂，但不含苯酚。苯酚对皮肤有损害，很快就被更安全的杀菌剂取代。■

水合氯醛

尤斯图斯·冯·李比希（Justus von Liebig, 1803—1873）
奥斯卡·里布雷希（Oskar Liebreich, 1839—1908）

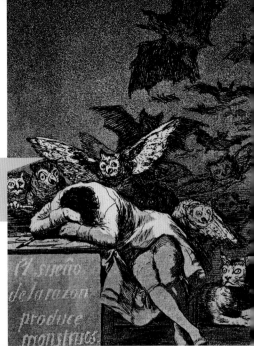

弗朗西斯科·戈雅（Franscisco Goya）创作的
《狂想曲》（*Caprichos*）系列版画的第 43 幅
（1799 年）上刻有："理性入睡催生梦魇"。

酒精（约公元前 10000 年），大麻（约公元前 3000 年），鸦片
（约公元前 2500 年），氯仿（1847 年），巴比妥（1903 年），苯
巴比妥（1912 年），戊巴比妥和西可巴比妥（1928 年），利眠宁
（1960 年），罗眠乐（1975 年），唑吡坦（1992 年）

1869 年

犯罪电影和神秘事物的爱好者都知道，臭名昭著的"蒙汗药"或"麻醉药酒"的主要成分是水合氯醛。据说，将这种化学物质悄悄掺入酒精饮料中，毫无戒心的受害者喝了它，便会失去知觉，几小时后才能醒过来，在那期间他（她）可能被抢劫、绑架或强奸。

1832 年，著名的德国化学家尤斯图斯·冯·李比希在吉森大学首次合成了水合氯醛，第二次世界大战后这所大学改名为吉森尤斯图斯-李比希大学。作为肥料工业之父，李比希因发现氮是植物必需的营养元素而闻名于世。19 世纪 60 年代后期，德国柏林大学的药理学家奥斯卡·里布雷希发现，在碱性环境中，水合氯醛分解为氯仿和甲酸。里布雷希推测，相同的反应可能在体内发生，并且人体内释放的氯仿会产生镇静作用。然而这一推测的结论正确，理论却不对：水合氯醛确实能产生催眠作用，但并不是因为它在体内产生了氯仿。

1869 年，医学界开始使用水合氯醛，其迅速成为一种使用非常广泛、相对安全的安眠药。在当时的安眠药市场中，水合氯醛的主要竞争对手是酒精、鸦片和大麻。从历史的角度来看，它是在实验室研发的首批非动植物来源的合成药物之一。

到了 20 世纪，巴比妥和其他巴比妥类药物以及后来的锂和相关的苯二氮䓬类药物基本上取代了水合氯醛，只有在少数情况下，它还被用作安眠药并在手术前使患者平静。水合氯醛与酒精、其他镇静剂或鸦片制剂混合使用时有致命危险。它可能导致了两位金发美人的死亡：1962 年的玛丽莲·梦露（Marilyn Monroe）和 2007 年的安娜·妮可·史密斯（Anna Nicole Smith）。她们的神秘死亡如同某些犯罪电影情节。■

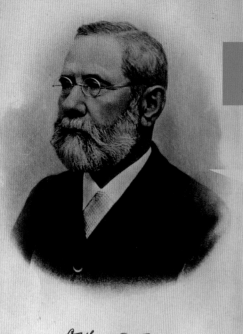

毛地黄毒苷

奥斯瓦尔德·施密德德堡（Oswald Schmiedeberg，1838—1921）

在法国斯特拉斯堡大学长达 46 年的教授生涯中，毛地黄毒苷发现者奥斯瓦尔德·施密德德堡共培养了 150 多名药理学家。他去世时，他的学生中有 40 多位担任了学术教授。

 草药（约公元前 60000 年），毛地黄（1775 年），普萘洛尔（1964 年）

1875 年

　　药用植物可能包含数十种化学物质，其中一些是具有生物活性的潜在药物，另一些具有毒性，还有一些则缺乏活性。因植物生长和采集状况的不同，它们所含化学物质的量也可能会发生变化。这使得药用植物的剂量变得复杂。在整个 19 世纪，人们花费了大量精力从植物和动物资源中提取和分离纯化活性化学物质。

　　奥斯瓦尔德·施密德德堡曾在爱沙尼亚塔尔图学习医学。1872 年，他被任命为斯特拉斯堡新成立的药理学研究所的教授。他在那里研究了当时最重要的药物和毒药，其中之一便是毛地黄。1875 年，这位"现代药理学之父"从毛地黄的叶片中分离出了毛地黄毒苷（苷为含糖化合物）。之后，多年来人们陆续从毛地黄中分离出多种糖苷，其中最著名的要数 1930 年分离出的地高辛。这些糖苷曾被广泛用于治疗充血性心力衰竭和心律异常。

　　不过毛地黄不是强心苷的唯一来源。乌本苷（G-毒毛旋花苷）是一种类地高辛糖苷，分离自非洲热带地区的毒毛旋花子和箭毒树的种子和树皮。非洲东部的部落成员使用含乌本苷的提取物制备的箭毒甚至可以杀死河马。乌本苷以前曾用于治疗心脏病，但如今已成为一种研究离子在细胞膜上运动行为的药物。

　　此外，蟾酥是在蟾蜍皮中发现的一组类似毛地黄毒苷的化合物，巴拿马和哥伦比亚的乔科印第安人将它涂在吹管的飞镖头上以进行狩猎。据报道，人和动物如果发生蟾蜍中毒，其症状类似于毛地黄引起的心室纤颤。自 20 世纪 90 年代初以来，美国纽约发生了数起因食用蟾蜍毒制成的非法壮阳药而死亡的事件。■

毒扁豆碱

罗伯特·克里斯蒂森（Robert Christison, 1797—1882）
路德维格·拉奎尔（Ludwig Laqueur, 1839—1909）
托马斯·弗雷泽（Thomas Fraser, 1841—1920）
玛丽·沃克（Mary Walker, 1888—1974）

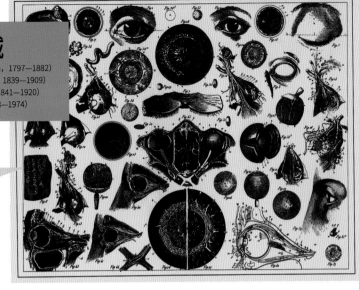

毒扁豆碱可通过降低眼内压来治疗青光眼。这张眼睛的解剖图收录于1890—1907年俄罗斯出版的《布罗克豪斯和埃夫隆百科全书》（Brockhaus and Efron Encyclopedic Dictionary）中。

 生物碱（1806年），新斯的明和吡斯的明（1935年），塔崩和沙林（1936年），乙酰唑胺（1952年），噻吗洛尔（1978年）

审判豆 毒扁豆碱（physostigmine）是1875年发现的第一种用于治疗青光眼的有效药物，它在西非的巫术审判中历史悠久。被告被迫吞下卡拉巴豆的种子以评估其罪行。如果被告很犹豫地慢慢吃下豆子，则会出现中毒症状，这可作为其有罪的证据。相反，无辜的人可能会迅速吃掉豆子，这会使他们呕吐并排出体内的毒物。

爱丁堡大学的药物学教授罗伯特·克里斯蒂森于1855年首先对这种豆子进行了科学实验，结果因品尝它而差点死掉。1863年，他的得意门生托马斯·弗雷泽用包括瞳孔在内的许多人体组织和器官测试了毒豆提取物的效果，并提出了其在眼科中的用途。次年，他分离出了毒豆中的活性化学物质毒扁豆碱（一种生物碱）。1875年，患有青光眼的德国眼科医生路德维格·拉奎尔证明了毒扁豆碱确实可有效治疗该病。

青光眼是40岁以上成年人视力丧失和失明的主要原因，患者的眼内压增加会损害视神经。毒扁豆碱可增加眼房水的出液量，从而降低眼内压。在最近的几十年中，许多副作用较少的长效药物已经取代了毒扁豆碱眼药膏。

1934年，苏格兰医师玛丽·沃克发现，注射毒扁豆碱可以暂时恢复重症肌无力患者的肌肉力量，但一年后其被更有效的新斯的明替代。诸如塔崩和沙林（最致命的化学武器）之类的有机磷酸酯神经气体的作用类似于毒扁豆碱。■

1875年

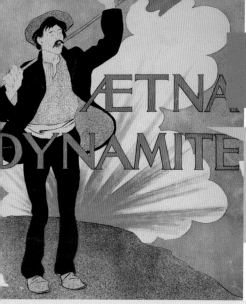

阿尔弗雷德·诺贝尔将高爆炸性的硝酸甘油与惰性成分混合，并将这种易于使用的混合物做成短棒，然后用纸裹上。依靠这种名为炸药的专利产品，诺贝尔发了大财。这张海报（约 1895 年）是纽约安泰炸药公司（Aetna Dynamite Company）的广告，由当时著名的美国插画家和"美国海报之父"爱德华·彭菲尔德（Edward Penfield, 1866—1925）绘制。

 普萘洛尔（1964 年）

1879 年

意大利都灵大学的化学教授阿斯卡尼奥·索布雷罗于 1847 年首次合成出硝酸甘油（nitroglycerin）。他观察到这种液体具有爆炸性因而极度危险，吸入则会引起剧烈的抽搐性头痛。在随后的三十年中，硝酸甘油走上了两条重要而又截然不同的道路：一条路是医疗，另一条是建筑和军备。

许多英国医生都观察到硝酸甘油可迅速终止心绞痛带来的剧烈胸痛。1879 年系统性的相关研究发表后，该药物开始被用于医疗用途。特制的硝酸甘油片剂在舌下放置一到两分钟，便可缓解胸部压痛。迄今为止，硝酸甘油（医学上的名称为三硝酸甘油酯，以将之与炸药区分开）和相关的硝酸盐仍然用于预防和治疗心绞痛。

随后，瑞典化学家阿尔弗雷德·诺贝尔发现，将硝酸甘油与惰性成分混合后，可以更安全地使用。1867 年，他为这种混合物炸药申请了专利，这种混合物后来经过改良，被广泛用于建筑、采矿和军械工业。

易产生耐药性是硝酸甘油的一大挑战。当其用作心绞痛的常规治疗药物时，随着用药时间的增加，药效减弱，但同时副作用也会减弱。不过对于从事硝酸甘油炸药生产的工人来说，产生耐受性反而有好处。在上班的第一天，新工人经常会感到剧烈的头痛和血压下降。耐受度很快就能得到提高，但是如果工人离职哪怕短短几天便会失去这种耐受度，因此，为了防止这种反复，工人会在衣服上涂抹硝酸盐。

硝酸甘油炸药造成了大量的死亡和严重破坏，诺贝尔对此感到十分愧疚。因此他在去世前以自己的名字设立了奖项，该奖项从 1901 年开始每年颁发，以表彰在化学、物理学、生理学或医学、文学及和平领域的"惠及全人类的最伟大的进展"。■

东莨菪碱

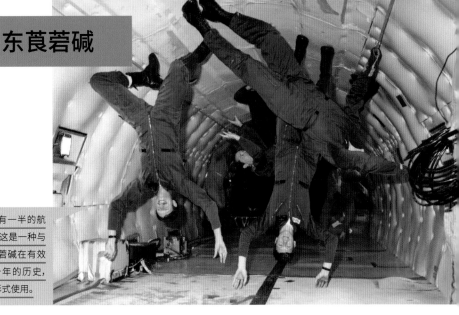

在适应失重过程中，约有一半的航天员会经历"太空病"，这是一种与晕车有关的疾病。东莨菪碱在有效预防晕车方面已有数十年的历史，通常以耳后透皮贴剂的形式使用。

 女巫的飞行药膏（1456年），颠茄（1542年），阿托品（1831年）

1881年

东莨菪碱是从茄科或马铃薯家族的植物（其中最著名的是颠茄）中提取的生物碱。它对人体的作用与阿托品非常相似，但东莨菪碱对大脑的作用更为明显，这是其多种用途的基础。

在第二次世界大战期间，寻找可以预防晕动症的药物具有明显的军事意义，因为那可以维持海上或空中部队的战备状态。在药物的对照研究中，人们发现东莨菪碱最为有效，能够减轻短途（4～6小时）颠簸旅行引起的头晕、恶心和呕吐。如今，含有东莨菪碱的贴剂（东莨菪碱透皮贴）已经上市。将其贴在耳后，可以提供72小时的防晕车保护。与其他抗晕车药一样，东莨菪碱对预防和缓解旅行中的难受十分有效。

20世纪60年代之前，妇产科常常将东莨菪碱与吗啡联用，产生半麻醉效果。这种药物组合可以使孕妇产生明显的嗜睡现象但不会失去知觉，也感受不到分娩时的疼痛和不适。但它们后来不再被使用，因为这些药物通常会极大地抑制新生儿的神经系统，并抹去母亲的分娩记忆。

过去人们还曾利用东莨菪碱对大脑的抗胆碱能作用，治疗帕金森综合征以及作为非处方睡眠辅助产品的成分。学术研究的证据表明，颠茄提取物是曾经广泛使用的女巫的飞行药膏的主要成分之一。高剂量的东莨菪碱会使人产生幻觉，让人有飞起来的感觉，这些都与参加信魔者的夜半集会或黑色弥撒有关。■

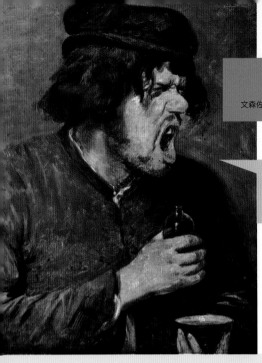

三聚乙醛

文森佐·切尔韦洛（Vincenzo Cervello，1854—1918）

比利时佛兰芒画家阿德里亚恩·布劳维尔（Adriaen Brouwer）的《苦味补剂》（*The Bitter Tonic*，约 1635 年）中的酒鬼产生戒酒症状时，很适合服用三聚乙醛。

 溴化物（1857 年），水合氯醛（1869 年），巴比妥（1903 年），苯巴比妥（1912 年），利眠宁（1960 年）

1882 年

三聚乙醛（paraldehyde）最早于 1829 年合成，1882 年由意大利医生文森佐·切尔韦洛应用到医疗中。它与溴化物和水合氯醛一样，是最早的几种有效的助眠药物之一。巴比妥类药物，如巴比妥和苯巴比妥，最早出现于 20 世纪初，它们更易于管理和服用，从而取代了老药。尽管销售平平，但三聚乙醛目前仍在使用。

三聚乙醛是一种无色液体，具有强烈的特殊气味和可燃性，口感也非常差。喝下去几分钟内，服用者吸气时会刺激喉咙和胃，其杂油味会混入呼吸中并持续一整天。约有 30% 的剂量会随着呼出气体而排出体外。

人在服用三聚乙醛后必须卧床休息，因为它会在 10～15 分钟内引起睡眠。它也偶尔用来治疗儿童持续癫痫，癫痫发作持续超过 30 分钟将可能威胁生命。20 世纪 60 年代，在利眠宁等苯二氮䓬类药物出现之前，三聚乙醛还被用于稳定情绪焦躁的酒精成瘾者的戒断反应，包括震颤性谵妄（DTs）。

三聚乙醛的作用类似于酒精，但其催眠效果要强得多。尽管气味和口感都很糟糕，但它仍广受欢迎。在服用三聚乙醛治疗酒鬼的酒精中毒后，一些酒鬼可能会更喜欢它。据报道，三聚乙醛突然撤药后，使用者可能会出现幻听和幻视。

多年来，许多医疗人员支持并主张继续使用它，但是随着更安全、更有效，当然也更可口的替代品出现，三聚乙醛不可避免地会被摒弃。不过至今它仍然在树脂生产中用作防腐剂，并在其他工艺中用作溶剂。■

可卡因

阿尔伯特·尼曼（Albert Niemann，1834—1861）
西格蒙德·弗洛伊德（Sigmund Freud，1856—1939）
卡尔·科勒（Carl Koller，1857—1944）

在 1884—1887 年，弗洛伊德（右图照片拍摄于 1926 年）被认为服用了可卡因。他强烈主张将可卡因用作兴奋剂、镇痛药和精神障碍治疗剂。然而，在他尝试用可卡因治好朋友的吗啡成瘾失败之后，他便不再提倡这种治疗方法。

酒精（约公元前 10000 年），古柯（1532 年），吗啡（1806 年），奴佛卡因（1905 年），甲基苯丙胺（1944 年），利多卡因（1948 年）

1860 年，阿尔伯特·尼曼发表了他的博士学位论文，描述了从古柯叶中分离可卡因（cocaine）的过程及其在舌头上产生的麻木感。到 1880 年，关于可卡因神奇功效的报道铺天盖地。传言说它可以治愈吗啡和酒精成瘾、结核病甚至阳痿。维也纳的年轻医师西格蒙德·弗洛伊德试图用可卡因治疗一位吗啡成瘾的朋友。他"成功地"将朋友"治疗"成了可卡因上瘾。

1884 年，弗洛伊德的同事，奥地利眼科医生卡尔·科勒发现了可卡因对眼睛有强效的局部麻醉作用。医生第一次可以对一个完全清醒的患者进行眼部手术。医学界立即认可了科勒报告的重要性，但他们的热情被滥用报告泼了冷水。1905 年，不易上瘾的局部麻醉药奴佛卡因取代了可卡因。

可卡因的滥用可能性是所有精神活性物质中最高的之一。可卡因会让使用者产生强烈的刺激感和欣快感，同时让使用者对自己的内心和身体能量充满自信。这些效果是激活了大脑奖励中心里的多巴胺而引起的，会持续 15～30 分钟。大剂量或长期使用可卡因时，可能会出现极度焦虑、偏执的逼迫感和触觉幻觉（可卡因虫）。有毒剂量可导致心律不齐，甚至心力衰竭，1986 年，伦·拜尔斯（Len Bias）便因此身亡。据说他是最伟大的篮球运动员之一，却从未参加过职业比赛。

许多使用者对可卡因有依赖性。突然停药后，他们通常会"崩溃"，产生沮丧、疲惫和渴求的感觉，并可能持续数月。可卡因成瘾很难治疗，超过 95% 的成瘾者会复发。

可卡因很难戒，但并非不可能，著名的小罗伯特·唐尼（Robert Downey Jr.），杰里·加西亚（Jerry Garcia），埃尔顿·约翰（Elton John），斯蒂芬·金（Stephen King），罗宾·威廉姆斯（Robin Williams）以及我的儿时英雄夏洛克·福尔摩斯（Sherlock Holmes）都是活生生的例子。有传言，罗伯特·路易斯·史蒂文森（Robert Louis Stevenson）便是在 6 天内一边吸食可卡因一边写就了名著《化身博士》（*The Strange Case of Dr. Jekyll and Mr. Hyde*）。■

1884 年

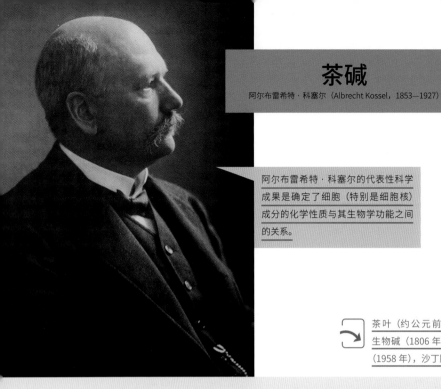

茶碱

阿尔布雷希特·科塞尔（Albrecht Kossel，1853—1927）

阿尔布雷希特·科塞尔的代表性科学成果是确定了细胞（特别是细胞核）成分的化学性质与其生物学功能之间的关系。

 茶叶（约公元前 2737 年），咖啡（约 800 年），生物碱（1806 年），咖啡因（1819 年），氯噻嗪（1958 年），沙丁胺醇（1968 年）

1888 年

咖啡和茶是世界上最受欢迎的两种饮料，它们含有两种密切相关的生物碱：咖啡因和茶碱（theophylline）。咖啡因最早于 1819 年从咖啡中分离出来。茶碱于 1888 年由德国生理化学家阿尔布雷希特·科塞尔从茶叶中提取和分离出来。他因对细胞中蛋白质和核酸研究而荣获 1910 年的诺贝尔生理学或医学奖。

咖啡因和茶碱是黄嘌呤家族的化学类似物。它们具有相同的生物学功能，但强度不同。咖啡因是一种强烈的神经系统兴奋剂，而茶碱的效果则弱得多。相反，茶碱在放松和扩张支气管以促进呼吸和促进排尿方面（利尿作用）的效果比咖啡因更强。

1902 年，茶碱首次被引入医学中作利尿剂，并一直使用了数十年，直到 20 世纪 50 年代被更有效、更安全的氯噻嗪类药物取代。20 世纪 20 年代初期，动物实验研究证明了茶碱对细支气管的作用，使其在之后的三十年间一直用于治疗支气管哮喘和慢性阻塞性肺疾病（COPD）。目前，茶碱和很相似的氨茶碱仍然被用作抗哮喘药，尽管吸入性类固醇（如倍氯米松）和长效支气管扩张药（如沙丁胺醇）更有效，引起的心脏疾病和胃部刺激也更小。

另外，非常重要的是，约有 318 种药物与茶碱相互作用，其中 47 种作用显著。茶碱会使其中某些药物的血药浓度升高，增加不良反应的风险；同时降低其他药物的血药浓度，从而降低其有效性。这就是为什么医生总会叮嘱患者，吃药期间不能喝茶。■

药学之书 The Drug Book

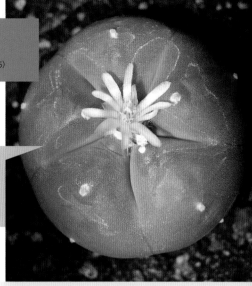

麦司卡林

亚瑟·赫夫特（Arthur Heffter, 1859—1925）

除了将其用于宗教目的外，美洲印第安人还用乌羽玉仙人掌来治疗分娩、牙病等产生的疼痛，以及发烧、皮肤病、糖尿病和失明。

 麦角酸二乙酰胺（LSD）（1943 年）

1943 年，合成药物麦角酸二乙酰胺（LSD）改变精神状态的能力在瑞士首次被发现。但一些资料表明，居住在现美国西南部的美洲原住民早在 5700 年前就食用乌羽玉仙人掌（Lophophora williamsii）来产生类似于 LSD 的效果。乌羽玉仙人掌（威廉斯仙人掌）是一种圆拱形的无刺仙人掌，原产于墨西哥和美国得克萨斯州西南部的沙漠。在哥伦布发现新大陆之前，它不仅在阿兹特克人和其他墨西哥印第安人的宗教仪式中发挥了重要作用，而且也作药用。他们把仙人球的上部切成薄片，然后晾干，可以将它们含在嘴里，也可以用手搓成药丸吞下。

多年来，食用乌羽玉仙人掌的美洲原住民向北迁徙到美国的大平原地区。19 世纪 80 年代，乌羽玉的宗教信徒形成了北美原住民教会，目前会员人数为 25 万。他们将宗教信仰与美洲原住民的传统相融合，并且在领圣餐时将乌羽玉仙人掌视为圣礼。

1990 年，美国联邦最高法院裁定各州可以自行决定是否允许将乌羽玉仙人掌（一种非法毒品）用于本州内的宗教仪式。相反，不允许的州可以起诉出于宗教目的使用乌羽玉仙人掌的北美原住民教会成员，而这些人不能援引宗教自由为自己辩护。

1897 年，德国药剂师和化学家亚瑟·赫夫特首次分离出了乌羽玉仙人掌中起致幻作用的活性化学物质——麦司卡林。阿道司·赫胥黎（Aldous Huxley）的《知觉之门》（Doors of Perception，1953）和亨特·S. 汤普森（Hunter S. Thompson）的《恐惧拉斯维加斯》（Fear and Loathing in Las Vegas，1972）中生动描绘了麦司卡林的效果。服用者会看到色彩丰富的幻觉，还会产生通感，那是多种感官混合的现象，例如"看见"音乐的颜色或"听到"绘画的声音。他们还自称对现实产生了深刻见解或与神发生了交流。■

1897 年

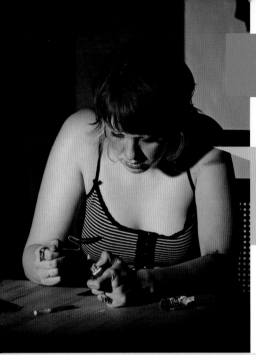

海洛因最初被认为是吗啡的安全替代品，但很快就成了最糟糕的吸毒成瘾代名词，长期以来一直认为是对使用者和社会最危险的毒品之一。图中一名妇女正准备吸食海洛因来缓解自己的毒瘾。

鸦片（约公元前 2500 年），吗啡（1806 年），阿司匹林（1899 年），美沙酮（1947 年），阿片类药物（1973 年），奥施康定（1996 年）

1898 年

对于全球第一家制药巨头德国拜耳公司（F. Bayer & Company）而言，1898 年和 1899 年是它的幸运年。那两年，拜耳的药理学负责人海因里希 · 德雷塞研发出了阿司匹林，几十年来它一直是世界上使用最广泛的药物。同时期的海洛因（heroin）也被作为镇咳药推向市场，据说它还是吗啡的非成瘾性替代品，可治愈吗啡成瘾。当时结核病和肺炎是欧洲人的主要死亡原因，镇咳药的市场非常大。

海洛因的销量惊人，但在一两年内，便开始出现第一批有关海洛因成瘾的报道。拜耳并不知道海洛因（二乙酰吗啡）口服后会迅速分解成吗啡，而吗啡的乙酰基衍生物会迅速进入大脑。1924 年，美国决定禁止生产、运输和销售海洛因，但英国并未采取行动。在英国，人们可以继续通过使用海洛因来减轻严重的疼痛。此外，在某些欧洲城市，海洛因被用作治疗成瘾的处方药。而在美国，美沙酮和丁丙诺啡是其主要替代品。

海洛因由吗啡合成，吗啡则是从罂粟中分离而来。海洛因被认为是最容易滥用的阿片类毒品，可以通过注射、抽烟或鼻吸等方式摄入。吸食者称，最开始有短暂的欣快感或"上头"的感觉，随后是一段持续数小时的平静时光。频繁使用会产生耐受性，需要使用更高的剂量。减少或停止使用时的戒断作用证明其导致的生理依赖性。过量使用海洛因可能会引起人呼吸衰竭而亡。

许多音乐家都吸食过海洛因，报道称它是导致科特 · 科本（Kurt Cobain）、吉姆 · 莫里森（Jim Morrison）和西德 · 维西恩（Sid Vicious）死亡的因素之一。其他瘾君子还包括查利 · 帕克（Charlie Parker）、比莉 · 荷莉戴（Billie Holiday）、雷 · 查尔斯（Ray Charles）、卢 · 里德 [Lou Reed，他在 1964 年写下了《海洛因》这首歌，由地下丝绒乐队演唱]、大卫 · 鲍伊（David Bowi）和杰里 · 加西亚。■

阿司匹林

海因里希·德雷瑟（Heinrich Dreser, 1860—1924）
亚瑟·埃伊古伦（Arthur Eichengrün, 1867—1949）
费利克斯·霍夫曼（Felix Hoffmann, 1868—1946）
约翰·范恩（John Vane, 1927—2004）

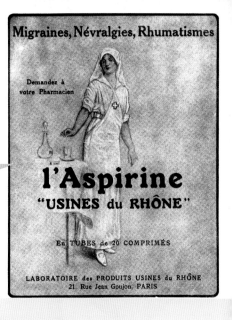

从上市之日起，阿司匹林就被称为神药。关于其新医疗应用的报道远远超过了右图这张 1923 年法国广告中宣传的内容。

海洛因（1898 年），对乙酰氨基酚（1953 年），波立维（1997年），恩利、类克和修美乐（1998 年）

阿司匹林（aspirin）是世界上最便宜、最易获得，也是使用最广泛的药物之一，可用于退烧、镇痛和消炎。它也常常被用作"血液稀释剂"，以防止血栓形成，降低心脏病发作和中风的风险。据说，定期服用阿司匹林还可能降低罹患多种癌症和阿尔茨海默病的风险，但这一说法尚未得到证实。

1899 年，阿司匹林成为上市药品，将拜耳公司从一家小型的德国染料公司转变为一家国际制药和化学品巨头。但是，谁为拜耳公司研发出了阿司匹林呢？主要相关人员有费利克斯·霍夫曼、海因里希·德雷瑟和亚瑟·埃伊古伦。化学家霍夫曼于 1897 年合成出阿司匹林，通常被认为是阿司匹林的发现者。后来他说原本准备用阿司匹林代替水杨酸钠治疗父亲的风湿病。德雷瑟负责拜耳公司新化学品的药理学评估，但最初对测试阿司匹林缺乏兴趣。但当他心心念念的海洛因项目开始显示出失败的迹象之后，他又成了阿司匹林的拥护者，并撰写了有关其有效性的早期论文，但在论文中却忽略了霍夫曼和埃伊古伦的贡献。当时药物研究总监埃伊古伦不顾公司高层的劝阻，积极鼓励柏林的医生对阿司匹林进行秘密试验。

最近的证据表明，埃伊古伦（而不是霍夫曼）才应该获得发现阿司匹林的荣誉。1949 年，他在去世前不久写的一篇文章中声称，自己命令霍夫曼合成乙酰水杨酸，尽管霍夫曼并不知道原因。不过 1934 年霍夫曼宣称自己是发现者时，埃伊古伦没有质疑。那是因为在当时的德国，埃伊古伦犹太人的身份迫使他保持低调。

阿司匹林作为乙酰水杨酸的商品名倒是没什么争议，它的英文名字"Aspirin"是由乙酰基（acetyl）和水杨酸（spirin）两词组合而成。第一次世界大战期间，美国没收了拜耳公司在美国的资产及其阿司匹林的商标。

阿司匹林上市七十年后，英国伦敦大学的约翰·范恩发现了阿司匹林的作用机制：其主要作用源自抑制前列腺素合成的能力，而前列腺素是诱导疼痛、发烧和炎症的主要因素之一。■

1899 年

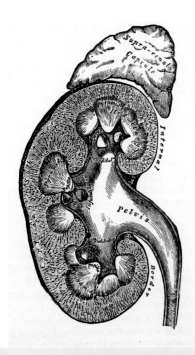

肾上腺素

乔治·奥利弗（George Oliver, 1841—1915）
爱德华·谢弗（Edward Schafer, 1850—1935）
高峰让吉（Jockichi Takamine, 1854—1922）
沃尔特·布拉德福德·坎农（Walter Bradford Cannon, 1871—1945）

《格雷解剖学》（*Gray's Anatomy*, 1870）的插图描绘了肾上腺像肾脏的帽子一般。肾上腺由两个截然不同的结构组成：肾上腺皮质，负责分泌皮质激素（氢化可的松）和醛固酮等激素；肾上腺髓质，负责产生肾上腺素和去甲肾上腺素。

脱氧皮质酮（1939 年），沙丁胺醇（1968 年），麻黄 / 麻黄碱（1994 年）

1901 年

一个多世纪以来，肾上腺素一直吸引着科学家和医学界的热切关注。它是第一个以纯结晶形式分离出来的激素，然后立即在医疗诊所和手术室中发挥重要作用。起初，几位著名的生理学家专注于研究它在人体面对压力和危险时起到的保护功能。

19 世纪 90 年代中期，在英国伦敦大学学院工作的乔治·奥利弗和爱德华·谢弗证明注射肾上腺提取物会使动物的血压上升到惊人的程度。无怪乎各个实验室都争相尝试分离引起这种强烈反应的化学物质，最终日裔美国化学家高峰让吉拔得头筹。1901 年，高峰让吉将他的工艺专利转让给了派德公司（Parke, Davis & Company），后者以"Adrenalin"为商品名销售该药物，这也使高峰让吉身价暴涨。

在短短的几年内，肾上腺素就被广泛用于急性哮喘发作、心力衰竭、血压突降、支气管哮喘的紧急治疗。在手术室中，可以将药物涂在皮肤和黏膜上，通过收缩血管来控制表层出血。当肾上腺素与局部麻醉剂结合使用时，可延长其作用时间。至今，许多这样的治疗应用仍然在现代医学中发挥价值。

美国哈佛医学院杰出的生理学家沃尔特·布拉德福德·坎农详细研究了肾上腺素在我们面对恐惧和极端压力时的"战斗或逃跑"反应中的作用。坎农进一步扩展了克劳德·伯纳德的体内平衡概念（人体为保持稳定的内部环境所发生的化学反应），在1915年首次发表了自己的发现，并在1932年出版的《身体的智慧》（*Wisdom of the Body*）中加以推广。坎农认为这些"战斗或逃跑"反应主要是由肾上腺素调节，包括心率和血压升高、血液流向随意肌、呼吸效率加快和血糖升高以提供能量，这些都使我们得以生存。■

酚酞

这则 1919 年的法国广告不仅宣称通便产品 Jubol 能够治疗便秘,还能缓解眩晕、痔疮、消化不良和偏头痛。它就像勤劳的工人清理肠腔。

专利药品(1623 年)

1902 年

使用草药促进肠蠕动可能是人类服用药物治病的最早应用之一。从古至今人们就一直受到肠蠕动频率和持续性的困扰,无论是为了养生、治病还是减肥。

在 20 世纪以前,人们对疾病的原因还没有很好理解,而临床治疗主要基于缓解症状。各种各样的药物被用来治疗顽固性肠病。当时的教科书包含多种分类,光是描述通便的术语就好几个(如 aperient, laxative, purgative, cathartic, drastic 等)。而我们的当代书籍已根据药物通便的原理,轻松地将其简化为四类。

据可靠来源,在 20 世纪 70 年代初,美国有 700 多种不同的泻药制剂。当时最畅销的泻药中都含有酚酞(phenolphthalein),即你在化学实验室中使用的一种酸碱指示剂。作为一种药物,它也是 Ex-Lax、Feen-A-Mint、Correctol、Carter's Little Liver Pills 等通便产品的活性成分。匈牙利政府曾命令将酚酞添加到葡萄酒中以检测酒中是否掺假,1902 年人们偶然发现了它的通便功能,因为那些过量饮用葡萄酒的人会腹泻。从此酚酞被认为是一种无色无味、安全可靠且使用方便的新型泻药。

1996 年,酚酞长达 90 多年的成功使用史却戛然而止,因为它被证明可导致实验动物患上癌症。生产商匆忙将含有酚酞的产品从货架上撤下,但不久后产品又重新上架,并保留了人们熟悉的名称,只是换了通便的活性物质。可见消费者看重的往往是商品名,而不是有效成分。■

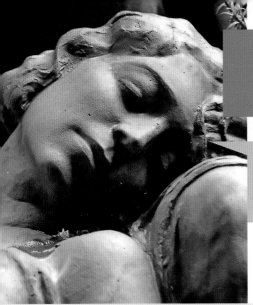

巴比妥

阿道夫·冯·贝耶尔（Adolf von Baeyer，1835—1917）
约瑟夫·冯·梅林（Josef von Mering，1849—1908）
埃米尔·费舍尔（Emil Fischer，1852—1919）

最初医生提倡使用巴比妥和相关的巴比妥类药物，是以为它们能促成宁静和自然的睡眠。但研究表明，这些药物恰恰破坏了正常的睡眠模式，如果长期使用后突然停药，会导致失眠和睡眠障碍。

 溴化物（1857年），水合氯醛（1869年），苯巴比妥（1912年），戊巴比妥和西可巴比妥（1928年），戊硫代巴比妥（1934年），利眠宁（1960年），安定（1963年）

1903 年

巴比妥类药物之母 1864 年 12 月 4 日，圣芭芭拉节，阿道夫·冯·贝耶尔前往慕尼黑的一家小酒馆庆祝。他成功地合成了丙二酰脲，并将其命名为巴比妥酸（barbituric acid），仿佛是为了纪念圣芭芭拉。当时他还没有意识到自己的发现对医学实践有多么重要。

1903 年，德国化学家埃米尔·菲舍尔和医师约瑟夫·冯·梅林将第一种巴比妥酸衍生物巴比妥（barbital）用于失眠和抗癫痫治疗。巴比妥的商品名佛罗拿（Veranal）的词源颇具争议，也许它来自拉丁语的"真理"（verus）一词，暗示巴比妥是真正的安眠药，但也可能指的是意大利城市维罗纳，那是冯·梅林中意的、宁静的度假胜地。

在巴比妥之前，溴化物（1857）、水合氯醛（1869）和三聚乙醛（1882）等安眠药已经出现。自巴比妥上市以来，畅销十年，直到 1912 年苯巴比妥（鲁米那）出现取代了它，苯巴比妥沿用至今。多年来，科学家已经合成了超过 2500 种巴比妥酸衍生物，其中约有 50 种用于治疗焦虑症、失眠、麻醉和癫痫发作。巴比妥类药物的主要区别在于其起效时间和药效持续时间。有趣的是，英国人将巴比妥拼写成"barbitone"，后缀"-one"代替了标准美国英语和国际通用的"-al"后缀。

巴比妥类药物曾广泛使用，直到 20 世纪 50 年代出现了利眠宁、安定和相关苯二氮䓬类药物。这类药物更具特异性，副作用小，被滥用的可能性较低，并且在过量服用（有意或无意）时更安全。

费舍尔和贝耶尔都获得过诺贝尔化学奖，不过不是因为他们在巴比妥酸或巴比妥类药物方面的工作。费舍尔极大地增进了我们对蛋白质的理解，其因在糖和嘌呤的化学性质研究和合成方面的成就而获得 1902 年的诺贝尔化学奖。贝耶尔建树颇丰，1905 年因合成了用于蓝色牛仔裤的靛蓝染料而获奖。■

阿托西耳

戴维·利文斯通（David Livingstone，1813—1873）
保罗·埃尔利希（Paul Ehrlich，1854—1915）

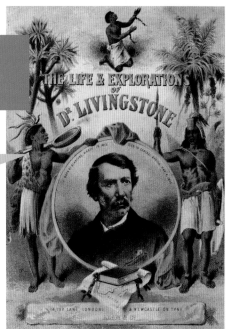

医学传教士、探险家戴维·利文斯通是最早穿越非洲大陆的西方人之一，这趟旅程因疟疾、痢疾和昏睡病的盛行而困难重重，为此他推荐使用福勒氏溶液治疗昏睡病。

 洒尔佛散（1910 年）

1905 年

欧洲人对世界大部分地区的探索和殖民都始于 15 世纪后期，但是直到将近 400 年之后，人们才将目光转向非洲大陆腹地。那片物产富饶的处女地散发的魅力超过了沙漠、丛林、充满敌意的原住民以及特有的破坏性疾病产生的威胁。

与昏睡病的战斗 在非洲中部和南部的湿热地区，昏睡病（或称锥虫病）长期以来一直是严重的健康问题。锥虫是一类拥有尾鞭毛的纺锤形原生动物。这种病就是通过锥虫的叮咬传播的。这种病的主要受害者是人类和家养的牛，如果不及时治疗，受害者往往会在数月内于昏睡中死去。

1896—1906 年，发生在刚果地区的昏睡病流行夺走了 30 万～ 50 万人的生命。这一事件促使欧洲医学科学家着手研发昏睡病的有效治疗方法，恰好赶上利用化学合成药物治疗传染病的萌芽时期。

1858 年，苏格兰医学传教士和非洲探险家戴维·利文斯通首先建议用福勒氏溶液（亚硝酸钾）治疗昏睡病。《纽约先驱报》（New York Herald）记者亨利·斯坦利（Henry Stanley）佐证了这一点。1905 年，人们发现了更有效、更安全的有机砷化合物阿托西耳（Atoxyl）。可惜阿托西耳并不如预想的那样安全，反而会损害使用者的视神经而导致失明。20 世纪 20 年代初期，洛克菲勒研究所（Rockefeller Institute）开发出阿托西耳的衍生化合物锥虫肿胺，它与苏拉明联用，在治疗昏睡病方面至今已经沿用了 40 年。

保罗·埃尔利希在寻找一种比阿托西耳更安全、更有效的有机砷化合物的过程中，改变了自己的研究方向，并于 1910 年发现了洒尔佛散，这是第一种梅毒治疗药物。■

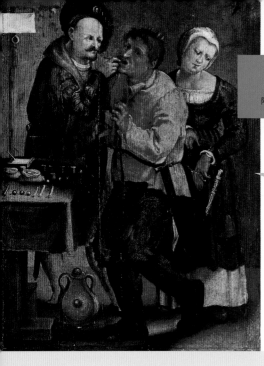

这幅约翰·李斯（Johann Liss，约1597—1631）的绘画参照了卢卡斯·范·莱登（Lucas van Leyden，1494—1533）的铜版画，描绘了中世纪的牙医在不使用奴佛卡因的情况下拔牙。

古柯（1532年），可卡因（1884年），利多卡因（1948年）

1905年

在众多药物中，奴佛卡因（novocain，也称普鲁卡因）太过常用，以至于不需要什么解释。看牙医时，医生首先会告诉我们"注射奴佛卡因使牙齿麻木"。尽管我们不太可能用上"真正的"奴佛卡因，而是一种功效差不多的类似物。尽管如此，一百多年来，奴佛卡因一直是局部麻醉剂的代名词，这是一类使局部部位失去痛觉而不改变意识的药物。

可卡因是一种从古柯叶中分离出来的天然化学物质，1884年成为第一种局部麻醉剂。它效果很好，但有毒，导致了许多死亡事件和成瘾现象，在短短几年内就受到了管制。1892年，德国慕尼黑大学的化学教授阿尔弗雷德·爱因霍恩开始寻找一种不会被滥用的更安全的替代品。多番尝试后，爱因霍恩终于在1905年发现了第一种可注射的局部麻醉剂普鲁卡因，其商品名为奴佛卡因。

注射奴佛卡因后，它迅速进入血液，并被胆碱酯酶迅速灭活。因此，医生通常将其与肾上腺素一起使用，肾上腺素会收缩血管，以延长奴佛卡因的作用时间，并减少药物大量进入循环系统而引起毒害的可能性。与可卡因不同，奴佛卡因不能用于表面麻醉。

随着奴佛卡因的出现，人类已经合成了数百种潜在的局部麻醉剂，按照惯例，这些麻醉剂都以卡因（-caine）结尾。目前已有20多种注射或局部使用的麻醉剂上市。奴佛卡因一直是主要的局部麻醉剂，直到1948年引入了利多卡因（一种可以局部使用或注射的高级药物）。■

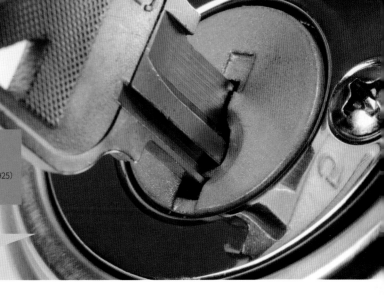

药物受体

约翰·纽波特·兰利（John Newport Langley, 1852—1925）
保罗·埃尔利希（Paul Ehrlich, 1854—1915）

药物和给定受体的相互
作用类似于钥匙和锁。

 神经递质（1920 年），阿片类药物（1973 年）

药物如何对心脏或大脑产生影响？药物不是通过均匀地影响这些器官而起作用，而是通过影响细胞内或表面的名为受体的特定部位起作用。受体（receptor）的概念诞生自 20 世纪初英国生理学家约翰·纽波特·兰利和德国微生物学家兼化学家保罗·埃尔利希的研究。药物可以通过作用于许多不同种类的受体来产生药效，这些受体继而引起肌肉收缩、腺体分泌或情绪改变等。

我们不妨打一个非常简单的比喻（虽有过度简化之嫌），受体和药物之间的相互作用就好像锁和钥匙。正如正确的钥匙能匹配钥匙孔并打开锁一样，"正确"的药物会与特定的受体结合并引发响应。此外，非常相似的钥匙有时可以打开同一把锁，非常相似的药物也可以产生相似的响应。而响应的具体性质取决于受体在体内的不同位置。

有些钥匙完美适配，而另一些虽然非常适合钥匙孔，但不足以打开锁。激动剂便是完全适合受体并能产生响应的药物。而被称为拮抗剂的药物则不太完美地附着于受体上，不仅不能产生响应，还会阻止激动剂发挥作用。人体内的受体会与天然激动剂（例如神经递质或激素）相互作用。

目前已知 50 多种不同的受体和亚受体类型。与多种受体类型相互作用的药物可能会产生多种药效，这些效果可能是有益的，也可能是不良的。经过多年的研究，所使用药物与特定受体相互作用的能力变得越来越具有选择性。■

1905 年

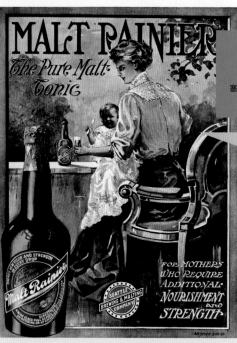

麦芽雷尼尔滋补品是麦芽和啤酒花的液体提取物，而左图这则 1909 年的广告宣称每一滴都能为食用者提供新的活力和能量。但与同时期的其他广告相比，这则广告已经非常克制了。

酒精（约公元前 10000 年），大麻（约公元前 3000 年），鸦片（约公元前 2500 年），专利药品（1623 年），吗啡（1806 年），可卡因（1884 年），美国食品和药品监督管理局（FDA）（1906 年），《联邦食品、药品和化妆品法》（1938 年），《科夫沃－哈里斯修正案》（1962 年）

1906 年

20 世纪初，许多畅销的专利药品都声称自己不仅有效，更能"治愈"一系列疾病，包括癌症、不育症、结核病、癫痫病和妇科问题。尽管它们都有秘密配方，但没有一个含有"有害"成分，这都依赖制造商的强大宣传能力和生花妙笔。美国激进主义者的两篇具有里程碑意义的文章摧毁了这些长期存在的神话，促使第一部旨在保护公众免受不安全药物侵害的美国联邦法案《纯食品和药品法》（Pure Food and Drug Act）通过，1906 年由西奥多·罗斯福总统签署生效。

厄普顿·辛克莱于 1906 年出版的小说《丛林》（The Jungle）揭露了肉类包装业的秘密及其对工人的剥削。辛克莱描述的肉制品加工过程中那令人反胃和严重不卫生的状况成功吸引了公众的注意。1905 年 10 月，调查记者塞缪尔·霍普金斯·亚当斯在《科里尔周刊》（Collier's Weekly）上发表了《美国大欺诈》（The Great American Fraud）系列文章中的第 1 篇（共 11 篇）。第二年，这些文章集结成了一本书，亚当斯在文章中揭露了专利药品制造商为其产品以及其中的有害成分甚至危险成分做的虚假说明。

《纯食品和药品法》禁止掺假和贴错标签的食品和药品销售，撕毁了专利药中有害成分和成瘾性成分的保护伞。尽管该法案并未禁止在非处方药中添加酒精、吗啡、鸦片、可卡因或大麻，但含有这些物质的产品必须标明其成分以及含量。在某些人看来，亚当斯更出名的成就可能是他是短篇小说《午夜巴士》（Night Bus）的作者。1934 年，这篇小说改编成了电影《一夜风流》（It Happened One Night）。电影由克拉克·盖布尔（Clark Gable）和克劳黛特·科尔伯特（Claudette Colbert）领衔主演，囊括五项奥斯卡金像奖。■

美国食品和药品监督管理局（FDA）

哈维·华盛顿·威利（Harvey Washington Wiley, 1844—1930）

药物的批准过程主要涉及药物有效性与其潜在不利影响和风险之间的平衡。构成可接受的风险因素是相对，并取决于患者疾病的严重程度（轻微或是威胁生命）。通常，科学家和临床医生在评估药物的收益和风险以及在最终分析是否应批准该药物上市时所用的方法是不一样的。

 专利药品（1623年），医用大麻（1839年），《纯食品和药品法》（1906年），《联邦食品、药品和化妆品法》（1938年），沙利度胺（1957年），《科夫沃－哈里斯修正案》（1962年），膳食补充剂（1994年）

在20世纪之前，在商标错误和掺假的食品药品方面，美国消费者几乎不受联邦政府保护。1906年的《纯食品和药品法》促成了美国食品和药品监督管理局（以下简称为"FDA"）的成立，旨在纠正这一令人遗憾的局面，成为权力下放并新近更名的欧洲药品管理局及世界各地同类机构的样板。

FDA的起源可以追溯到1883年，当时哈维·华盛顿·威利被任命为美国农业部化学司（后称化学局，在1930年纳入FDA）的首席化学家。威利的努力加上媒体的报道，提高了公众对市场中食品和药品危害的认识。1906年，美国农业部化学局负责检查和测试所有食品和药品。该机构早期的工作集中在剔除市场上不安全的专利药品和防止误导性的药品宣传。1938年和1962年的《联邦食品、药品和化妆品法》授权FDA要求制造商在销售前为其新药的安全性和有效性提供证据。2011年，FDA被授权规范烟草销售并减少或去除其有害成分。

FDA监管的商品占美国消费者支出中的25%。因此，制造商、立法者、患者保护团体和新闻媒体试图影响并经常挑战FDA的政策及决定也就不足为奇了。争论的焦点包括新药审批的速度（对于制造商和某些患者群体而言不够快，或者考虑不周、不全而引起了灾难）；将具有潜在危险的膳食补充剂和先前批准的药品从市场上撤除；对膳食补充剂行业的监管；基于政治考虑任命FDA顾问委员会成员；医用大麻的合法化等。

尽管FDA的决策和药物批准远未成为国际共识，但它们用于评估药物安全性、有效性和纯度的严格标准仍然是药品监管领域的"金标准"。■

1906年

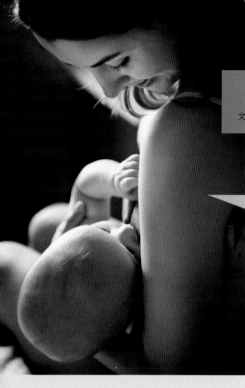

催产素

文森特·杜·迪维尼奥（Vincent du Vigneaud，1901—1978）

天然催产素参与产妇行为的许多方面，如分娩和哺乳，甚至可能促进母婴之间的情感联系。

麦角胺和麦角新碱（1925 年）

1909 年

大约 100 年前，垂体后叶提取物就首次用于引产和分娩后子宫止血。其有效成分催产素（oxytocin）产生了这些作用，至今，催产素仍被用作分娩药物。1928 年，美国派德药厂的科学家将催产素从血管加压素（另一种垂体后叶激素）中分离出来。 1953 年，美国纽约康奈尔医学院的生物化学家文森特·迪维尼奥分离出催产素纯品，发现其中含有 9 种氨基酸。1955 年，迪维尼奥因合成了第一个多肽类激素而被授予诺贝尔化学奖。

合成催产素与天然激素的药效相同。分娩前，催产素从大脑底部一个豌豆大小的结构—— 垂体后叶中释放出来。这种激素在引起子宫扩张（分娩的第 1 阶段），子宫肌肉收缩（第 2 阶段）和胎儿及胎盘娩出（第 3 阶段）中起到关键作用。在引产时，医生也将催产素缓慢地注射入孕妇静脉中。

催产素还参与哺乳过程。哺乳会刺激母亲的催产素释放，这会导致乳腺在"溢乳"过程中收缩并分泌母乳。

此外，催产素在增强人类性行为中的作用仍然是科学研究的主题。一些研究报告表明催产素水平升高，可能在男性和女性的性唤起以及女性的性高潮中起作用。催产素也可能加深陌生人、母子以及夫妇之间的情感联系，增加相互信任感并减少畏惧心理。∎

洒尔佛散

保罗·埃尔利希（Paul Ehrlich，1854—1915）
秦佐八郎（Sacachiro Hata，1873—1938）

图为 20 世纪 30 年代后期的梅毒危害的宣传海报。先天性梅毒可发展成严重的慢性疾病，影响心血管和神经系统，并导致小腿异常。洒尔佛散及相关药物直到 1944 年仍被分发给军队，用于梅毒治疗。

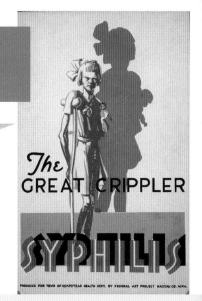

 阿托西耳（1905 年），药物受体（1905 年），青霉素（1928 年）

保罗·埃尔利希是 20 世纪最杰出的生物医药科学家之一，他在药理学、药物化学、细菌学、病理学和免疫学等方面均有重大发现。1908 年，埃尔利希因抗体形成的"侧链理论"而荣获诺贝尔奖。治疗昏睡病药物阿托西耳和更重要的治疗梅毒药物洒尔佛散（Salvarsan）的发现更是奠定了埃尔利希"化学疗法之父"的地位。

埃尔利希生于德国，受过医学训练，在其科学生涯的前 20 年中，他研究了染料对细胞和组织的选择性染色。他指出，有些细胞能被染色，而另一些则保持无色。他首次对引起结核病的微生物进行染色，使诊断过程可视化。他推测药物选择性地与细胞上的化学基团相互作用，他称之为受体。

寻找"魔术子弹" 以上这些研究促使埃尔利希推测，药物可能对引起传染病的微生物具有选择性毒性，而对患者无害。为了寻找这样的"魔术子弹"，他与法兰克福乔治-施佩尔–豪斯研究所（Georg-Speyer-Haus Institute）的日本同事秦佐八郎合作，测试了数百种含砷的有机化合物，以期找到治愈梅毒的方法。梅毒是困扰欧洲至少 4 个世纪的重大公共卫生灾难，以前患者们需要终身服用高毒性汞以控制病情。

砷凡纳明，也称化合物 606（系列化合物中第 606 号），被证明对引起梅毒的微生物非常有效。但它需要多次注射，经常造成严重的不良影响。因此，它不是埃尔利希理想的"魔术子弹"。最终，理想药物于 1910 年上市，并被命名为洒尔佛散。两年后，他改良的化合物新砷凡纳明问世。在第二次世界大战末期青霉素诞生之前，它们一直是梅毒的主要治疗药物。

1941 年爱德华·罗宾逊主演的经典电影《埃尔利希博士的魔术子弹》（*Dr Ehrlich's Magic Bullet*）中描述了埃尔利希对洒尔佛散的发现历程，以及将其用于医学治疗之前遇到的最初阻力。

埃尔利希将他的研究成功归因于"四个 G"（德语）：Geduld（耐心），Geschick（能力），Geld（金钱）和 Glück（运气），以及可能存在的第五个 G——Geist（智力）。■

1910 年

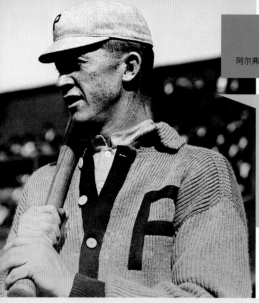

苯巴比妥

阿尔弗雷德·豪普特曼（Alfred Hauptmann, 1881—1948）

虽然格鲁弗·克利夫兰·亚历山大（Grover Cleveland Alexander, 1887—1950）患有癫痫病，但他仍是美国职业棒球大联盟最伟大的球员之一，曾在 1911—1930 年效力于费城人队、小熊队和红雀队。他的癫痫发作常常被误认为酗酒行为。在罗纳德·里根（Ronald Reagan）主演的亚历山大传记电影《百胜雄心》（The Winning Team, 1952）中，也从未提及他的癫痫病。

 酒精（约公元前 10000 年），溴化物（1857 年），水合氯醛（1869 年），巴比妥（1903 年），苯妥英（1938 年），华法林（1940 年），利眠宁（1960 年），丙戊酸（1967 年）

1912 年

　　巴比妥类药物是 20 世纪上半叶已知的最常用的神经系统抑制剂。与之前的溴化物、三聚甲醛和水合氯醛不同，巴比妥酸盐对中枢神经系统的抑制程度可以通过剂量控制。小剂量可产生镇静作用，高剂量可引起睡眠，甚至可用于手术麻醉。超高剂量（尤其是用酒精冲服后）的巴比妥类药物会引起不可逆昏迷。

　　苯巴比妥（phenobarbital）是一种长效巴比妥酸盐，于 1912 年以商品名鲁米那（Luminal）上市，最初的疗效是镇静和安眠。同年，德国精神病学家和神经病学家阿尔弗雷德·豪普特曼给他的癫痫患者使用了苯巴比妥，以帮助他们（和自己）睡个好觉。药很有效，令他惊讶的是，患者白天的癫痫发作次数明显减少，而且不像溴化物（当时主流的抗癫痫药），苯巴比妥不会引起过度的镇静作用。它曾是治疗强直阵挛（严重）癫痫发作的最有效药物，直到 1938 年，它才被镇静程度较弱的药物苯妥英取代。

　　苯巴比妥因毒性低、价格便宜而一直被使用，不过它会改变同时服用的其他药物的效果。苯巴比妥能够增加多种酶的活性，这些酶会将药物转化为活性较低且更容易从体内清除的物质，由此可降低这些药物的血浆浓度和功效，例如口服避孕药、血液稀释剂华法林和某些抗抑郁药。

　　集体自杀毒药 "天堂之门"是发源于美国加利福尼亚州的世界末日邪教，信徒们相信他们必须尽快在 1997 年 3 月之前撤离地球。他们用苯巴比妥来协助制定出逃策略。在他们的精神领袖马歇尔·阿普尔怀特（Marshall Applewhite）的鼓动下，39 名信徒吃下混有苯巴比妥的苹果酱或布丁，然后再喝伏特加自杀。为了确保自杀成功，他们还将塑料袋套在头上。■

奎尼丁

卡尔-弗里德里希·温克巴赫（Karl-Friedrich Wenckebach，1864—1940）

右图为心电图（ECG），它用于检测心律是否失常并监测奎尼丁和其他抗心律不齐药物的有效性。1903 年，埃因霍温（Einthoven）发明了第一台非常笨重的心律测量实验设备。此后逐渐改进成小型的便携式监测设备。

金鸡纳树皮（1639 年），生物碱（1806 年），奎宁（1820 年），利多卡因（1948 年），普萘洛尔（1964 年）

1912 年

　　秘鲁的金鸡纳树皮及其活性成分奎宁总是与疟疾关联在一起。但是，18 世纪的报告曾描述了奎宁如何治疗疟疾患者的心律异常问题。 1912 年，一位受房颤困扰的荷兰商人拜访了著名的荷兰心脏病专家卡尔-弗里德里希·温克巴赫。房颤是因上心室（心房）跳动过快而引起心悸。一开始，温克巴赫表示自己无能为力。但第二天早上，这名患者竟然恢复了有规律的心跳，他说自己吃了奎宁，因为这可使他能安全前往疟疾流行的国家进行商务旅行。不过，温克巴赫在其他患者中尝试使用了奎宁，但结果令人失望，这些研究记录在他于 1914 年出版的关于心律不齐的书中。

　　温克巴赫的研究启发了德国医生沃尔特·弗雷（Walter Frey）去比较奎宁和奎尼丁（quinidine，金鸡纳树皮中的另一种天然生物碱）对房颤患者的影响。弗雷在 1918 年的报告中展示了奎尼丁的出众疗效，从而使其广泛用于治疗各种心律失常。

　　奎尼丁长期用于治疗各类心律不齐，并在过去这些年中与近二十种其他抗心律不齐药物联用。基于其相当复杂的作用机制，这些药物已被分为四个主要类别及其几个子类别和第五个"杂类"类别。

　　尽管大多数心律不齐都不会干扰心脏的泵血能力，也不会危害健康，但其中一些可能危及生命。 那些以为药物可以解决一切问题的"嗜药者"指出：抗心律失常药物的使用正在减少；它们会加剧现有的心律不齐，甚至引起新的心律失常。如今，一些新的非药物方法更加有效，例如人工起搏器、除纤颤器和外科手术方法，它们现已成为首选治疗方法。简而言之，使用药物并不总是治疗疾病的首选和最佳方法。■

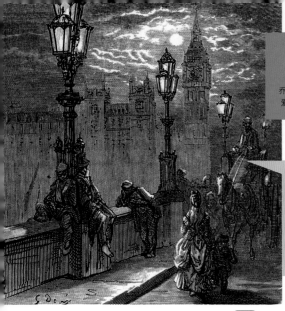

甲状腺素

威廉·古尔（William Gull，1816—1890）
乔治·雷德梅恩·默里（George Redmayne Murray，1865—1939）
爱德华·卡尔文·肯德尔（Edward Calvin Kendall，1886—1972）

图中所绘为 1888—1891 年在伦敦白教堂区发生的 11 名妇女连环谋杀案，当时共有约 100 名嫌疑人。而这位治疗甲状腺疾病的先驱威廉·古尔医生在许多电影和书籍中都被认定为真正的凶手——臭名昭著的开膛手杰克。但是，他身上的嫌疑其实并不比其他嫌疑人更多。

放射性碘（1946 年），可的松（1949 年），优甲乐（1997 年）

1914 年

1656 年，人们首次发现了位于喉结下方的甲状腺。在 19 世纪大部分时间，女性甲状腺的功能和体积一直是人们猜测的话题（有些是明显的性别歧视）。1873 年，英国医生威廉·古尔首次证明了腺体萎缩与甲状腺功能低下之间存在相关性。1891 年，英国医生乔治·雷德梅恩·默里在古尔的基础上，通过注射羊甲状腺提取物成功治疗了甲状腺功能减退症。甲状腺素（thyroxine）是甲状腺的主要激素，1914 年由美国化学家爱德华·肯德尔在梅奥诊所以纯品形式分离出来，后来肯德尔因在可的松方面的研究而获得 1950 年的诺贝尔奖。

甲状腺对维持机体活跃有重要的作用。甲状腺主要参与调节大多数身体组织的新陈代谢，提高卡路里燃烧和产生热量的速率，尤其在大脑的生长发育中起关键作用。甲状腺会主动浓缩食物和水中的碘。如果缺碘，甲状腺会不正常肿大。典型的甲状腺功能低下的成年人会超重、呆滞、皮肤冰冷干燥、代谢率低，因此对寒冷格外敏感。如果新生儿缺碘未能及时诊断与治疗，则可能导致永久性智力低下（克汀病）。

甲状腺功能减退其实并不罕见。它影响着全球约 2 亿人，而且有许多病患并未得到诊断。在许多发展中国家，饮食中缺乏碘是该病最常见的诱因，而在食用含碘盐或海鲜丰富的国家，甲状腺功能减退患者罕见。引起甲状腺功能减退的其他原因还有自身免疫性疾病、暴露于放射性碘或进行了甲状腺切除术等。

不论病因如何，终身服用天然或合成的甲状腺激素都可以很好地缓解甲状腺功能减退症状，尽管还无法完全治愈。目前，患者可选择的产品种类繁多，如牛或猪的甲状腺提取物和最常用的左旋甲状腺素（一种合成的甲状腺素）。■

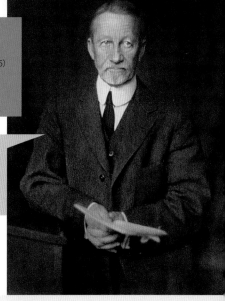

肝素

威廉·亨利·豪威尔（William Henry Howell，1860—1945）
杰伊·麦克莱恩（Jay McLean，1890—1957）
戈登·默里（Gordon Murray，1894—1976）
查尔斯·贝斯特（Charles Best，1899—1978）

威廉·亨利·豪威尔毕生都对血液生理学充满了研究热情。这项研究导致了肝素的发现，这是一种在血液中天然存在的物质，能够抑制血管内的凝血，可用于治疗危及生命的凝血疾病。

 阿司匹林（1899 年），胰岛素（1921 年），华法林（1940 年），
波立维（1997 年），泰毕全（2010 年）

肝素从发现到临床使用的历程漫长而曲折且充满争议。

1916 年，在美国约翰·霍普金斯大学杰出的生理学教授威廉·亨利·豪威尔的实验室工作的二年级医学院学生杰伊·麦克莱恩从狗的肝脏中分离出一种抗凝剂。两年后，豪威尔从肝脏中分离出另一种不同的抗凝剂，并将其命名为肝素（heparin，来自希腊语的"肝脏"一词）。

尽管豪威尔的肝素不纯，还会引发毒性反应，但其应用潜力得到了认可。从 20 世纪 20 年代后期开始，因发现胰岛素而享誉世界的查尔斯·贝斯特和他在加拿大多伦多大学实验室的研究人员开始对肝素进行纯化，这项工作直到 1936 年才得以成功完成。1937 年，加拿大最著名的外科医生之一戈登·默里首次使用肝素来预防静脉和肾脏透析机中的血液凝块。

肝素能够延缓血管中的凝血反应，可用于体外循环心脏手术、搭桥手术、肾脏透析、输血和分娩。医用肝素是从牛的肺和猪的肠中提取制备的。尽管肝素和相关的抗凝剂俗称"血液稀释剂"，但它们并没有稀释血液或溶解血块，而是防止血块变大导致的血管堵塞，血管堵塞可能有致命的后果。

肝素注射后几乎立即开始发生抗凝作用，并持续数小时。肝素在医疗上是一把"双刃剑"：可以挽救生命，但如果不按正确剂量使用并进行仔细监测，则可能发生致命的大出血。例如 2007 年发生的著名医疗事故，当时医生错误地给演员丹尼斯·奎德（Dennis Quaid）刚出生 12 天的双胞胎注射了推荐剂量 1000 倍的肝素，差点致命。

多年来，发现肝素这一殊荣的归属一直有争议，目前仍是医学史专家之间经常辩论的主题。在 20 世纪 40 年代之前，豪威尔的贡献受到了主流观点的认可。但 1945 年豪威尔去世后，他曾经的学生麦克莱恩积极在全美演讲，并发表文章说是他发现，或者说至少是共同发现了肝素。■

1916 年

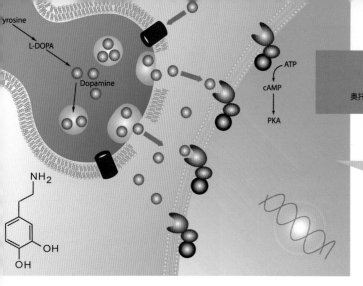

yrosine
L-DOPA
Dopamine

ATP
cAMP
PKA

NH_2
OH
OH

图为脑神经递质多巴胺合成、储存后从神经末梢释放，在穿过突触后与特定的多巴胺受体位点相互作用。

 药物受体（1905 年），新斯的明和吡斯的明（1935 年），利血平（1952 年），丙米嗪和阿米替林（1957 年），单胺氧化酶抑制剂（1961 年），普萘洛尔（1964 年），左旋多巴（1968 年），阿片类药物（1973 年），泰胃美（1976 年）

1920 年

当神经受到刺激时，它们能够增加或减少肌肉、腺体、心脏等组织内的细胞活动。20 世纪初，科学界的大咖们就如何解释信息通过突触间的微小空间，从神经传递到目标细胞的问题争论不休。有人将这个难题比喻为"水与火之争"，争论的焦点是传递这些信息的是化学物质还是电子？

1920 年复活节前一个晚上，生理学家兼药理学家奥托·勒维在梦里证明了化学信使的存在。他当时惊醒过来，写下了梦中获得的灵感，便又回去睡了。第二天早晨醒来后，他却无法辨别自己的笔记。令人高兴的是，第三天早上 3:00，勒维又做了同样的梦。这一次，他立刻赶往奥地利格拉茨大学的实验室，用两只跳动的青蛙心脏，证明了受刺激的心脏中的液体能使另一颗心脏跳动得更快。勒维被授予 1936 年诺贝尔生理学或医学奖，而这笔奖金帮助他在 1938 年希特勒发动入侵后逃出了奥地利。

神经如何交流？ 除了勒维最早发现的神经递质乙酰胆碱外，人体还有数十种信使分子，包括去甲肾上腺素、多巴胺、5-羟色胺、甘氨酸、GABA 和谷氨酸等。这些化学物质被合成并存储在特定的神经细胞中，受电脉冲刺激时会释放并穿过突触，与另一个神经细胞或靶细胞上的特定受体结合。神经递质（neurotransmitter）与受体的相互作用可以调节靶细胞的活性，从而引起肌肉收缩或松弛、腺体的分泌、心率的变化以及行为的改变。让神经递质停止作用的方式也有许多种。

神经递质在生理和行为，以及潜在的身体和精神疾病中起着关键作用。毫无意外，许多药物都可以模拟天然神经递质的作用，增强或削弱神经递质在受体部位的作用。■

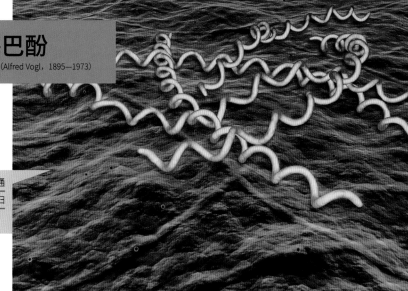

梅巴酚

阿尔弗雷德·沃格（Alfred Vogl, 1895—1973）

梅毒是由梅毒螺旋体引起的，通过性接触传播或从受感染的孕妇传播给胎儿。

 甘汞（1793 年），洒尔佛散（1910 年），氯噻嗪（1958 年），速尿（1966 年）

无机汞盐，例如氯化亚汞（甘汞），一开始是一种存在争议的治疗梅毒的方法，后来却成为治疗威胁生命的心脏病的医疗方法。无机汞盐用于治疗梅毒和促进尿液排出（利尿）的历史可追溯到 16 世纪的医师帕拉塞尔苏斯。这些药物的有效性令人怀疑，但毒性毋庸置疑。

梅巴酚（merbaphen）是一种非常复杂的含汞有机混合物，1912 年首次被用于临床梅毒治疗。1919—1920 年，维也纳温克贝克诊所（Wenckeback Clinic）的美国医学生阿尔弗雷德·沃格观察到，梅毒患者注射梅巴酚后，尿量增加了很多倍。然后，他给晚期心力衰竭的梅毒患者使用了梅巴酚，这类患者的心脏无法充分泵血，导致大量体液积聚。这些患者对当时已有的利尿剂没有反应，但梅巴酚能使他们排出大量体液，恢复心脏功能。

三十年后，沃格回忆当时的发现时这样写道："我们坚信自己找到了历史上最有效的人造利尿术……我们急忙寻找更多可以测试这一发现的患者。我们能够反复再现这些奇迹般的结果，让患者随心所欲地酣畅排尿，这令我们感到很高兴。"

在梅巴酚产生惊人效果的同时，注射过程却让人很痛苦，并且会造成肾脏损伤。1924 年，汞撒利（salyrgan，一种同样有效但毒性较小的抗梅毒药物）取代了它。其他有机汞化合物也接踵而至。在接下来的三十多年中，含汞利尿剂作为在清除体内过多的水分和钠离子方面最强大且疗效稳定的利尿剂，广受赞誉。

然而这种疗效需要付出沉重的代价。含汞利尿剂有时会失去效力，并会引发肾脏和肝脏中毒，最可怕的要数患者在注射后几分钟之内突然死亡的案例了。好在 20 世纪 50 年代出现了更为安全的药物。■

1920 年

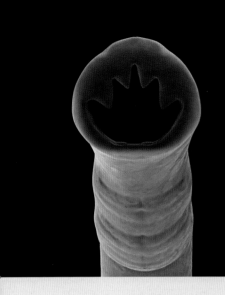

钩虫感染没有明显症状。感染最严重的后果是寄生虫附着在肠道内壁导致宿主贫血和蛋白质缺乏。在儿童中，钩虫感染会引起儿童体内铁离子和蛋白质的流失，生长减缓并导致智力低下。

氯仿（1847 年），吡喹酮（1972 年）

1921 年

寄生虫危害人类 对于当代读者而言，可能难以相信现在被认为是对环境有害的四氯化碳（CCl₄）曾经用于治疗体内钩虫感染。钩虫是一种肠道寄生虫，分布于全球，特别是热带和亚热带地区，全球的钩虫感染人数为 6 亿～ 13 亿。人在受钩虫卵污染的土壤上赤脚行走便可能感染。虫卵透过皮肤进入肠道并引起贫血。

1847 年詹姆斯·辛普森首次将氯仿（CHCl₃）用作外科手术麻醉剂。几年后他又研究了四氯化碳的麻醉作用，这种化合物的结构与氯仿非常相似。尽管它作为麻醉剂极为有效，但因毒性太大而在接下来的 70 年中被搁置一旁。

1921 年，美国农业部动物学部主任莫里斯·霍尔（Maurice Hall）报告说四氯化碳可 100% 消除狗体内的钩虫。他建议将其用于人类，四氯化碳也确实达到了临床期望。不过在几十年后，同样有效但毒性较小的四氯乙烯取代了它。

相比于药物领域，四氯化碳在工业领域的影响更为深远。不易燃、无腐蚀性、容易获得且价格低廉使它曾用作灭火器中的灭火剂、干洗剂、局部清洗液，合成氯氟烃制冷剂的起始原料，以及指甲油去除剂。

在通风不良的环境中吸入四氯化碳蒸气有明确的毒性作用，这导致其在 20 世纪 90 年代被弃用。人暴露在大量四氯化碳中的早期中毒症状包括行为影响、意识丧失以及呼吸或心力衰竭。然而，更常见的毒性是反复接触该化学品后对肝脏和肾脏的损伤作用。■

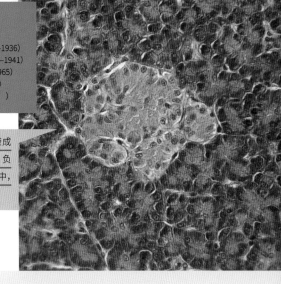

胰岛素

约翰·J.R. 麦克劳德（John J. R. MacLeod, 1876—1936）
弗雷德里克·G. 班廷（Frederick G. Banting, 1891—1941）
詹姆斯·B·科利普（James B. Collip, 1892—1965）
查尔斯·贝斯特（Charles Best, 1899—1978）
弗雷德里克·桑格（Frederick Sanger, 1918—　）

图为胰岛的高倍显微镜照片。健康成年人的胰腺中约有 100 万个胰岛，负责胰岛素的产生。在 I 型糖尿病中，自身免疫过程会选择性地破坏胰岛。

 胰岛素休克疗法（1927 年），普瑞马林（1941 年），人胰岛素（1982 年）

关于胰岛素（insulin）的发现及其对糖尿病治疗影响的基本细节已被广泛接受。不过这一切应该归功于谁仍有争议。

对患者口渴和大量排尿的记载可以追溯到数千年前，公元 1 世纪时，这种症状被称为糖尿病（diabetes）。17 世纪 70 年代，人们发现糖尿病患者尿液中含有糖，并在 1889 年确定了胰腺在该疾病中的作用。

1921 年，加拿大外科医生弗雷德里克·G. 班廷说服多伦多大学生理学教授约翰·J. R. 麦克劳德允许自己在他休假期间使用他的实验室和 10 只狗。班廷让等待进入医学院的查尔斯·贝斯特协助自己。他们从一只狗的胰腺中提取了降糖物质，然后将其注射到另一只患有严重糖尿病的狗体内，并成功对其进行了治疗。麦克劳德休假返校后，向班廷提供了一些有用的建议，延长了他使用实验室的时间，并给了他一些报酬。

在糖尿病狗实验几个月后的 1922 年初，注射同样的提取物挽救了 14 岁的糖尿病患者伦纳德·汤普森（Leonard Thompson）的生命。化学家詹姆斯·科利普帮助改善了提取和纯化技术，此后不久成功治疗了数十名糖尿病儿童。班廷和麦克劳德以破纪录的速度获得了 1923 年的诺贝尔生理学或医学奖，但贝斯特被忽略了。班廷认为这种疏忽是一种愚蠢的行为，并与贝斯特分享了一半的奖金。与之相应的，麦克劳德与科利普分享了自己的奖金。那一年，礼来公司（Eli Lilly and Company）开始商业化生产胰岛素。为了控制糖尿病患者的血糖水平，胰岛素根据开始和停止工作的速度不同，分为了四种基本类型。

争议较小的是弗雷德里克·桑格荣获的 1958 年诺贝尔化学奖，因为他确定了胰岛素分子的氨基酸序列。胰岛素的重要影响甚至超出了糖尿病领域。雌激素用于缓解更年期症状的这种方法称为激素替代疗法，这正是通过使用胰岛素替代糖尿病患者中缺乏的激素而发展起来的概念。■

1921 年

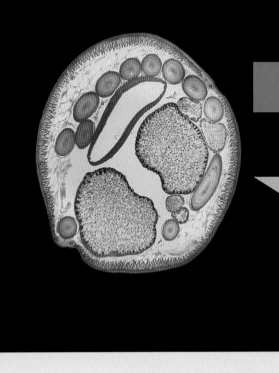

图为蛔虫的横截面，它是人体中最大、最常见的寄生虫。据《人类寄生虫病资料手册》（*Human Parasitic Diseases Sourcebook*）估计，这种蠕虫感染了全世界四分之一的人口。

 苯酚（1867 年），吡喹酮（1972 年）

1924 年

　　苯酚是第一种用于杀死皮肤和手术器械上微生物的抗菌剂，于 1867 年问世。它很有效但会无差别地攻击细菌和患者体内的活细胞。此外，它还是自杀的首选药物。

　　多年来，化学家一直在寻找比苯酚更具活性（即在较低浓度下具有活性）同时具有较低毒性且对患者皮肤刺激性更低的衍生物。己基间苯二酚（hexylresorcinol）就是其中一种，尽管其现在的使用频率较低，但时至今日仍用于急救杀菌剂、漱口水和咽喉炎治疗产品中。

　　当然，细菌不仅存在于皮肤表面，还存在于体内。正如许多妇女经历的那样，许多细菌喜欢在膀胱中安家，从而导致尿路感染。1924 年，约翰·霍普金斯大学卫生与公共卫生学院的范德·伦纳德（Veander Leonard）提出使用己基间苯二酚作为泌尿系统抗菌剂，这是一种选择性地富集在尿路中的抗菌药物。

　　1926 年 4 月 17 日的《晚邮报》（*Evening Post*）有文章赞扬了己基间苯二酚："病菌不再根深蒂固地留在人体内，而是可以被彻底清除。伦纳德博士相信，人的寿命会因此延长。"尽管有这种乐观的评价，20 世纪 30 年代出现的更有效的磺胺类药物和扁桃酸还是取代了己基间苯二酚，用于治疗尿路感染。

　　同样在 20 世纪 30 年代，己基间苯二酚又重新被医学界关注。这时候，它作为治疗蠕虫感染的驱虫药而产生了巨大影响。与大多数其他驱虫药不同，它可有效抵抗多种蠕虫感染，包括钩虫、蛔虫、绦虫、鞭虫和蛲虫。尽管己基间苯二酚不是治疗任何一种单一类型蠕虫感染的最佳选择，但由于它具有治疗混合蠕虫感染的能力且毒性相对较低，因此非常有用。■

麦角胺和麦角新碱

亨利·哈利特·戴尔（Henry Hallett Dale, 1875—1968）
亚瑟·斯托尔（Arthur Stoll, 1887—1971）
阿尔伯特·霍夫曼（Albert Hofmann, 1906—2008）

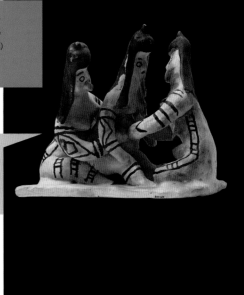

麦角碱是麦角胺的天然来源，已经在分娩中使用了数百年，能够刺激子宫收缩。这座来自南美的赤陶雕像描绘了一个正在分娩的女人。

酒精（约公元前 10000 年），麦角（1670 年），生物碱（1806年），麦角酸二乙酰胺（LSD）（1943 年），舒马曲坦（1991 年）

麦角碱的历史可以追溯到中世纪，因此，在 20 世纪初，诺贝尔奖获得者、药理学家亨利·哈利特·戴尔致力于探索其药理特性也就不足为奇了。麦角提取物是一座未知生物碱类物质的富矿，这些物质由麦角菌（会感染黑麦和其他谷物）产生。1917 年，瑞士生物化学家亚瑟·斯托尔成为山德士实验室（Sandoz）（现属于诺华公司）的药理研究总监。他的工作是从自然资源中识别出活性化学物质，而他所解决的第一件事就是麦角碱的提取。

偏头痛和分娩药物　1920 年，斯托尔分离出麦角胺，1935 年又和英美研究组同时分离出麦角新碱（ergonovine）。麦角胺、麦角新碱及其类似物的两种主要的医学用途便是治疗偏头痛和产后出血。

麦角胺的抗偏头痛作用机制十分复杂。偏头痛与脑动脉搏动（收缩，然后扩张）有关。麦角胺可以通过阻止这种扩张而起作用。它注射后的药效强劲，但是如果高频率、高剂量或在非常敏感的个体中使用麦角胺，会产生麦角中毒的症状（历史上称为圣安东尼火病），如肢体坏疽。

助产士使用麦角提取物已有数百年历史，它可引起子宫收缩以加速分娩，但经常导致死胎。现在，麦角新碱主要用于产后和流产后止血并促进子宫收缩。

麦角胺和麦角新碱都是化学上的麦角酸衍生物。在研究化学过程中，斯托尔在山德士实验室的同事阿尔伯特·霍夫曼人工合成了麦角酸二乙酰胺（LSD），并在 1943 年发现了其致幻效果。■

1925 年

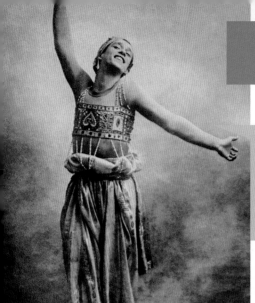

图为瓦斯拉夫 · 尼金斯基（1890—1950）在 1912 年扮演的《天方夜谭》中的苏丹新娘谢赫拉莎德的照片，他是俄罗斯裔芭蕾舞演员兼编舞，以出色的跳跃和细腻的演技而著称。当他 29 岁被确诊患有精神分裂症时，他的职业生涯基本上就结束了。他的余生都在精神病医院和庇护所接受胰岛素休克疗法以及其他抗精神病药物治疗。

 胰岛素（1921 年），氯丙嗪（1952 年），氯噻嗪（1958 年），氯氮平（1989 年）

1927 年

以下著名人物有什么共同点？詹姆斯 · 福雷斯特（James Forrestal，美国第一任国防部长），约翰 · 纳什（John Nash，数学家，诺贝尔奖获得者，电影《美丽心灵》原型），瓦斯拉夫 · 尼金斯基（Vaslav Nijinski，杰出的芭蕾舞蹈家）；塞尔达 · 菲茨杰拉德（Zelda Fitzgerald，小说家）。答案是这些人都接受过以胰岛素休克疗法来治疗精神疾病。

为了安全有效地治疗糖尿病，患者必须注射适当剂量的胰岛素。如果剂量太低，血糖水平不会降低，糖尿病病情也无法得到控制。胰岛素过多会导致血糖水平急剧下降，引起昏迷和抽搐。

1927 年，在维也纳工作的波兰神经生理学家、神经精神科医生曼弗雷德 · J. 萨克尔正在使用胰岛素缓解麻醉性戒断患者的焦虑和躁动。有时，如果不经意地过量使用胰岛素，患者会出现昏迷和惊厥。萨克尔认为，通过用胰岛素引起的休克来阻断弱化的神经细胞，神经将节省能量并恢复正常功能，从而使精神分裂症患者得以康复。后来人们知道了，胰岛素休克疗法（也称为胰岛素昏迷疗法）的疗效来自昏迷而不是"休克"。

萨克尔的报告指出，他对精神分裂症患者采用胰岛素休克疗法，其中高达 88% 的患者的病情得到了改善，这一结果十分让人欣喜，因为在 20 世纪 30 年代中期可用的其他治疗方案常常是十分危险的，如电休克疗法和药物卡地阿唑治疗都常常会引起惊厥，甚至还有神经外科手术（通常是额叶切断术）更是危险无比。

全世界的精神病学界都热衷于使用"萨克尔技术"。在专门设施中进行典型的治疗过程需要多达 60 次昏迷。与许多药物开发历程一样，后续报道的效果远未达到预期，这浇灭了学界最初的热情。虽然精神分裂症症状缓解的比率较高，但 1%～10% 的患者会产生不良反应甚至死亡。20 世纪 50 年代出现的抗精神分裂症药物氯丙嗪和氟哌啶醇使胰岛素休克疗法在 20 年后基本退出历史舞台。■

硫柳汞

在疫苗中添加硫柳汞是为了防止微生物污染。而一些家长团体认为疫苗中的硫柳汞是造成儿童自闭症的原因。右图是自闭症关注丝带，其图形由若干个拼图图案组成，代表自闭症的复杂性和神秘性。

天花疫苗（1796年），脊髓灰质炎疫苗（1954年），加卫苗（2006年）

疫苗中的硫柳汞（thimerosal）与自闭症之间存在相关性吗？尽管美国的生物医学界和法院都否定了这一观点，但他们并没有说服许多勇于发声的善良父母相信这种相关性并不存在。什么是硫柳汞？为什么疫苗中含有它？争议的现状如何？

硫柳汞是一种抗菌和抗真菌的防腐剂，汞元素含量近50%，自1927年以来便一直用于外敷。自20世纪30年代以来，硫柳汞作为防腐剂被添加到一些疫苗中，以防止意外的微生物污染。汞是一种神经毒素。作为预防措施，1999年，美国疾病控制与预防中心（CDC）强烈建议美国、加拿大和欧洲的疫苗生产商尽快减少或放弃使用硫柳汞。

美国国家科学院医学院（IOM）在其2004年的报告中，结合来自欧洲的数据，得出结论称，含硫柳汞的疫苗与自闭症之间不存在相关性。北美和欧洲的医学团体、世界卫生组织和自闭症组织——自闭症之声都支持这一立场。此外，医学界认为就算硫柳汞的安全性还存在争议，但如果父母拒绝为孩子使用疫苗，儿童患上麻疹、百日咳和细菌性脑膜炎等严重传染病的危险则要大得多。

家长团体、部分科学家和人身伤害律师通过指出汞的健康危害、接种疫苗数量增加以及自闭症病例数在1996—2007年急剧增长了10倍来支持硫柳汞与自闭症之间的相关性。

1986年，美国成立了"疫苗法院"，以保护疫苗生产者免受州法院的诉讼，并提供资金来赔偿因疫苗受伤的孩子的父母。美国疫苗法院没有支持那些父母的诉求，但2010年，英国医疗研究小组宣称含硫柳汞疫苗与儿童癫痫发作之间存在相关性，然而目前还没有定论。■

1927年

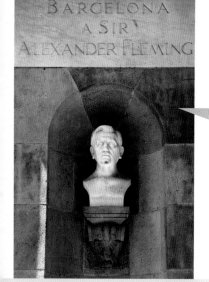

青霉素

亚历山大·弗莱明（Alexander Fleming, 1881—1955）
霍华德·弗洛里（Howard Florey, 1898—1968）
恩斯特·柴恩（Ernst Chain, 1906—1979）

图为伫立于西班牙巴塞罗那的亚历山大·弗莱明头像。弗莱明因发现青霉素而广受赞誉，青霉素也许是人类最重要的药物。他不仅荣获了 1945 年诺贝尔生理学或医学奖，而且还获得了多个来自世界权威团体和大学的最高荣誉、奖项和荣誉教授职位。

甘汞（1793 年），洒尔佛散（1910 年），丙磺舒（1951 年），氨苄西林（1961 年）

1928 年

青霉素（penicillin，音译为盘尼西林）的发现标志着抗生素时代的到来。据估计，到目前为止，青霉素已经挽救了约 1 亿人的生命，其中包括无数因战事受伤而感染的士兵。1940—1975 年，抗生素还使梅毒死亡人数减少了 98% 以上。许多人（包括本书作者）都认为青霉素无可争议的是有史以来人类发现的最重要的药物。

第一次世界大战期间，亚历山大·弗莱明在法国西线的英国皇家陆军医疗队服役，他观察到死于感染的人数多于战伤。战争结束后，弗莱明回到母校伦敦圣玛丽医院，在那里他毕生都致力于细菌学研究。

1928 年暑假之后，他回到了乱糟糟的实验室，在接种了葡萄球菌的实验室培养皿中发现了一个不速之客，一种靠空气传播的真菌。这种污染并不是什么新鲜事，但是弗莱明敏锐地观察到在绿色霉菌生长的地方没有细菌菌落。弗莱明测试了特异青霉菌的提取物，发现它杀死了一些革兰氏阳性致病菌，但不能杀死革兰氏阴性菌，并且对他的实验动物没有毒性。1929 年他在《英国实验病理学杂志》（*British Journal of Experimental Pathology*）上发表了自己的发现。科学界的反应犹如暴风雨来临前的宁静！

十年后，当不祥的战争乌云笼罩英格兰时，弗莱明的发现的重大意义终于开始受到关注。澳大利亚病理学家霍华德·弗洛里和德国难民生物化学家恩斯特·柴恩在牛津工作并从霉菌中纯化出青霉素，这是弗莱明当年无法做到的事情。他们再次证实了其抗菌特性，并帮助大量生产战时使用的抗生素。这三人获得了 1945 年诺贝尔生理学或医学奖，弗莱明被《时代》杂志评选为"20 世纪 100 位最重要人物"之一。

如今，人类已经制备了更新的青霉素衍生物，其口服更有效，能够经受细菌青霉素酶的灭活作用，并能够杀死更广泛的致病细菌。现在约有 100 种抗生素可用于治疗各种各样的微生物感染，但青霉素仍然是最安全、最有效的药物之一。■

戊巴比妥和西可巴比妥

在过去的三十多年中，巴比妥类药物戊巴比妥和西可巴比妥被广泛用于治疗失眠症。在 20 世纪 60 年代，这些药物因其非医疗用途和著名自杀案中的作用而声名狼藉。

 水合氯醛（1869 年），巴比妥（1903 年），苯巴比妥（1912 年），利眠宁（1960 年），安定（1963 年），唑吡坦（1992 年）

自从 1912 年苯巴比妥问世以来，巴比妥类药物在缓解焦虑和失眠方面几乎没有竞争对手。在数十种巴比妥类药物中，使用最广泛的品种是戊巴比妥（nembutal）和西可巴比妥（seconal），两者均于 1928 年被合成出来。这两种巴比妥类药物分别由雅培公司和礼来公司销售，用于治疗癫痫发作和失眠，以及手术前使患者镇静。

随着 20 世纪 60—70 年代利眠宁和其他苯二氮䓬类药物的出现，戊巴比妥和西可巴比妥的临床使用率开始下降。尽管巴比妥类药物很有效，但苯二氮䓬类药物仍具有许多明显的优势：它们的副作用更小，服用过量时更安全，长期服用更有效且不易被滥用。而巴比妥类药物在毒品滥用以及自杀和安乐死等非医学方面的用途使其更加声名狼藉。

戊巴比妥和西可巴比妥因胶囊外衣的颜色而在街头被称为"黄色夹克"和"红色魔鬼"。在杰奎琳·苏珊（Jacqueline Susann）的小说和同名电影《娃娃谷》（Valley of the Dolls，1967）中，西可巴比妥就是"娃娃"中的一个，许多角色将其用作助眠剂，但有一个人用它自杀。

死亡药物 这些药物已直接或间接促成了许多名人死亡，包括电影明星玛丽莲·梦露、布鲁斯和爵士歌手狄娜·华盛顿（Dinah Washington）、演员和娱乐明星朱迪·加兰（Judy Garland）、吉他手吉米·亨德里克斯（Jimi Hendrix）和剧作家田纳西·威廉姆斯（Tennessee Williams）。■

1928 年

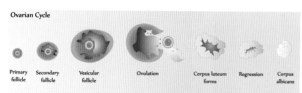

Ovarian Cycle

Primary follicle · Secondary follicle · Vesicular follicle · Ovulation · Corpus luteum forms · Regression · Corpus albicans

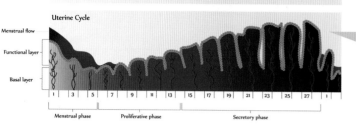

Uterine Cycle

Menstrual flow
Functional layer
Basal layer

Menstrual phase · Proliferative phase · Secretory phase

雌激素是两种女性性激素之一，在女性的妊娠中起着重要作用。在其影响下，子宫壁增厚，大约在月经周期的第十五天，卵巢排卵，等待精子受精。

己烯雌酚（1938 年），普瑞马林（1941 年），异炔诺酮-炔雌醇甲醚片（1960 年），他莫昔芬（1973 年）

1929 年

人类很早就知道卵巢切除与子宫萎缩和性功能丧失有关。卵巢移植可以治疗成年动物的子宫萎缩病症，并刺激未成熟动物的子宫发育。20 世纪初期，人们对卵巢中无导管或内分泌腺产生的分泌物很感兴趣。 1923 年，在美国圣路易斯大学医学院工作的生物学家埃德加·艾伦和生物化学家爱德华·杜伊斯发现，所有女性卵巢都会向尿液中释放某种活性成分。

1929 年，杜伊斯分离出了这种活性成分，这是雌激素类物质中首个被提纯出来的化合物，他将其命名为 "theelin"，后又更名为 "estrone"（雌酮）。1935 年，活性更强的雌激素（estrogen）雌二醇（estradiol）也从卵巢中被分离出来。随后半合成的具有口服活性的乙炔雌二醇（1935 年）诞生，这是安无妊和其他口服避孕药的两种主要成分之一。1938 年，第一个完全人工合成的雌激素己烯雌酚（DES）问世，但后来人们发现它用于预防流产会增加患乳腺癌和阴道癌的风险。最著名的雌激素同时也是 20 世纪 90 年代美国最畅销的药物是普瑞马林（1941 年），它是从怀孕母马（因此而得名）的尿液中获得的雌素酮和其他天然雌激素的混合物。七十多年来，普瑞马林一直被用于缓解更年期症状。

人们对雌激素的最初了解通常涉及其作为生殖器官（如阴道和子宫）发育所需的女性性激素的作用，在第二性征（包括乳房和体内脂肪分布）发育中的积极作用，以及它对月经周期的重要影响。雌激素还具有多种非性生理作用，例如增加骨骼形成、增加高密度脂蛋白胆固醇（好的胆固醇）和减少低密度脂蛋白胆固醇（坏的胆固醇）。雌激素衍生物还用于治疗前列腺癌，而抗雌激素药物（如他莫昔芬）用于治疗乳腺癌。■

苯丙胺

拉扎尔·埃德莱努（Lazăr Edeleanu，1861—1941）
戈登·艾尔斯（Gordon Alles，1901—1963）

苯丙胺作为药物有多种用途，到目前为止最常见的是抑制食欲。图中这个男人的体重减轻异常显著。但每天服用苯丙胺的话，数月后其便会失去药效，这通常会导致体重反弹。

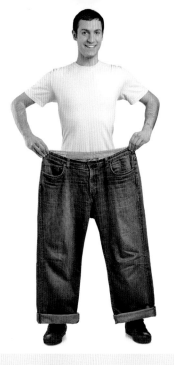

甲基苯丙胺（1944 年），利他林（1955 年），摇头丸（1976 年），麻黄/麻黄碱（1994 年），减肥药（2010 年），聪明药（2018 年）

1887 年，德国柏林大学的罗马尼亚研究生拉扎尔·埃德莱努合成了苯丙胺（amphetamine，或音译为安非他明）。四十年后，美国药理化学家戈登·艾尔斯在寻找抗哮喘药物麻黄碱的替代品时重新发掘了苯丙胺，并将该药物转让给了史克药业（Smith, Kline and French Laboratories，现为葛兰素史克公司），后者在 20 世纪 30 年代认识并开发了其巨大的市场潜力。

苯丙胺的第一个医学应用是苯扎德林吸入器，原本是用来治疗鼻塞，但后来成了毒品的苯丙胺来源。1935 年，苯丙胺能使人兴奋的特性使其被用于嗜睡症的治疗，嗜睡症的特征是人在正常应当清醒的时间内多次无法自控地睡着。在接下来的几年内，苯丙胺又被发现能够通过镇静和提高儿童注意力来治疗注意缺陷多动障碍（ADHD）。

在第二次世界大战及后来的战争中，盟军和轴心国军队都会服用苯丙胺，在这一点上"不分彼此"。第二次世界大战结束后，苯丙胺（特别是甲基苯丙胺或"快速丸"）在日本、瑞典和美国大面积泛滥。该药物具有提神和增强身体机能以及改善情绪的功能，导致其在娱乐和体育比赛中被滥用，而其抗疲劳功能当时还没被考生和长途卡车司机注意到。

从商业角度看，苯丙胺最重要和有利可图的用途其实一直是减肥。苯丙胺和相关药物会降低下丘脑摄食中枢的活动，从而减少食物摄入。在最初服药的 6～8 周内，体重会显著减轻，但此后效果逐渐减弱。为了克服这种药物的耐受性，一些使用者会增加药物剂量，但这可能会导致苯丙胺依赖，电影《梦之安魂曲》（*Requiem for a Dream*）生动地描绘了这种情况。■

1932 年

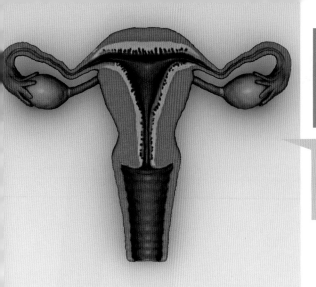

黄体酮和孕激素

乔治·科纳（George Corner，1889—1981）
威拉德·艾伦（Willard Allen，1904—1993）
卡尔·杰拉西（Carl Djerassi，1923—　）
弗兰克·科尔顿（Frank Colton，1923—2003）

086

孕酮是一种作用位置在女性子宫的激素，可促进子宫内膜的变化，为怀孕做准备。左图为女性生殖系统解剖示意图，除子宫外，还有卵巢、输卵管和阴道。

雌酮和雌激素（1929 年），普瑞马林（1941年），异炔诺酮–炔雌醇甲醚片（1960 年），米非司酮（1988 年），17P／黄体酮注射液和凝胶（2003 年）

1933 年

要理解孕激素类药物（合成的黄体酮类似物）的作用，我们首先应该勾勒出黄体酮（progesterone）的正常功能。在月经周期的后半段，排卵发生之后，黄体酮促进了子宫内膜的变化，为受精卵的到达和着床做好准备。它还可以减少子宫的收缩，从而在怀孕期间为受精卵提供一个安静的环境。如果卵子未受精，黄体酮和雌激素的水平会急剧下降，使子宫内膜脱落，形成月经。

黄体酮于 1933 年由美国罗切斯特大学的乔治·科纳和威拉德·艾伦首次分离出来。黄体酮口服后迅速失活，因此必须用注射的形式来治疗月经失调、不育症和预防流产，而且它当时价格不菲。1938 年，位于柏林的先灵公司（Schering AG）研制出了首个口服孕激素——炔孕酮，并于 1945 年以商品名"Pranone"登陆美国市场。

1951 年，孕激素类药物迎来了最大突破。化学家兼小说家和剧作家卡尔·杰拉西在墨西哥城以廉价又难吃的墨西哥山药作为原料，合成了炔诺酮（妇康片）。仅在次年，美国希尔公司（Searle）的弗兰克·科尔顿合成了异炔诺酮。这些廉价的具有口服活性的孕激素最初用于治疗月经失调和子宫内膜异位症。更为重要的是，孕激素能够抑制排卵，用于避孕。它既可以单独使用制成微型药丸，也可以与雌激素联合使用，如避孕药"安无妊"还可以和其他一些激素联合使用，并且可制成丸剂、注射剂、贴剂和宫内节育器。

普瑞马林（复方雌激素）长期以来一直用于缓解更年期的痛苦症状。单独使用时，它能提供患者缺乏的雌激素，但也会增加患心脏病、中风和子宫癌的风险。添加孕激素可以降低这些风险。

前面提到过，女性怀孕时孕激素可减少子宫收缩。米非司酮是一种抗孕激素药物，可阻断这些镇静作用，从而导致药物流产。■

二硝基苯酚

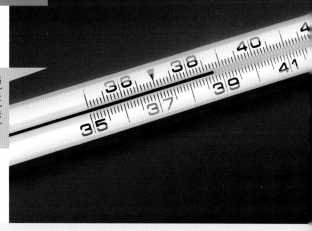

增加减肥药二硝基苯酚的剂量可提高脂肪代谢速率，从而导致体温急剧上升，最高可达 40℃。图中体温计显示的温度为 38.8℃。

苯丙胺（1932 年），美国食品和药品监督管理局（FDA）（1906 年），《联邦食品、药品和化妆品法》（1938 年），减肥药（2010 年）

1933 年

在所有减肥药中，二硝基苯酚（以下简称为"DNP"）无疑是最有效的。据说 DNP 可在八天内减轻体重 10～12 磅（4.5～5.5 千克），完胜其他声称无须节食或运动即可减轻体重的药物。那么，为什么现在市场上没有这种神奇的药物在销售呢？

第一次世界大战期间，法国弹药工人接触到作为炸弹原料的 DNP 后体重减轻。1933 年，美国斯坦福大学的研究人员撰写了一篇论文发表在《美国医学会杂志》（*Journal of the American Medical Association*）上，描述了服用相对较低剂量 DNP 的受试人员在三个月的时间内体重稳定下降，而且没有明显的副作用。那年，DNP 出现在市场上，在接下来的三年中，仅在美国就有约 100 000 人使用它来减轻体重。

随着广泛使用，DNP 的毒性作用变得明显，尤其是当剂量增加时。这些毒性作用包括肝肾损害、过敏反应和致命性血液疾病。使用者服用超过一个月后，约有 1% 会患上白内障。然而在《联邦食品、药品和化妆品法》（*Federal Food, Drug, and Cosmetic Act*，1938）颁布之前，美国食品和药品监督管理局无权将这种危险药物驱逐出市场。

DNP 的主要副作用是体温急剧上升，这与它的作用机制有关。单次服用 DNP 可以使脂肪代谢率在最初的 24 小时内提高 20%～30%。如果每天坚持服用，脂肪代谢率甚至可以提高 50%。该药物使细胞代谢途径的磷酸化与氧化"脱钩"，因此脂肪代谢所得到能量不会被用于细胞工作所需的能量。反而会转化成热量，而身体无法有效散热，从而导致体温显著升高。

由于其毒性，DNP 于 1939 年在美国市场被禁止销售。尽管如此，有些健美运动员仍将 DNP 作为燃脂剂，并非法在网上购买。■

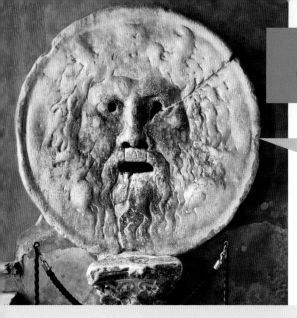

图为大理石雕刻而成的真理之口，位于意大利罗马圣玛丽亚教堂的门廊中。自中世纪以来它就被用作测谎仪，据传说，如果人将一只手伸进雕塑的嘴里时撒谎，那只手就会被咬掉。电影《罗马假日》（Roman Holiday，1953）就有一小段围绕真理之口的剧情。

酒精（约公元前 10000 年），乙醚（1846 年），巴比妥（1903 年），注射死刑（1977 年），异丙酚（1983 年）

1934 年

用"吐真药"或"诱供药"从不配合的人口中问出信息的历史可以追溯到数千年前。这些药物中的第一个成员是酒精，以葡萄酒的形式出现。醉酒的人确实会说很多话，但不一定会泄露秘密甚至不会说真话。吐真药戊硫代巴比妥也是如此。20 世纪 20—60 年代，美国警察部门和中情局都在使用它来获取供词。1963 年，美国最高法院裁定，在吐真药诱导下的审讯行为违反宪法，因此是无效的。不过自"9·11"事件以来，"定时炸弹"恐怖袭击的威胁使重新使用吐真药的呼声再次升起。利用相似的原理，精神科医生在麻醉疗法或麻醉分析中会用到戊硫代巴比妥和异戊巴比妥，希望将患者被压抑的记忆或想法带入意识中。

最初，戊硫代巴比妥被开发出来后，在全身麻醉中发挥了很重要的作用。想象有一个患者躺在手术台上，焦虑不安地等待失去知觉，然后再开始手术。通过面罩吸入的全身麻醉剂会导致数分钟令人不快的兴奋状态，然后患者才会失去知觉。

显然，有必要开发出一种静脉注射的麻醉剂来显著加快意识丧失的速度。但不论是最早的巴比妥酸盐、巴比妥（佛罗拿），还是后来的异戊巴比妥（阿米妥）和环己巴比妥（依维派），均不能令人满意。1943 年，美国威斯康星大学麦迪逊分校的拉尔夫·沃特斯和梅奥诊所的约翰·伦迪成功地在临床上证明戊硫代巴比妥（喷妥撒）是第一种超短效巴比妥酸盐麻醉剂。

静脉注射戊硫代巴比妥后，人会在 20 ~ 60 秒内失去意识，并在终止给药后约 10 分钟恢复。不幸的是，戊硫代巴比妥产生的术后不适感会持续 36 小时。丙泊酚，一种于 1983 年诞生的麻醉剂，具有更令人满意的术后效果，使得戊硫代巴比妥从此从麻醉医生的视野中消失了。■

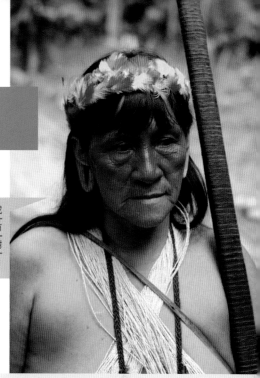

筒箭毒碱

哈罗德·金（Harold King, 1887—1956）

图为一名亚马孙妇女和她的吹气枪或吹管，这种吹气枪或吹管能射出涂有箭毒的飞镖，对捕捉猴子和鸟类等树栖动物特别有效。

生物碱（1806 年），箭毒（1850 年），
琥珀酰胆碱（1951 年）

1935 年

多年来，南美洲亚马孙河上游和奥里诺科河流域的原住民一直将箭毒提取物涂在箭头上，用于狩猎。想要更好地了解神经肌肉相互作用机制的科学家对箭毒的神奇效果很感兴趣，医生也看中了它放松肌肉和治疗癫痫病的临床潜力。

箭毒提取物的制作方法是不传之秘，其中会混合动植物成分，还伴随着神奇的宗教仪式。研究人员收集了箭毒样品，并根据从南美来时储存和运输的三种容器对它们进行分类和鉴定。每种容器的内容物都来自同一区域，这样会更加均匀。然而，提取物的性质和成分变化耽误了进度，直到 1935 年才进行临床试验。当时英国伦敦国家医学研究所的化学家哈罗德·金从竹筒运输的物质中分离出了箭毒的活性生物碱（因此被命名为筒箭毒碱）。

1942 年，筒箭毒碱首次用于放松腹壁和胸壁的横纹肌。这时，外科麻醉药和镇痛药所需的剂量较低（也更安全），患者能够保持神志清醒、无痛且放松，从而减轻患者和外科医生的手术压力。这种药物组合的应用被称为复合麻醉。筒箭毒碱还用于控制症状为横纹肌痉挛的疾病，如破伤风。

筒箭毒碱会引起许多副作用，并且作用时间长（1～2 小时），这会延缓术后患者恢复主动呼吸的能力。后来，更安全的药物逐渐取代了它，例如阿曲库铵（卡肌宁）和琥珀酰胆碱（司可林）。■

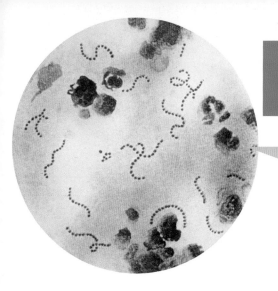

图为放大 900 倍的化脓性链球菌显微照片。这种球形的革兰氏阳性菌是导致许多重大人类疾病的原因，从轻度皮肤感染到多马克女儿遭遇的致命败血症。

洒尔佛散（1910 年），青霉素（1928 年），百浪多息（1935 年），磺胺（1936 年）

1935 年

在 20 世纪 30 年代之前，医学界认为只有原生动物引起的感染才会对化学药物敏感。那个时候青霉素只是躺在一篇晦涩的实验报告里，还不是药物。1931 年，德国法本公司（IG Farben）的实验病理学主任格哈德·多马克启动了一项针对广谱抗菌药物的筛选计划。这些化合物中最有潜力的当属百浪多息（prontosil），这是一种 1908 年首次合成的红色染料，主要用于纤维产品。

百浪多息在人类和动物上的试验结果非常令人鼓舞，但多马克出于专利保护的原因而拒绝公布其结果。百浪多息的首批受益者中就有多马克 6 岁的女儿希尔德加德（Hildegarde）。1935 年，她的手指不小心被一根绣花针刺破，之后恶化成致命的链球菌败血症（血液中毒）。另一个更有名的例子是美国总统富兰克林·德拉诺·罗斯福（Franklin Delano Roosevelt）的小儿子。1936 年美国新闻称百浪多息治愈了这个因链球菌喉炎感染而患上了致命并发症的可怜小男孩。

奇怪的是百浪多息对试管中的细菌无效，但对感染相同细菌的动物和人类给药时，其抗菌作用变得很明显。1935 年，法国巴黎巴斯德研究所的科学家在声誉卓著的法国药物化学家欧内斯特·福尔诺的指导下进行研究。结果表明在活体中，本无活性的百浪多息可转化为活性抗菌药物磺胺。化学家意识到结构简单的磺胺分子是抗菌作用的关键，于是合成了 5000 多种衍生物。事实证明这批磺胺衍生物中超过十分之一的都具药物活性。

1939 年，诺贝尔奖委员会将诺贝尔生理学奖或医学奖授予多马克，以表彰他发现了百浪多息的抗菌作用。不过多马克很倒霉，当时希特勒禁止德国公民接受诺贝尔奖，以报复 1935 年诺贝尔和平奖被授予了反纳粹犹太和平主义者卡尔·冯·奥西兹基（Carl von Ossietzky）。因此，多马克只好谢绝了该奖项，但他还是在 1947 年前往斯德哥尔摩补领了该奖（但没领奖金）。■

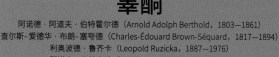

睾酮

阿诺德·阿道夫·伯特霍尔德（Arnold Adolph Berthold，1803—1861）
查尔斯-爱德华·布朗-塞夸德（Charles-Édouard Brown-Séquard，1817—1894）
利奥波德·鲁齐卡（Leopold Ruzicka，1887—1976）
阿道夫·布特南特（Adolf Butenandt，1903—1995）

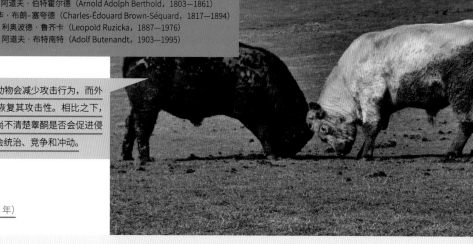

去势的雄性动物会减少攻击行为，而外加睾酮可以恢复其攻击性。相比之下，在人类中，尚不清楚睾酮是否会促进侵略或鼓励社会统治、竞争和冲动。

美雄酮（1956 年）

法国印刷商亨利·埃斯蒂安（Henri Estienne，1470—1520）曾说过一句名言："年少识广，老当益壮，人生幸事。"1889 年，著名的法国生理学家查尔斯-爱德华·布朗-塞夸德已经 71 岁高龄。为了追回逝去的青春，他给自己注射了事先准备好的来自狗和豚鼠睾丸的提取物。它确实在短时间内起了作用。他还在著名的《柳叶刀》（Lancet）杂志上发表了此结果，但也展示了安慰剂具有相似的效果。因此，几十年来，人们对这种"青春之泉"的研究兴趣逐渐消失。

塞夸德的实验基于史前时期便有记录的观察结果，以及德国生理学家和早期内分泌学家阿诺德·阿道夫·伯特霍尔德进行的研究。1849 年，伯特霍尔德观察到，割掉公鸡的睾丸会降低其活力，而睾丸移植后，它们又能重振雄风。

1935 年，两位制药公司科学家，荷兰欧加农公司（Organon）的阿道夫·布特南特和瑞士汽巴公司（Ciba）的利奥波德·鲁齐卡公布了他们从睾丸中分离出睾酮（testosterone）及其合成方法。1939 年，他们共同获得了诺贝尔化学奖。

睾酮对人体有两个主要作用：雄激素作用和促代谢作用。其雄激素作用促进男性性器官的生长和发育，精子的产生以及使男性看起来像男子汉的第二性征发育。 1951 年，人们发现睾酮的促代谢作用能够增加肌肉重量。合成的促代谢类固醇，例如大力补，在增强肌肉方面的作用甚至可以媲美睾酮的雄激素作用。自 1956 年推出以来，这些在体育比赛中被禁用的兴奋剂便因运动员和健美运动员的非法使用而广为人知。

睾酮水平异常低的男性，包括那些手术切除睾丸的男性，性欲、肌肉质量和体能水平通常会下降。睾酮替代疗法（TRT）可以逆转这些缺陷。与之相反，尚未有证据显示该疗法可以逆转衰老带来的正常变化。30 岁以后，睾酮水平通常每年下降 1%～2%。■

1935 年

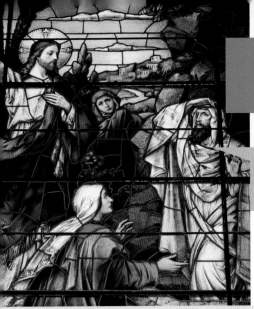

重症肌无力的晚期患者四肢无力。玛丽·沃克首次公布新斯的明可以暂时逆转这些症状，就像拉撒路从坟墓中复活。

 箭毒（1850 年），毒扁豆碱（1875 年），神经递质（1920 年），塔崩和沙林（1936 年）

从重症肌无力到海湾战争综合征 重症肌无力（MG）的最早记录发表于 1672 年，当时著名的英国解剖学家和医师托马斯·威利斯写道，一名妇女"暂时失去了语言能力，变得'像鱼一样沉默'"。这种神经肌肉失调的典型症状包括眼睑下垂和四肢无力，尤其是在运动或劳累后加重。

1934 年，毒扁豆碱被用作箭毒中毒的解毒剂。苏格兰医生玛丽·沃克认为，由于重症肌无力症状类似于箭毒中毒所致的肌肉无力，血液中的箭毒类似物可能是导致这种疾病的罪魁祸首。她给几名患者服用了毒扁豆碱。"然后……就像拉撒路从坟墓中爬起来一样，他们站起来走过房间。"

毒扁豆碱的功能是延长乙酰胆碱的作用。神经递质乙酰胆碱从神经末梢释放出来后，穿过突触或间隙去激活肌肉上的受体，使它们收缩。毒扁豆碱是一种抗胆碱酯酶分子，通过阻断胆碱酯酶（负责乙酰胆碱的失活）来发挥作用，从而增强乙酰胆碱引起肌肉收缩的能力。

1935 年，沃克测试了新斯的明（neostigmine，一种新的毒扁豆碱类药物），这种极具优势的药物于 1931 年首次合成。注射后，新斯的明可引发更强力的肌肉收缩，持续时间更长，且副作用更少。治疗重症肌无力的下一个重要进展是 1959 年问世的吡斯的明（pyridostigmine）。它可以口服，副作用小，作用时间更长甚至能整晚起效。

在 1990—1991 年的波斯湾战争期间，美军士兵服用吡斯的明，以防止因接触神经毒气——梭曼而引起的中毒反应和死亡。不过有人认为吡斯的明与杀虫剂一起服用可能会导致海湾战争综合征，其症状非常多样，包括记忆力问题、疲劳、关节疼痛、头晕以及皮肤和免疫系统疾病。但这些结论仍然有很大争议。■

塔崩和沙林

格哈德·施拉德（Gerhard Schrader, 1903—1990）

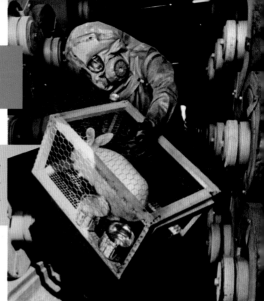

就像早期的矿工将笼中的金丝雀带入煤矿以检测瓦斯泄漏一样，在美国科罗拉多州落基山兵工厂的沙林神经毒气生产厂，兔子也被用来检测毒气泄漏。

 新斯的明和吡斯的明（1935 年），
DDT（1939 年）

1936 年，在法本公司工作的德国化学家格哈德·施拉德正在寻找一种能够破坏昆虫神经系统功能的杀虫剂。他的研究集中于有机磷酸酯，那是一类抗胆碱酯酶化合物，可防止乙酰胆碱的分解。

致命毒药 塔崩（tabun）是这些化合物中的一员，对杀死虱子极为有效，但施拉德意外地接触到一滴药剂后，发现它的毒性作用不仅限于昆虫。中毒的施拉德感到头晕目眩、视线模糊、无法思考、呼吸困难。而后施拉德的研究重点立即从杀虫剂转移到可用作化学武器的神经毒气。如果在战场上使用，吸入极少量毒气后几分钟内或被皮肤吸收后 1～2 小时内，这些高挥发性液体会导致士兵呼吸衰竭而亡。

施拉德被称为"神经毒气之父"，他于 1936 年合成了塔崩（代号 GA），于 1939 年合成了沙林（sarin），于 1944 年又合成了梭曼（soman）。直到第二次世界大战的最后几个月，德国一直都在秘密生产神经毒气，但从未用来对付过盟军。

据说伊拉克人在 1980—1988 年对伊朗的战争中使用了沙林，但在波斯湾战争中没有用。为了防止受到沙林毒气的潜在侵害，美军配备了解毒剂吡斯的明。有人认为，1991 年，伊拉克哈米西亚的一个化学仓库被摧毁时，美军和联合国部队曾接触过神经毒气，许多人认为，这种接触与吡斯的明的使用可能是海湾战争综合征的病因。

1993 年，联合国大会批准了《禁止化学武器公约》（Chemical Warfare Convention），该公约禁止生产、储存和使用包括神经毒气在内的化学武器，并要求销毁现有储存。但是，这并没有终止神经毒气的使用。1995 年，激进而好战的宗教组织奥姆真理教的信徒在几列东京地铁列车上释放了沙林，导致 12 人身亡，50 多人严重受伤，数千人受到影响。■

1936 年

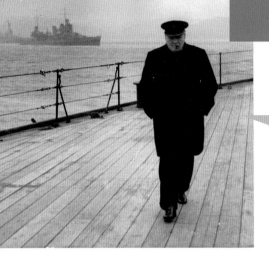

丘吉尔在 1944 年的广播演讲中提到了用磺胺类药物治疗肺炎的经历："M & B 公司（该药品制造商）令人称赞……我发病初期就服用了药物，发烧一周后病魔被击退了。我希望我们所有的战斗都能如此顺利。"

青霉素（1928 年），百浪多息（1935 年），达普松（1937 年），《联邦食品，药品和化妆品法》（1938 年），甲糖宁（1957 年），氯噻嗪（1958 年）

1936 年

1935 年人们发现红色染料百浪多息的抗菌作用归功于它的分解产物，因此人们对磺胺（sulfanilamide）产生了浓厚的兴趣。与百浪多息不同，它更便宜，副作用更少，不受专利限制并且不会使皮肤变红。磺胺具有非常简单的化学结构，可以很容易地被修饰成其他磺胺类药物，它们的毒性较小，可以治疗的传染病范围更广。在 20 世纪 40 年代初人类发现青霉素之前，磺胺类药物是当时最好的抗菌药物。

拯救大兵瑞恩 磺胺类药物中有许多可以挽救生命，但并非全部。在第一次世界大战期间，死于战斗感染的士兵比死于敌方子弹和爆炸的士兵还多。因此在 1941—1942 年，每名美国士兵的急救包内都配备了两种磺胺类药物，以防止严重伤口感染。受伤时，士兵会将一包 5 克的结晶磺胺盐撒在开放性伤口上，这种做法一直持续到 1944 年中期，那时人们才确定撒粉末的危害大于益处。急救包中还包含八片磺胺嘧啶片剂，必要时在手术前用水服用。在电影《拯救大兵瑞恩》中，磺胺粉被撒在军医韦德的多处腹部伤口上，但没有见效。英国前首相温斯顿·丘吉尔比韦德医生幸运一点：1943 年 12 月访问北非期间，磺胺吡啶药片有效治疗了他的肺炎。

现在，除治疗尿路和呼吸道感染外，磺胺类药物已被青霉素和其他抗生素替代，很少再被使用。细菌对硫胺类药物易产生耐药性，并损害泌尿系统和血液系统，以及发生过敏反应（某些可能会危及生命），这些都加快了硫胺类药物的消亡。

磺胺类化合物经过改造，可制成用于治疗麻风病（达普松）、体液积聚（克尿噻）和糖尿病（雷司的浓）的药物。■

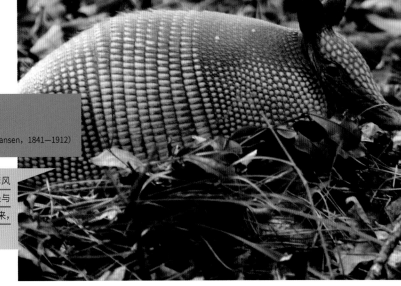

达普松

格哈德·阿默厄尔·汉森（Gerhard Armauer Hansen，1841—1912）

在美国每年发生的 150～250 例麻风（汉森氏病）病例中，三分之一都是与受感染的犰狳接触造成的。长期以来，犰狳被用于抗麻风病药物的测试。

 磺胺（1936 年），链霉素（1944 年），利福平（1967 年）

几千年来，很少有疾病像麻风病一样引起如此多恐惧、迷信和误解。麻风病是最古老的疾病之一。学者们认为，《圣经》中的麻风病实际上是与其无关的良性皮肤疾病。我们知道，麻风病曾在 1000—1400 年横扫欧洲，然后才逐渐消失。那个时期的许多艺术品能证明这一点。当时的欧洲估计有 19 000 座收容麻风病患者的房子，而那些没被收容的患者则必须穿着特殊的衣服，并携带木制的拍板警告不知情的路人。

1873 年，挪威医生格哈德·阿默厄尔·汉森终于探明了麻风病不是神的惩罚，不是遗传的，也不是起源于污浊的空气，而是细菌导致的。麻风分枝杆菌是第一种被发现会导致人类疾病的细菌。麻风病（也称汉森氏病）造成皮肤损伤和神经损伤，继而导致肌肉无力和皮肤感觉丧失……麻风病患者长期以来遭受歧视和排挤，但麻风病的传染性并不是很高，大约 95% 的人对它有天然免疫力。而其症状通常在初次感染后 3～7 年才缓缓出现。

麻风病的药物治疗"新时代"要从 1937 年算起。磺胺类药物达普松（dapsone）被证实有抗菌活性，但可惜毒性太大。达普松在动物实验中对肺结核的有效性为其在麻风病中的应用提供了依据，因为这两种疾病是由密切相关的细菌引起的。

六十多年来，达普松一直是麻风病治疗领域最重要的药物。为了降低细菌的耐药性，自 20 世纪 80 年代初以来，达普松作为多药疗法（MDT）的关键成分，已与利福平和氯法齐明联合使用，疗程至少两年。在过去的二十年中，这种治疗方法已经治愈了全世界 1500 万名麻风病患者。■

1937 年

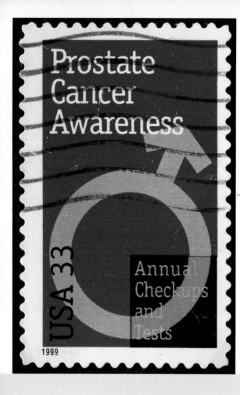

己烯雌酚

查尔斯·多德斯（Charles Dodds, 1899—1973）
查尔斯·哈金斯（Charles Huggins, 1901—1997）

前列腺癌是所有年龄段男性中第三大癌症杀手，也是 75 岁以上男性最常见的癌症死因。

雌酮和雌激素（1929 年），睾酮（1935 年），普瑞马林（1941 年），他莫昔芬（1973 年），17P / 黄体酮注射液和凝胶（2003 年）

1938 年

20 世纪 30 年代，人们从人和马的尿液中分离出雌酮和其他雌激素化合物，用于缓解更年期症状。这些天然产物口服时效果有限，因此必须注射。此外，从尿液中提取或合成这么复杂的分子非常昂贵。1938 年，英国牛津大学生物化学家查尔斯·多德斯在实验室中合成了己烯雌酚（diethylstilbestrol，缩写为 DES），解决了以上问题。

己烯雌酚具有简单的非甾体化学结构，生产成本低廉，并且口服依然有效。它于 1941 年被批准用于治疗更年期症状，随后几年又被批准用于治疗其他雌激素缺乏症。1947 年，它的用途被扩大到用于预防怀孕并发症，尤其是预防流产。

不过，后来的临床研究未能证实己烯雌酚预防流产的功效。此外，在怀孕期间使用己烯雌酚的女性患乳腺癌的风险更高。更为不幸的是，1971 年的一份报告强有力地证明了母亲在怀孕期间服用这种药物与她们的女儿罹患阴道鳞状细胞癌有关。那一年，美国食品和药品监督管理局取消了对己烯雌酚关于预防流产的适应证，并强调在怀孕期间不应该使用这种药物。

尽管己烯雌酚与乳腺癌和阴道癌有关联，但它可以用于治疗前列腺癌。20 世纪 30 年代后期，美国芝加哥大学的查尔斯·哈金斯指出，去势疗法会缩小狗的前列腺肿瘤，而己烯雌酚会抑制睾酮的产生，从而产生化学去势的效果。从这些观察结果以及与乳腺癌有关的后续研究中，哈金斯推测某些癌症细胞需要激素才能生长和存活。这一发现带动了某些类型的抗癌药物的发展，并为他赢得了 1966 年诺贝尔生理学或医学奖。■

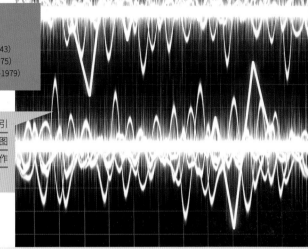

苯妥英

海因里希·比尔兹（Heinrich Biltz，1865—1943）
特蕾西·J. 普南（Tracy J. Putnam，1894—1975）
H. 休斯敦·梅里特（H. Houston Merritt，1902—1979）

狄兰汀是第一种控制癫痫发作而不会引起嗜睡的药物。如右图所示的脑电图（EEG）记录脑电波，用于区分癫痫发作类型，以便选择最合适的抗癫痫药。

 溴化物（1857 年），苯巴比妥（1912 年），丙戊酸（1967 年）

发现溴化物和苯巴比妥的抗癫痫作用是个偶然。但对于狄兰汀 [Dilantin—— 当时的商品名，该药品的通用名为苯妥英（phenytoin）] 而言并非如此。那些早期的药物可控制癫痫发作，但会引起嗜睡。而狄兰汀（苯妥英）的成功首次证明镇静对于控制癫痫发作不是必不可少的。

评估潜在的抗癫痫药物需要一种可以测量人脑电波的设备。在 20 世纪 30 年代中期，当时美国神经病学领域领先的波士顿城市医院的特蕾西·普南和休斯敦·梅里特成立了世界上第一个脑电图实验室，研究患者的脑电波，包括与癫痫发作有关的特征性异常强烈的脑电活动。一个类似的记录器则用在动物身上测试潜在药物。

测试的化合物之一是苯妥英。1908 年，它被德国基尔大学（University of Kiel）的化学教授海因里希·比尔兹合成出来。比尔兹将该化合物卖给了底特律制药公司派德药厂，该公司将其搁置了将近三十年。直到 1937 年，实验证明苯妥英在动物和人类的抗癫痫试验中均呈阳性结果。苯妥英在预防癫痫发作方面可与苯巴比妥媲美，但镇静作用较小。1938 年，苯妥英（以前称为二苯乙内酰脲）以狄兰汀作为商品名上市销售。它对几乎所有类型的癫痫发作均有效，包括典型的强直阵挛性（严重）癫痫发作：发病时，患者整个身体失去知觉，伴有抽搐和严重的肌肉痉挛。

目前全球约有 5000 万人患有癫痫病，这种病可以控制但无法治愈。有时需要同时服用几种药物才能使 50% 的患者免于癫痫发作。俄罗斯作家费奥多尔·陀思妥耶夫斯基是一位著名的癫痫病患者。他因塑造了《白痴》（The Idiot）中令人难忘的角色梅什金王子以及《卡拉马佐夫兄弟》中的尔梅雅科夫而闻名于世。在 1962 年的小说《飞跃疯人院》（One Flew Over the Cuckoo's Nest）中，肯·凯西（Ken Kesey）将狄兰汀描述为一种抗惊厥药，用于控制患者。■

1938 年

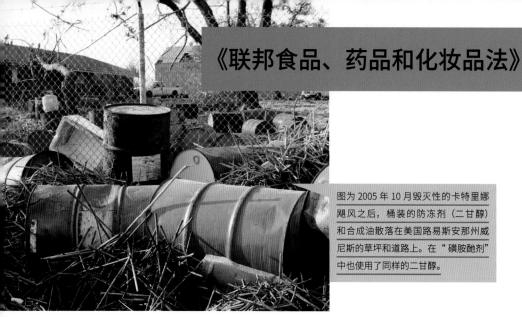

图为2005年10月毁灭性的卡特里娜飓风之后，桶装的防冻剂（二甘醇）和合成油散落在美国路易斯安那州威尼斯的草坪和道路上。在"磺胺酏剂"中也使用了同样的二甘醇。

酒精（约公元前10000年），《纯食品和药品法》（1906年），美国食品和药品监督管理局（FDA）（1906年），磺胺（1936年），沙利度胺（1957年），《科夫沃－哈里斯修正案》（1962年）

1938年

新药磺胺片剂对链球菌感染安全而有效，有消费者希望能买到液体药剂。尝试过多种溶剂后，美国田纳西州布里斯托尔马斯金尔公司（S.E. Massengill Co.）的首席化学家兼药剂师哈罗德·科尔·沃特金斯（Harold Cole Watkins）发现可以将这种药物溶解在二甘醇中。磺胺酏剂看起来不错，并且它的树莓味也很好闻。1937年9月，这种液体药剂销往美国各地，此前并未经过毒性测试，当时的法律也无此规定。

仅几周之后便出现了首批服药死亡案例。在恢复销售之前，来自美国15个州的353名服用该药的患者中有105名死亡，其中许多儿童因喉咙痛而接受治疗。原本用作防冻剂的二甘醇可导致致命的肾衰竭。美国食品和药品监督管理局查封了一些药品，原因竟是它不含酒精却被误贴上"酏"（酒精溶液）标签。

这场灾难直接带来了三个后果：马斯金尔公司支付了50万美元的伤害赔偿；1939年1月化学家沃特金斯开枪自杀；最重要的一个则是新法律的通过。1906年通过的《纯食品和药品法》仅禁止药品掺假或贴错商标。鉴于磺胺酏剂带来的灾难，美国国会制定了1938年《联邦食品、药品和化妆品法》，该法要求对新药进行毒性测试，并在上市前获得美国食品和药品监督管理局的批准（这在1960年使美国公众免受沙利度胺的危害）。该法还要求药物包装应提供详尽的药物使用指南，并区分处方药和可直接在药店销售的非处方药。该法规定药品必须是纯净且安全的，但关于药品有效性的规定直到1962年才出现。■

DDT

保罗·穆勒（Paul Müller，1899—1965）
雷切尔·卡森（Rachel Carson，1907—1964）

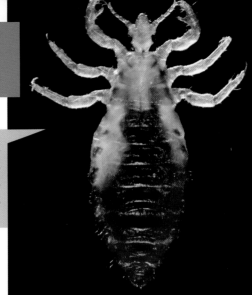

图为人体虱，它是立克次氏体的主要载体，立克次氏体是引起流行性斑疹伤寒的微生物，该病是历史上最惨烈的人类疾病之一。当 DDT 以粉末形式涂抹在皮肤上时，能非常有效地杀死虱子，如能在皮肤上停留足够长的时间，还能杀死从卵中孵化出来的幼虱。

 奎宁（1820 年），氯喹（1947 年），马拉硫磷（1951 年），
青蒿素（1972 年）

在漫长历史进程中，流行性斑疹伤寒一直伴随着人类，尤其是在战争和饥荒期间。这种病在第一次世界大战期间造成了 300 万人死亡，在第二次世界大战期间造成纳粹集中营中数十万人死亡。1943—1944 年的那个冬季，DDT 喷洒在超过 100 万人的衣服上，通过杀死携带斑疹伤寒致病菌的虱子，避免了意大利那不勒斯大规模斑疹伤寒的流行。

DDT（二氯二苯基三氯乙烷或氯苯乙烷）首次合成于 1874 年，但直到 1939 年，瑞士嘉基公司（Geigy）的化学家保罗·穆勒才发现了它的杀虫特性。更特别的是，他发现 DDT 很容易透过昆虫的外骨骼（表皮），破坏其神经系统功能并导致其死亡。1948 年，穆勒获得了诺贝尔生理学或医学奖。

DDT 的流行归功于其有效性、低成本，施用于植物后的稳定性和持久性以及对哺乳动物相对较低的毒性。疟疾是最常见的人类疾病之一，目前全世界每年约有 2.5 亿人受到感染，造成近 100 万人死亡。世界卫生组织于 1955 年发起了一项国际计划，旨在利用 DDT 根除传播疟疾的蚊媒，在初期，这种化学品非常成功。

健康奇迹还是环境破坏？ 很快，DDT 便受到了质疑。消灭疟疾的方案管理不善、资金不足和滥用 DDT 导致了抗药性，药品不再那么有效。雷切尔·卡森的著作《寂静的春天》（*Silent Spring*）对 DDT 的弃用产生了更大的影响，该书记录了滥用农药（如 DDT）对环境造成的灾难性影响。DDT 会杀死很多鱼类，还会使蛋壳变薄，其中最广为人知的是白头鹰，DDT 使其鸟蛋在成鸟孵蛋时更容易破裂。

尽管《寂静的春天》一书得到了科学界和公众的大力支持，并在动员全球环境运动中发挥了作用，但它还是招致了杀虫剂制造商和其他人士的猛烈批评，他们强调 DDT 对公众健康的好处。直到 1972 年美国才禁止使用 DDT。而到了 20 世纪 80 年代，大部分发达国家都禁止使用这种农药。今天，仅印度和非洲南部的一些国家还在使用 DDT。■

1939 年

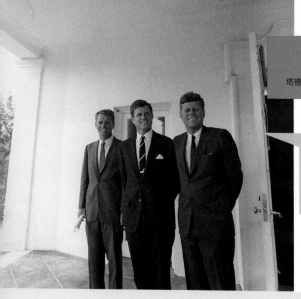

脱氧皮质酮

塔德乌斯·赖希斯坦（Tadeus Reichstein，1897—1996）

图为 1963 年 8 月，美国白宫椭圆形办公室外约翰·F. 肯尼迪（John F. Kenned）总统与兄弟罗伯特（Robert）、爱德华（Edward）的合照。肯尼迪患有艾迪生病，这是一种令人衰弱的疾病，以前曾使用皮质类固醇拍科登治疗。

咖啡（约 800 年），肾上腺素（1901 年），可的松（1949 年）

1939 年

在距离约翰·F. 肯尼迪于 1963 年去世近 40 年后，他的病历才被公开披露。尽管他外表看起来精力充沛、身材矫健，但其实在成年后的大部分时间里，他都饱受各种疾病困扰，并常年忍受着背痛。据报道，在担任美国总统期间，他每天要服用 10 ～ 12 种药物。1947 年，年仅 30 岁的肯尼迪被正式诊断出患有艾迪生病，这是一种危及生命的疾病，其特征在于肾上腺素缺乏，他在余生中都需要补充这种激素。

肾上腺位于肾脏的顶部，并包含两个部分。内侧髓质分泌激素，例如肾上腺素，它在控制血压和心率中起重要作用。外皮层则分泌其他几种身体必需激素，包括糖皮质激素和盐皮质激素。包括可的松类物质在内的糖皮质激素的缺乏会导致控制血糖水平和人体对压力反应的困难。主要盐皮质激素醛固酮的供应不足会导致盐分失衡和尿液中水分过多流失，从而可能导致脱水和休克。

20 世纪 20—30 年代，对肾上腺皮质的研究成为一个活跃的研究领域，腺体提取物被用于治疗艾迪生病患者。1938 年，来自瑞士巴塞尔大学的波兰裔瑞士化学家塔德乌斯·赖希斯坦从肾上腺皮质提取物中分离出脱氧皮质酮（desoxycorticosterone）。第二年，汽巴公司开始以"拍科登"（Percorten）作为商品名销售这种激素。这是第一个人工合成的皮质类固醇，用于治疗艾迪生病患者的水盐失衡。 如今，拍科登不再用于治疗人类的艾迪生病，但仍用于狗的治疗。

赖希斯坦早年研究过咖啡中的香味物质，不过最终以对肾上腺皮质激素的研究和可的松的分离而闻名于世，并荣获 1950 年诺贝尔生理学或医学奖。■

华法林

弗兰克·W. 斯科菲尔德（Frank W. Schofield, 1889—1970）
卡尔·保罗·林克（Karl Paul Link, 1901—1978）

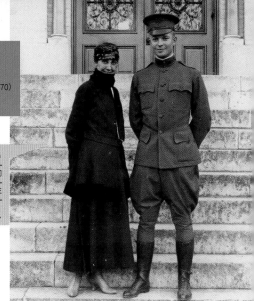

德怀特·D. 艾森豪威尔（Dwight D. Eisenhower）于 1915 年从美国西点军校毕业；一年后，即 1916 年他与玛米（Mamie）结婚。大约四十年后，艾森豪威尔在心脏病发作后开始使用华法林。

 阿司匹林（1899 年），肝素（1916 年），波立维（1997 年），泰毕全（2010 年）

在 1921—1922 年的冬天，加拿大艾伯塔省和北达科他州的兽医要对付一种神秘而十分棘手的牛病。牛在遭受轻度伤害或进行了较小的手术（例如除角或去势）后，这些动物会出血过多，有时甚至死亡。由于常见情况是发生在牛吃了甜三叶草后，故这种病被俗称为"甜三叶草病"。加拿大兽医病理学家弗兰克·W. 斯科菲尔德发现"甜三叶草病"的病因是牛从变质的三叶草中摄入了某种物质而导致的凝血障碍。

20 世纪 30 年代，美国威斯康星大学麦迪逊分校的生物化学家卡尔·保罗·林克着手确定这种抗凝剂（血液稀释剂）为何物。1940 年，他从三叶草中提取出纯品，将其命名为双香豆素。一种更长效且活性更强的合成双香豆素衍生物则以威斯康星州校友研究基金会（Wisconsin Alumni Research Foundation，以下简称为"WARF"）命名为华法林（warfarin）。WARF 资助了林克的研究，并从可迈丁等华法林产品的销售中收取专利费。1948 年，华法林首先被作为杀鼠剂上市，多年来，它在世界范围内广受欢迎。但由于其对动物的毒性，人们最初不愿将华法林作为药物使用。 1951 年，美国陆军一名士兵服下大剂量的华法林杀鼠剂自杀未遂，这使人们打消了对其人体毒性的疑虑。华法林随后于 1954 年被批准用于医疗用途。

人体中的血栓会阻止血液流向重要器官，口服华法林可防止凝血因子的合成和血栓的形成，也能清除血管中已存在的血栓。它通常用于预防人造心脏瓣膜和心房颤动（心律异常）患者的凝血。华法林最早最著名的受益者之一是美国总统德怀特·艾森豪威尔，1955 年他心脏病发作后服用了华法林。

使用华法林所面临的最大问题之一是如何调整合适的剂量以达到理想的个性化抗凝血水平：如果剂量过高，会导致出血；如果太低，则会形成血栓。此外，华法林与许多药物相互作用，可提高或降低其凝血水平。■

1940 年

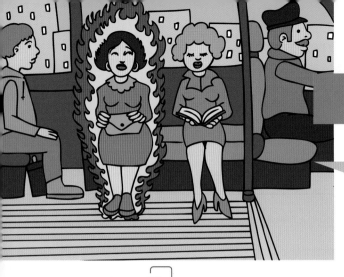

更年期一直是被调笑的对象，但对于那些被更年期折磨的人而言并不有趣。普瑞马林和倍美安因能缓解这些症状已被广泛接受，但是它们的益处是否超过了潜在的长期风险？

 雌酮和雌激素（1929 年），黄体酮和孕激素（1933 年），己烯雌酚（1938 年），安慰剂（1955 年）

1941 年

在 2002 年之前，患有更年期症状的女性常常需要服用激素。雌激素（普瑞马林）或雌激素-孕激素组合（倍美安）可以有效治疗潮热、盗汗和阴道不适症状。用药的女性反响不错。

1941 年，加拿大艾哈公司（Ayerst，McKenna & Harrison，Ltd.）发布了一款从怀孕母马的尿液中提取的产品——普瑞马林，其中包含约十种雌激素。1942 年，普瑞马林在美国获得用于治疗更年期症状的批准，这对许多人来说自然意味着"放心服用"。20 世纪 50 年代末至 70 年代初，一系列医学论文和流行著作将更年期描述为雌激素缺乏症，并夸大了长期使用普瑞马林（激素替代疗法，HRT）预防骨质疏松和保护绝经及绝经后妇女心脏的效果。普瑞马林因此销售额大幅增长。

1975 年的科学研究证实，雌激素疗法增加了女性患子宫内膜（子宫）癌的风险，到 1980 年，其销售额急剧下降。然而，由于积极对医生进行宣传和直接面向消费者的广告，1992—2000 年，普瑞马林成为美国两种最受欢迎的药物之一。1995 年，制药公司在雌激素中添加了孕激素，降低了患子宫内膜癌的风险。

妇女健康倡议（Women's Health Intiative，以下简称"WHI"）在 20 世纪 90 年代初发起了两项广泛的长期临床试验，以科学地确定倍美安和普瑞马林对绝经后妇女的作用。倍美安的研究于 2002 年初结束，出乎意料的结论是，与安慰剂组相比，倍美安组的心脏病、中风、肺部血凝块和乳腺癌的发病率更高；相反，结直肠癌和骨折的病例则较少。在对普瑞马林的研究中，用药组罹患中风、血栓、乳腺癌以及心脏病和痴呆症的风险更大。倍美安和普瑞马林的销量应声暴跌。

不过 WHI 公布的某些结果已经受到挑战，并且研究者正在对绝经后妇女的亚组进行重新评估。尽管激素替代疗法在缓解更年期症状方面非常有效，但女性应谨慎权衡风险。如果使用药物，应以最低剂量服用且时间尽量短（1～2 年）。■

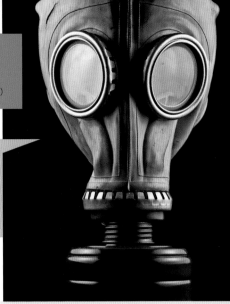

氮芥

路易斯·古德曼（Louis Goodman, 1906—2000）
阿尔弗雷德·吉尔曼（Alfred Gilman, 1908—1984）

在第一次世界大战期间暴露于芥子气后，驻扎在西线的盟军（及其军犬和马匹）被分发了防毒面具。防毒面具覆盖口、鼻和脸颊，并配有吸收有毒气体的过滤罐。

 甲氨蝶呤（1947 年），巯嘌呤（1953 年）

从战争毒气到癌症化疗药物 癌症化疗起源的故事开始于 1917 年 7 月 12 日，当时佛兰德斯伊普尔附近的盟军正在被德国芥子气炮弹轰炸。人类对芥子气最初的印象集中在其对皮肤、眼睛和呼吸道的刺激损伤。两年后，人们认识到芥子气（硫芥子气）能够减少白细胞数量并作用于淋巴组织。

芥子气的故事在第二次世界大战期间继续上演。1942 年，美国耶鲁大学的药理学家路易斯·古德曼和阿尔弗雷德·吉尔曼按照政府合同对一系列氮芥衍生物进行了战时秘密研究，它们有可能被用作战争毒气。1943 年，意大利的一个主要海上港口、盟军补给点巴里遭到德军空袭，包括约翰·哈维号（USS John Harvey）及秘密运送氮芥的货船在内的 17 艘舰艇遭到破坏，约 1000 名军人丧生。而暴露于氮芥的幸存者的白细胞数量急剧减少。1946 年战争结束时，古德曼和吉尔曼发表了研究结果。氮芥使淋巴样细胞瘤缩小，这表明它们可用于治疗淋巴瘤，特别是治疗霍奇金淋巴瘤。从此癌症治疗的手段不再局限于放射疗法和手术治疗。

这些研究中诞生了第一个阻止癌细胞分裂和生长的癌症化疗药物。氮芥烷化剂类化疗药中的第一个成员是静脉给药的氮芥（HN2，二氯甲二乙胺）。在接下来的十年中，苯丁酸氮芥（瘤可宁）、二甲磺酸丁酯（马勒兰）和环磷酰胺（癌得星）等口服化疗药也陆续上市，它们对生长缓慢的肿瘤尤其有效。

尽管烷基化剂对许多癌症有效，可以挽救生命，但同时也有副作用。它们对迅速生长的非癌细胞也有毒性。这些影响包括抑制骨髓造血，这是限制药物剂量最严重的副作用；毛囊损伤导致脱发；以及严重的恶心和呕吐。对于某些患者，通常需要权衡这些不良反应的严重性来决定是否继续进行化疗。

古德曼和吉尔曼最伟大的遗产是他们关于化疗药物的论文，以及主编的经典著作《治疗学的药理学基础》（*The Pharmacological Basis of Therapeutics*），该书于 1941 年首次出版，而其第 11 版则在 2006 年出版。■

1942 年

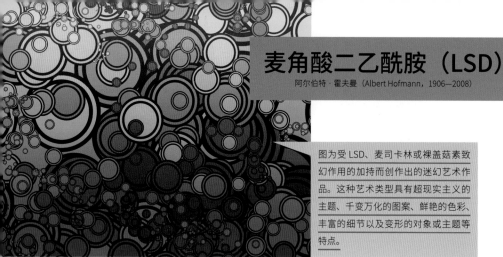

图为受 LSD、麦司卡林或裸盖菇素致幻作用的加持而创作出的迷幻艺术作品。这种艺术类型具有超现实主义的主题、千变万化的图案、鲜艳的色彩、丰富的细节以及变形的对象或主题等特点。

药物临床试验（1753 年），麦司卡林（1897 年），麦角胺和麦角新碱（1925 年）

1943 年

1943 年 4 月 16 日，星期五，瑞士化学家阿尔伯特·霍夫曼感到不适，并于下午 3 时许离开了他在山德士公司的实验室。他躺在家里，记录道："我的脑海中不断涌入奇妙的图像，这些图像都非常生动，并有着鲜明的、像万花筒一样的色彩。"他怀疑这些效果与自己一直在研究的一种化学物质有关。那种物质最初于 1938 年合成，但之后一直无人问津。接下来的星期一，霍夫曼吞下了非常少量的化合物：250 微克（0.25 毫克）。40 分钟后，在他骑着自行车回家的路上，以及接下来的 6 小时内，杂乱而又斑斓的图像再次出现在他的脑海中。

霍夫曼当时服下的那看似微不足道的麦角酸二乙酰胺（以下简称"LSD"）量实际上是正常剂量的 5～10 倍。LSD 目前是已知的最强的致幻剂，极小的剂量便能刺激大脑。他于 1947 年发表的科学报告引起了社会各界的广泛关注，其中包括科学家、精神病学家、中央情报局、军队和瘾君子。

20 世纪 50 年代，当生物医学界关注脑部和精神疾病时，LSD 被用来更好地了解大脑并研究精神分裂症的病因和治疗方法。它还被用于心理治疗和戒酒。

美国中央情报局和美国军队对 1000 多名士兵和平民进行了实验，测试了 LSD 破坏敌人行动能力和诱导囚犯及间谍归顺的潜力。20 世纪 70 年代中期，这些在 20 世纪 50 年代由军队资助的研究被公开，它们很明显违反了人体实验的道德准则。许多受试者不是自愿的志愿者，也没有被告知研究的性质和风险。

让人"看见"多彩音乐　20 世纪 60—70 年代，LSD 的致幻效果促进了迷幻摇滚的兴起，但也造成这种新型毒品在西方国家的泛滥。长期以来，LSD 一直吸引着一些艺术家、作家和音乐家的兴趣，他们想利用这种药物刺激感官、创造力和洞察力，但 LSD 常常使他们行为失常，甚至被推向死亡的深渊。尽管专家们尚未找到这种改变意识能力的具体证据，但 LSD 可能会产生能够看见声音的通感（感知的混合）。

科学家仍在继续研究 LSD 对酗酒者、绝症患者和其他人群的潜在益处。这种新型毒品是史上最强的致幻剂，其作为药物的潜力还有待发掘。■

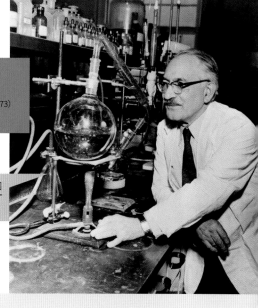

链霉素

塞尔曼·瓦克斯曼（Selman Waksman, 1888—1973）
阿尔伯特·沙茨（Albert Schatz, 1922—2005）

图为 1953 年塞尔曼·瓦克斯曼在美国
新泽西州罗格斯大学实验室的照片。

 青霉素（1928 年），异烟肼（1951 年），庆大霉素（1963 年），
利福平（1967 年）

战胜白色瘟疫 肺结核的历史可以追溯到 6000 年前。19 世纪时，欧洲有四分之一的人口死于肺结核（又称白色瘟疫）。这种疾病甚至在法国名著《波西米亚人》《悲惨世界》和《茶花女》的女主角死亡时被赋予了浪漫色彩。1877 年，人们开始知道某些生活在土壤中的细菌和真菌能够阻碍致病微生物，包括导致肺结核的结核杆菌的生长甚至杀死它们（称为抗生作用）。

塞尔曼·瓦克斯曼出生在乌克兰基辅附近的一个村庄。1910 年，他来到美国，完成学业后，成为美国罗格斯大学生物化学和微生物学的教员。四十年来，他和他的同事发现了二十多种抗生素 [正是瓦克斯曼创造了"抗生素"（antibiotics）这个词]，包括新霉素（neomycin）和链霉素（streptomycin）。在他测试的 10 000 个土壤样品中，链霉素是第一种有效的抗结核药物。自 1944 年首次发现以来，链霉素一直是治疗肺结核的首选药物，但是细菌耐药性的迅速发展和毒性妨碍了它的药效，后来注射类药物逐渐被毒性较小的口服药物取代（例如异烟肼和利福平）。

链霉素还可以有效治疗对青霉素（人类发现的第一种抗生素）有抗药性的感染，其中包括高死亡率的兔热病、脑膜炎以及尿路感染。链霉素开创了一个新的抗生素家族：氨基糖苷类，庆大霉素就是其中的成员之一。

瓦克斯曼也因此收获了科学界的赞誉和丰厚的奖金。但他的研究生阿尔伯特·沙茨被忽略了，沙茨声称自己是链霉素的共同发现者，而且链霉素是他博士学位论文的主题。沙茨是首篇发现链霉素的科学论文的第一作者，其在专利中名列第二。尽管 1950 年的庭外和解协议以及未公开条款使沙茨不仅被公认为是共同发现者，而且也获得了部分专利费，但只有瓦克斯曼一人获得了 1952 年的诺贝尔生理学或医学奖。瓦克斯曼在致辞中只字未提沙茨的贡献，而仅仅将其列为 18 名学生和同事之一。■

1944 年

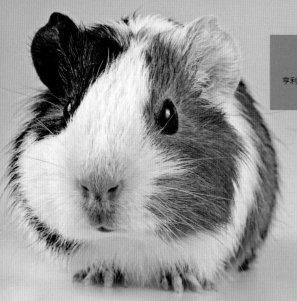

新安替根

亨利·哈利特·戴尔（Henry Hallett Dale, 1875—1968）
丹尼尔·鲍维（Daniel Bovet, 1907—1992）

106

在 19 世纪和 20 世纪，豚鼠常常被用作生物学研究的实验动物，因此，测试对象通常被称为豚鼠。这些可爱的动物对组胺的影响特别敏感，被广泛用于评估抗组胺药，例如新安替根。

 麦角（1670 年），箭毒（1850 年），麦角胺和麦角新碱（1925 年），筒箭毒碱（1935 年），苯海拉明（1946年），氯雷他定（1993 年）

1944 年

在 20 世纪的头三十年里，科学家从麦角菌中分离出了组胺，随后从动物组织中也分离出了这类物质。人们发现它能产生类似于过敏性休克的剧烈症状，这表明它可能在过敏中起到了重要作用。亨利·哈利特·戴尔和他在伦敦惠康研究实验室和国家医学研究所的实验室同事为这些新发现贡献良多。

第一个抗组胺药　当你知道有 10%～15% 的人患有过敏症，你便能理解开发一种抗组胺药物的商业动力有多么充足了。 1937 年，出生于瑞士的意大利药理学家丹尼尔·鲍维在法国巴黎著名的巴斯德研究所工作，开始系统地在豚鼠身上进行一系列潜在抗组胺化合物的测试。化合物 929F 有效地保护了暴露于组胺的豚鼠，但毒性太大。 1944 年，鲍维的努力终于换来了首个上市的抗组胺药新安替根（Neo-Antergan，又名美吡拉明或吡拉明）。 1957 年，鲍维因在抗组胺药和箭毒类似物方面的工作被授予诺贝尔生理学或医学奖。

新安替根、苯海拉明和其他抗组胺药在市场上受到了空前欢迎，这促使数十种同类产品纷纷上市。一些抗组胺药也被用于治疗晕车和普通感冒；而其他一些抗组胺药，如新安替根，则被用来减轻皮肤瘙痒。抗组胺药会引起不同程度的嗜睡。因此多年以来，新安替根还被用于非处方安眠药中，不过后来被苯海拉明代替了。

不过权威药理学教科书的作者古德曼和吉尔曼没有被抗组胺药迷住，他们在 1955 年指出："新安替根等抗组胺药的副作用让医生们迫切想要更多选择，但可惜还没有药物能够替代它们。"到了 20 世纪 90 年代，氯雷他定和其他非镇静性抗组胺药的发现改变了这一切。■

甲基苯丙胺

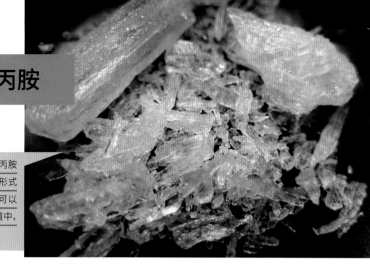

注射或用玻璃管吸食毒品甲基苯丙胺后，甲基苯丙胺晶体会比其粉末形式产生更持久、更强烈的刺激。也可以将其吸食、吞咽或插入肛门或尿道中，以获得长达 12 小时的欣快感。

苯丙胺（1932 年），摇头丸（1976 年）

1944 年

1944 年，作为最强大的脑兴奋剂之一，甲基苯丙胺（methamphetamine）在美国首次被批准用于治疗抑郁症、酒精中毒和嗜睡症。它的药效与苯丙胺非常相似，目前用于治疗注意力缺陷多动症和减肥。但是，它的这些医疗用途已被滥用完全掩盖了。

第二次世界大战期间，盟军和轴心国的军队都用过甲基苯丙胺，以增强士兵们的体能和精神状态。在日本，它被用于保持工人的工作动力，从而提高生产效率。战后，庞大的甲基苯丙胺军事储备流入日本民用市场，导致了其泛滥成灾。

20 世纪 60 年代，苯丙胺滥用的增加导致医生处方权及其在美国的合法生产受到更多限制。黑市对此做出反应，甲基苯丙胺的秘密家庭作坊在整个美国南部和中西部农村遍地开花。非处方感冒药和过敏药中的合法成分伪麻黄碱和麻黄碱可以作为生产甲基苯丙胺的原料。尽管自 20 世纪 80 年代以来，美国联邦政府对含有这些成分的产品销售进行了限制，而且"家庭化学家"暴露于有毒化学物质和烟雾中也有潜在危险，但甲基苯丙胺仍然相对易于制备，市场广阔，利润丰厚。近年来，美国的大多数甲基苯丙胺都在墨西哥生产。自 1999 年以来，甲基苯丙胺使用量已经稳步下降。

毒品甲基苯丙胺（也被称为"冰毒"）通常是以静脉注射、晶体蒸发后吸入鼻腔，或直接吸入粉末的方式使用。

对人体，甲基苯丙胺比苯丙胺具有更明显的行为上的影响，会让人产生强烈的欣快感、幻觉、精神病行为，以及增强身心活力、自信心和性欲。长期使用后突然停药会导致戒断效应，其特征是疲劳和沮丧。毒品甲基苯丙胺具有非常强的成瘾性，很难戒除。长期使用者经常会感到沮丧和有自杀倾向，并且可能会发展为类似于精神分裂症的精神病。毒品甲基苯丙胺带来的其他健康风险包括牙齿脱落（冰毒嘴）、同性恋者和双性恋男性由于频繁的未受保护的性行为而导致的 HIV 感染。■

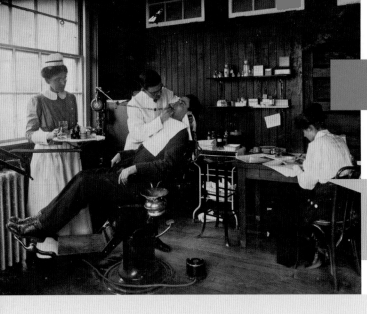

这张照片展现了牙医在胡德橡胶公司医院工作时的场景，由知名社会学家和摄影师路易斯·海因（Lewis Hine）于 1917 年拍摄，摄于美国马萨诸塞州坎布里奇市。

1945 年

20 世纪，对美国人的死亡、疾病和残疾影响最大的公共卫生成就有什么呢？如果只关注由药物起主导作用的成就，我们可以很容易地列出几项，例如用疫苗消除或预防传染病，用抗生素和其他化学药物治疗或治愈传染病，降低冠心病和中风引起的死亡，以及采用激素类避孕药进行计划生育等。

在由美国疾病预防和控制中心整理给出的榜单中，其中有一项很不显眼，就是在饮用水和牙膏中添加氟化物来预防龋齿。从 1945 年开始，这种方法已经安全且廉价地使儿童龋齿率降低了 40% ~ 70%，成年人龋齿率降低了 25% ~ 30%。此外，成年人的牙齿脱落现象也降低了 40% ~ 60%。政府在加氟作用上每花费 1 美元，就能节省 38 美元的牙齿治疗费用。目前，加氟饮用水在美国、加拿大、英国和澳大利亚广泛使用，氟化盐也在欧洲大陆普及开来。

氟化物被摄入后会与正在生长的牙齿结构整合，在牙齿表面发挥作用。它能防止牙菌斑中的酸腐蚀牙釉质，还能加快牙齿通过再矿化作用进行修复的速率。要达到最佳效果，饮用水中平均氟化物水平应为 0.5 ~ 1.0 ppm。目前，国际医学和牙医专家已达成共识，过度接触氟化物只有一个不利影响，即对于八岁以下的儿童，由于牙齿还在生长，所以有可能会形成氟斑牙，即恒牙发生变色或形成斑点。

社区饮用水加氟是有利于公共卫生还是损害个人自由？ 反对社区饮用水加氟的人们提出，这可能会引发严重的健康问题，或者它的代价远高于它带来的益处。强制性的群体用药侵犯了个人的选择权。正如斯坦利·库布里克（Stanley Kubrick）于 1964 年导演的经典电影《奇爱博士》（*Dr. Strangelove*）中讲述的那样，在第二次世界大战后的冷战时期，阴谋论者认为这是共产党用来损害公众健康的阴谋。■

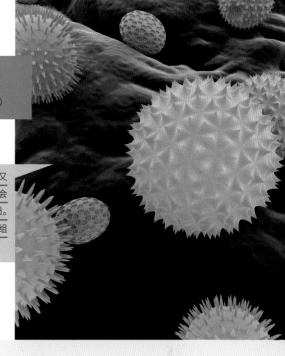

苯海拉明

乔治·里夫斯科（George Rieveschl, 1916—2007）

最常见的花粉过敏症要数过敏性鼻炎（又称花粉症），在吸入花粉后发生。花粉会导致敏感个体分泌组胺和其他化学物质。抗组胺药（如苯海拉明）能够起到阻断组胺的作用。

新安替根（1944 年），安慰剂（1955 年），氯雷他定（1993 年）

20 世纪 40 年代早期，在寻找肌肉松弛剂的过程中，美国辛辛那提大学的化学教授乔治·里夫斯科合成了苯海拉明（diphenhydramine）。1943 年，他带着自己新合成的化合物来到美国派德药厂，当时该公司是美国最老牌且最大的制药公司。该公司在 1946 年将苯海拉明以"苯那君"（Benadryl）作为商品名推向市场。到 1950 年，由于察觉到了抗组胺药物极高利润的市场潜力，市场上又陆续出现了苄吡二胺（扑敏宁）、美沙吡林（噻吡二胺）和氯苯那敏（扑尔敏）等。

作为一类药物，抗组胺药对治疗过敏性失调和过敏性荨麻疹有很好的效果。很快，大量此类药物经推广，被用来应对晕车和孕吐反应，还可以用在皮肤上缓解瘙痒。甚至更多令人兴奋的信息接踵而来。1949 年，抗组胺药被宣称能预防和治愈普通感冒。同年美国《读者文摘》（Reader's Digest）的一篇文章更是称之为"年度最佳健康新闻"。公众对于接踵而至的宣传活动反响强烈。而手握投资资金和科学兴趣的人们忽视了得出这些结论的研究工作中存在的缺陷。进一步试验以及对过去结果的分析都表明，抗组胺药对感冒的作用和安慰剂差不多，最多能够缓解流涕的症状。然而，大多数针对感冒症状的药物产品都含有抗组胺成分。

苯海拉明是治疗过敏症非常有效的药物，目前仍被用作抗过敏药，但其在缓解过敏症状的同时会带来非常强烈的睡意。这个缺点使苯海拉明成了一种最常用的非处方安眠药。然而，并非所有的过敏症患者都会失眠，1993 年氯雷他定的出现便解决了这一问题。■

1946 年

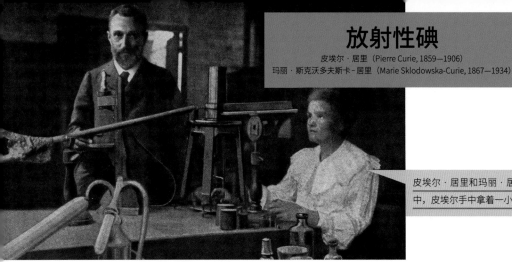

放射性碘

皮埃尔·居里（Pierre Curie, 1859—1906）
玛丽·斯克沃多夫斯卡-居里（Marie Sklodowska-Curie, 1867—1934）

 皮埃尔·居里和玛丽·居里在实验室中，皮埃尔手中拿着一小瓶镭。

甲状腺素（1914 年），优甲乐（1997 年）

1946 年

居里夫妇的科学遗产 1898 年，玛丽·居里和皮埃尔·居里发现了元素镭。1901 年，镭成为首个被应用在医疗方面的放射性同位素，起初用于治疗皮肤病。然而，一直到 1946 年放射性同位素能够大规模人工生产时，它们的医学应用才真正开始发展。目前大约有 30 种放射性同位素被用于医学诊疗，有超过 50 种应用，其中 95% 的放射性药剂都被用于疾病诊断，其余的则用于疾病治疗。放射性碘（碘-131）是最早的放射性药剂之一，被用于甲状腺疾病的治疗与诊断。

甲状腺分泌的激素对成年人有重要影响，例如调节大部分细胞的新陈代谢速率，以及心脏收缩的速率和强度。甲状腺激素的合成取决于食物中获取的碘。甲状腺非常积极且高效地集中了身体储存的碘和放射性碘化物，使其能达到血浆中浓度的 20 ～ 50 倍。

毒性弥漫性甲状腺肿（也称格雷夫斯病）是引起甲状腺功能亢进（甲亢）最常见的原因。患者的甲状腺肿大，通常会出现心跳过速且不规律，并伴有紧张和新陈代谢速率加快的现象，体温升高，体重降低。

格雷夫斯病能够通过手术切除甲状腺或用放射性碘破坏部分腺体的方法治疗，后者可使患者免于手术的风险和花费。同位素放射出的粒子不会扩散到甲状腺之外的地方，因此可以保证对周围组织的损伤最小。然而，无论是手术还是放射性碘疗法，患者都必须终身服用甲状腺激素药物。和手术不同的是，放射性碘的诊疗效果可能要数月后才能显现。

放射性碘还被用来诊断一系列甲状腺疾病。在患者口服放射性碘化物后，医生会对其甲状腺进行放射性扫描。通过腺体中出现放射性同位素的数量和规模就可评估甲状腺的活动水平。■

美沙酮

文森特·多尔（Vincent Dole, 1913—2006）
玛丽·尼斯万德（Marie Nyswander, 1919—1986）

对那些无法或者不愿强制戒除毒品的人来说，美沙酮提供了打破海洛因成瘾束缚的武器。有时候，患者可能需要被他的至亲说服来参加美沙酮维持治疗。还有些情况下，法庭可能会为上瘾者提供选择，可以因海洛因相关的违法行为被依法监禁，也可以成功参与美沙酮治疗项目。

吗啡（1806 年），海洛因（1898 年），阿片类药物（1973 年），奥施康定（1996 年）

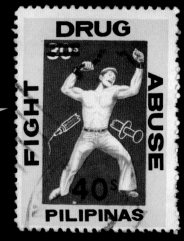

德国科学家在第二次世界大战前和战争期间合成了吗啡。在吗啡的众多替代品中，美沙酮（methadone）占有重要的一席之地。在第二次世界大战后，德国的所有专利被同盟国以及美国国务院没收。美国礼来公司在 1947 获得了美沙酮的专利权，并将其作为麻醉药（止痛药）和止咳药，以"多洛芬"作为商品名推向市场。二十年后，它却成为治疗海洛因成瘾最广泛使用的药物，这种用途一直被很多人耻笑。

美沙酮的化学结构与吗啡完全不同，但两者有很多相同的效果，包括成瘾性。然而和吗啡不同的是，美沙酮在口服时非常有效，而且作用时间更长。20 世纪 60 年代中期，在洛克菲勒研究所（即现在的洛克菲勒大学）工作的文森特·多尔和他的妻子玛丽·尼斯万德将美沙酮引入海洛因成瘾治疗中。

日常剂量的美沙酮能够降低患者对海洛因的成瘾需求。对于生活无法自理的患者，美沙酮还能预防戒断反应。那些停止吸食海洛因而保留美沙酮维持治疗方案的患者参与犯罪活动的概率更低（因为他们能够合法获取美沙酮），也更容易承担起家庭责任，并从事有报酬的工作。此外，由于美沙酮采用口服，还减少了通过被污染的针头传染肝炎和 HIV 的机会。

替代成瘾：是好是坏？ 美沙酮维持治疗并不是没有批评的声音和问题。由于美沙酮经常要使用较长时间，对某些人来说甚至要终身使用，所以通常情况下，美沙酮成瘾取代了海洛因成瘾。部分诊所对美沙酮配给的松懈管制已经导致了意外的过量使用，甚至是死亡。此外，美国大量私人美沙酮诊所可能向患者收取每周 50 ～ 300 美元的费用。所以在没有医疗保险的情况下，美沙酮对很多使用者来说也是无法承受的，甚至戒毒意愿强烈的成瘾患者也要在开始治疗前等待很长时间。尽管美沙酮为治疗海洛因成瘾带来了希望，但它并不是这个社会难题的最终解决方法。■

1947 年

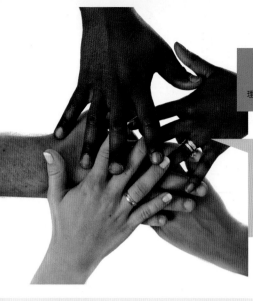

药物代谢

理查德·特库因·威廉姆斯（Richard Tecwyn Williams, 1909—1979）

某些种群或个体的药物代谢能力可能与整个群体存在差异。这些个体的特殊反应是由非典型药物代谢造成的，与遗传相关。现代的新药物越来越强调为这些个体量身定制。

 氯霉素（1949 年），琥珀酰胆碱（1951 年），异烟肼（1951 年），马拉硫磷（1951 年）

1947 年

药物进入血液并作用一段时间后，会发生什么呢？它是否像传奇帆船"飞翔的荷兰人"号那样，在你的体内永远循环？药物代谢使我们的身体免于变成一个垃圾场，被服用过的所有药物塞满。药物清除作用（或称生物转化作用）能够通过化学反应，将药物转化为代谢产物，从而更轻松地经肾脏排出。肾脏是药物排泄的主要器官。这些化学变化需要用到生物催化剂，即酶，这些酶主要分布在肝部，使生物能够排出有毒的外来化学物质。1947 年，理查德·特库因·威廉姆斯在他的经典著作《解毒机制》（*Detoxification Mechanisms*）中对这些反应进行了定义，并为药物代谢研究奠定了基础。

药物代谢的速率决定了药物作用的强度和时间。如果这些药物代谢酶的活动减弱，就会导致代谢率降低，药物就会以更高的强度在更长的时间内发挥作用，增加中毒的危险。相反，如果加快代谢率（酶诱导），例如吸烟，就会降低药物的强度和效力，并且缩短它发挥作用的时间。

药物代谢在一定程度上解释了为什么有些个体或群体对药物非常敏感，而其他人的抗药性则更强。有些差异是由于同时服用的其他药物造成的，可能刺激或抑制了药物代谢酶的活动。其他能够改变代谢率的因素包括患者的年龄（婴幼儿和老人的酶活性较低）和遗传因素。某些亚洲群体的成员（中国人、日本人、韩国人）对酒精的作用比白种人更敏感，这个差异就是乙醛脱氢酶的缺失导致的。

人们过去认为，药物代谢会将化学物质转化为比原药物生物活性更低的代谢产物。通常来说确实如此，但也有例外。左旋多巴就是无药理活性的，但当它进入脑部后，就会代谢为多巴胺，对于治疗帕金森综合征非常有效。■

氯喹

汉斯·安德萨格（Hans Andersag, 1902—1955）

夏尔·阿方斯·拉韦郎（Charles Alphonse Laveran, 1845—1922）绘制了这幅疟疾寄生虫的插图。作为一名法国内科医生，他在 1880 年发现疟疾是由原生生物引起的，并首次确定原生生物可成为致病媒介。为此，他在 1907 年获得了诺贝尔生理学或医学奖。

奎宁（1820 年），青蒿素（1972 年）

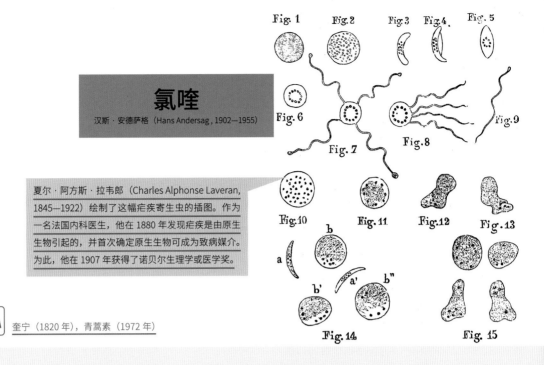

1947 年

疟疾是世界死亡率最高的疾病之一，也是 90 多个国家最主要的卫生问题，这些受疟疾之苦的国家的人口占了世界人口的 40%。导致疟疾的原生动物寄生虫被称为疟原虫（Plasmodium），共有四种，通过雌性按蚊（Anopheles）的叮咬传播。最常见的两种疟疾由间日疟原虫（P. vivax）和恶性疟原虫（P. faleiparum）引起，典型症状为高烧、寒战和大量出汗。间日疟原虫在非洲以外地区十分普遍，相对较温和。恶性疟原虫则不同，90% 的人类感染都由它引起（每年 2 亿～ 3 亿例），还造成了 90% 的疟疾死亡病例，98% 的病例都发生在非洲。

第二次世界大战期间，奎宁的供给中断，美国开始竭尽全力地寻找奎宁的替代品来治疗疟疾。在被筛选的 1.4 万种化合物中，氯喹（chloroquine）是最有效的。回顾历史，氯喹最初由汉斯·安德萨格在 1934 年在德国法本公司的埃尔伯菲尔德实验室（Elberfeld Laboratories）中合成，并被命名为"雷索欣"（Resochin）。但由于检测到毒性，其没有被投入使用。

由于氯喹比奎宁的效果更加强大，而且毒性较弱，所以从 20 世纪 40 年代中期开始便成为预防和治疗疟疾感染的首选药。它具有很多优点，包括效果显著、反应迅速、效力持久、副作用小、孕期安全且成本低廉等。20 世纪 50 年代末，抗药性的初期征兆开始显现。到 20 世纪 80 年代，除了加勒比群岛、中美洲部分地区、非洲北部和中东地区，抗氯喹的恶性疟原虫已经几乎遍布全世界。氯喹在这些未发现抗药性的地方仍然有很好的效果。有迹象表明，它有望在非洲重新发挥作用。■

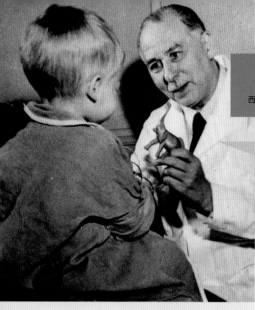

"现代癌症化疗之父"西德尼·法伯，创建了儿童医院中心研究基金会（Children's Hospital Center Research Foundation）。1947 年，该基金会扩大了患者范围，改为达纳法伯癌症研究所（Dana-Farber Cancer Institute），成为著名的综合癌症治疗和研究中心。

 恩利、类克和修美乐（1998 年），格列卫（2001 年）

1947 年

甲氨蝶呤（methotrexate）和紧密相关的药物氨蝶呤（aminopterin）在癌症化疗的历史中占有举足轻重的地位——它们是最早使白血病患者的病情得到缓解并治愈实体肿瘤的药物。从 20 世纪 30 年代到 40 年代早期，科学家观察到富含叶酸的食物能够刺激骨髓的生长发育，那是血细胞生成的部位。这为贫血患者带来了福音，却使儿童白血病恶化。对于这些儿童来说，1940 年时的预后仍与该疾病在 1845 年首次确认时一模一样，一旦被诊断为白血病，他们剩余的生命只能按周来计算了。

儿童癌症治疗的第一缕光 西德尼·法伯是美国哈佛医学院的儿科病理学家。他提出假设，如果叶酸能够刺激骨髓生长，那么用药物阻断叶酸就应该能抑制骨髓生长，并停止白血病患者过量的白细胞生成。法伯联系了当时对叶酸很感兴趣的美国莱德利实验室（Lederle Laboratories），要求他们开发一种能够对抗叶酸的化学物质。1947 年，法伯找到了第一种抗叶酸化合物——氨蝶呤，使 16 名急性淋巴细胞白血病的儿童患者中的 10 人状况得到了全方位改善，但效果只是暂时的。甲氨蝶呤是最早对非实体肿瘤（即遍布全身无法通过手术切除的肿瘤）有效的药物。

目前正在使用的便是甲氨蝶呤，是更安全的氨蝶呤衍生物。1958 年，甲氨蝶呤被发现能够治愈绒毛膜癌，这是一种子宫的恶性实体瘤。甲氨蝶呤还被用于治疗很多发展迅速的癌症，并作为改善病情的抗风湿药（disease-modifying anti-rheumatic drug, DMARD）来治疗银屑病和类风湿性关节炎。

曾有人劝法伯，患有白血病的儿童就应该安安静静地死去。现在，法伯对抗叶酸化合物的预感得到了证明，他也被人称为"现代癌症化疗之父"。■

四环素

本杰明·明奇·达格尔（Benjamin Minge Duggar, 1872—1956）
劳埃德·康诺弗（Lloyd Conover, 1922—2017）

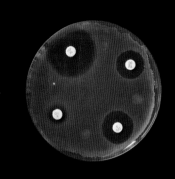

图中培养皿中的实验是为了试验某种细菌菌落对四环素和其他三种抗生素的敏感性。左上角较大的深色圆圈表明，细菌在生长过程中遇到了强大的抗生素反应。左下角的圆圈则表现了较弱的反应。在选择对某种细菌感染最有效的抗生素时，就要参考这样的实验结果。

 链霉素（1944 年），氯霉素（1949 年），氨苄西林（1961 年）

1948 年，本杰明·明奇·达格尔正作为顾问在美国莱德利实验室工作。这位 76 岁的退休植物学教授发现了令他名垂青史的一种抗生素——氯四环素（chlortetracycline，金霉素）。氯四环素由一种金色的链霉菌属（*Streptomycetes*）细菌产生，能够有效对抗很多种细菌，以及药物无法抑制的多种微生物。两年后，美国辉瑞制药公司的科学家团队发现了氧四环素（oxytetralycline，土霉素）。1952 年，同样在辉瑞制药公司工作的劳埃德·康诺弗合成了四环素（tetracyclines），是第一种在实验室中由天然药物制成的抗生素。短短三年，四环素就作为三巨头中最有效且最经济的一种，成为美国最广泛使用的广谱抗生素。

20 世纪 50 年代发生了一系列争议颇大的专利侵权诉讼。四环素的竞争制造公司不断地争夺商品名称，包括"铂霉素""四环素""盘霉素"和"苏霉素"，等等。这些诉讼一直到 1982 年才得以解决。此外，美国联邦贸易委员会对 5 家公司的非法固价行为提起公诉，指控它们串通起来故意保持四环素的高价。

多年以来，四环素广泛使用，被不加选择地用于治疗很多轻微疾病。这使得过去曾屈服于四环素药效的细菌产生抗药性。数十年后的今天，这些药物已经失去了它们最初的光芒，只能用来治疗非常有限的几种微生物疾病。

四环素类抗生素能够到达身体各处的组织和液体，并且会沉积于骨骼和牙齿。如果对出生两周到五岁之间的婴幼儿和儿童使用四环素，由于其恒牙正在钙化，四环素会导致牙齿变为棕色。若孕期女性服用四环素，尤其是怀孕第 2～3 个月时，生出的孩子出牙后，牙齿也可能会变为棕色。■

1948 年

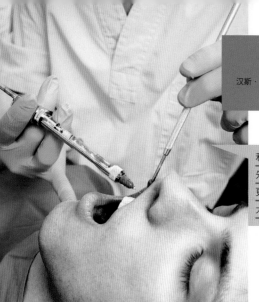

利多卡因及相关药物是局部麻醉的首先药物，因为它们比奴佛卡因的作用更迅速，药效更持久，而且镇痛效果大幅增强。

 可卡因（1884 年），奴佛卡因（1905 年）

1948 年

近 50 年来，奴佛卡因一直是比较各种局部麻醉剂效果的基准。1948 年，利多卡因（Xylocaine/lidocaine）首次面世。它效果明显，应用广泛，很快就取代了奴佛卡因。

利多卡因的故事开始于汉斯·冯-尤勒-切尔平的实验室中，他是一位在德国出生的瑞典生物化学家，因研究酶在糖发酵中的作用成为 1929 年诺贝尔化学奖的获得者之一[1970 年，他的儿子乌尔夫·冯·尤勒（Ulf von Euler）获得了诺贝尔生理学或医学奖]。1935 年，当尤勒-切尔平在斯德歌尔摩大学进行植物化学研究时，他发现了一种能够麻痹舌尖的化学物质。在之后的七年内，他实验室的成员制备了近 60 种化学物质，以寻找不会刺激皮肤的局部麻醉剂。

随着本特·伦德奎斯特（Bengt Lundqvist）和尼尔斯·勒夫格伦在 1943 年发现了利多卡因（利多卡因是后者的博士论文研究对象），这场搜寻达到了高潮。1948 年，在多年的生物测试后，利多卡因被卖给当时的一家小型瑞典制药公司——阿斯特拉公司（Astra），并推广到市场。

全能局部麻醉剂 与奴佛卡因相比，利多卡因能够提供更快、更强且持续时间更久的止痛效果，可用于对奴佛卡因及相关局部麻醉剂过敏的人群。奴佛卡因仅在注射时有效，而利多卡因能够通过注射满足几乎所有的局部麻醉需求，能以凝胶、软膏或乳膏的形式直接涂抹到皮肤或黏膜上。利多卡因的喷雾剂和滴鼻剂还能短期缓解偏头痛，皮肤药贴还能缓解带状疱疹疼痛。

1950 年，人们发现静脉注射利多卡因对控制心脏病发作导致的心室（心脏下部的腔室）心律异常非常有效，因此利多卡因成为这种情况下的首选药。阿斯特拉公司销售利多卡因所得的利润为其研发新药提供了资金基础，其因此发展壮大，成为全球最大的制药公司之一，现叫作阿斯利康公司（Astra-Zenica）。■

锂

约翰·凯德（John Cade, 1912—1980）
摩根斯·休乌（Morgens Schou, 1918—2005）

文森特·梵·高确切的身体健康状况一直广受质疑。他晚年狂热的艺术激情表明他可能患有躁狂症或躁郁症。这种情绪障碍一般采用锂和其他情绪稳定剂进行治疗。这幅自画像绘于 1888 年。

 氟哌啶醇（1958 年）

一首古老颂歌中唱道，"有时我情绪高昂，有时我低落不已。"情绪波动是生活中的正常状态，但如果高昂时太过激烈、低落时又无比沉沦，就不那么正常了。情绪障碍也称情感障碍，可能会使患者和家属感到无能为力。幸运的是，像锂这样的情绪稳定剂为他们带来了福音。

在金属锂被发现并提取的几十年后，即 19 世纪 40 年代，锂开始用于治疗膀胱结石和痛风。在 19 世纪的最后三十年中，锂则被用于治疗情绪障碍。20 世纪 40 年代，氯化锂作为食盐（氯化钠）的替代品重新出现，适用于需要无盐饮食的心脏病和高血压患者。这看似十分合理，因为锂在化学性质、药理和味道上都与钠十分相似。但事实上，锂是导致肾中毒及 1949 年许多死亡案例的罪魁祸首。所有包含锂的产品都从市场召回。

同年，澳大利亚精神病学家约翰·凯德观察到，注射尿酸锂使豚鼠镇静了下来，而不是更加兴奋。之后，他又观察到碳酸锂使 10 名躁狂患者平静了下来，但对精神分裂症患者无效。在 20 世纪五六十年代，丹麦精神病学家摩根斯·休乌在凯德的结果上继续研究，对锂在预防躁狂症上的效果进行了大规模临床试验，证明了锂在预防躁狂方面的有效性。由于担心锂的毒性，美国食品和药品监督管理局拖延到 1970 年才批准该药物进入市场，比欧洲晚很多年。现在，锂被用来治疗躁狂症发作，并预防躁郁症患者的极端情绪变动。

锂是治疗精神障碍的非常规药物，因为它和氟哌啶醇等相关药物不同，对行为正常的个体是没有作用的。它只能使极端情绪趋于正常，使躁狂症患者"平静"下来，而且没有被下药或强制镇定的感觉。■

1949 年

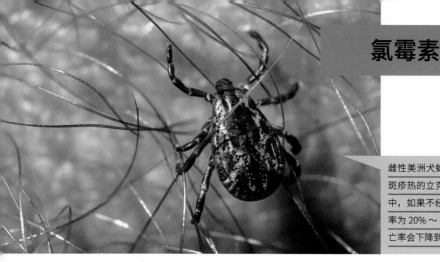

雌性美洲犬蜱（又称木蜱）是引发落基山斑疹热的立克次氏体主要携带者。在人类中，如果不经治疗，落基山斑疹热的死亡率为 20% ～ 25%，而采用氯霉素治疗后死亡率会下降到 5%。

 链霉素（1944 年），药物代谢（1947 年），四环素（1948 年）

1949 年

链霉菌属（*Streptomyces*）是一类土壤细菌，实际上更是一个"生物制药工厂"。它会生产多种药物，可用于抗击细菌感染（如四环素、链霉素、万古霉素、新霉素）、真菌感染（如制霉菌素、两性霉素 B）和寄生虫感染（如伊维菌素），还能用作抗癌药（博莱霉素）。氯霉素（chloramphenicol）是一种抗菌抗生素，从超过 550 种链霉菌中的一种提取而来，那是来自委内瑞拉的土壤样品。

当氯霉素在 1949 年进入市场后，美国派德药厂似乎拥有了一款畅销药。它和四环素一样，成为最早能有效抗击多种微生物的广谱抗生素之一。此外，氯霉素能够抵达身体各处的液体和组织，有效防止致病微生物入侵。

救命药的致命缺陷 然而，氯霉素对骨髓（成年人的血细胞制造场所）却有潜在的致命影响，这使其没能发挥自己的医疗潜能。最严重的影响是全血细胞减少症，即红细胞、白细胞和血小板的全面降低，还有再生障碍性贫血，也就是骨髓无法产生足够的血细胞，尤其是红细胞。

此外，婴幼儿还出现了与血液无关的问题。因为婴儿，尤其是早产儿，无法像儿童和成年人那样进行高效的药物代谢。这场有关氯霉素的教训是惨痛的。20 世纪 50 年代末，医疗人员会给早产儿使用在当时看来十分"合理"的剂量。但在这之后，婴儿的身体开始变得无力，皮肤变为灰色，血压降低，身体发绀。40% 的患儿在几天内便会死亡。人们发现，这种"灰婴综合征"是由于葡萄糖醛酸基转移酶活动过低引起的。目前，氯霉素的使用被限制在更安全的药物无效的严重感染中，包括细菌性脑膜炎、伤寒、落基山斑疹热，以及立克次氏体（*Richettsia*）引起的相关感染。■

可的松

爱德华·C. 肯德尔（Edward C. Kendall, 1886—1972）
菲利普·S. 亨奇（Phillip S. Hench, 1896—1965）
塔德乌斯·赖希斯坦（Tadeus Reichstein, 1897—1996）
刘易斯·H. 萨雷特（Lewis H. Sarett, 1917—1999）

皮埃尔－奥古斯特·勒努瓦（Pirrer-Augueste Renoir, 1841—1919）在他生命的后 25 年中一直忍受着严重的类风湿性关节炎。在最后的 9 年中，他的双手已完全变形，必须要将笔刷卡在手指之间。尽管如此，他一直坚持每日绘画，完成了大量作品，如这幅 1910 年的自画像。

阿司匹林（1899 年），脱氧皮质酮（1939 年），沙丁胺醇（1968 年），二丙酸倍氯米松（1976 年），恩利、类克和修美乐（1998 年）

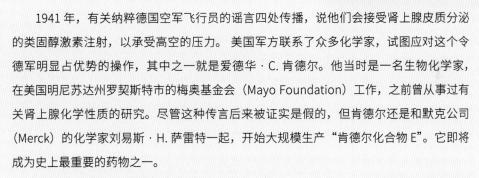

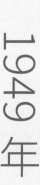

1941 年，有关纳粹德国空军飞行员的谣言四处传播，说他们会接受肾上腺皮质分泌的类固醇激素注射，以承受高空的压力。美国军方联系了众多化学家，试图应对这个令德军明显占优势的操作，其中之一就是爱德华·C. 肯德尔。他当时是一名生物化学家，在美国明尼苏达州罗契斯特市的梅奥基金会（Mayo Foundation）工作，之前曾从事过有关肾上腺化学性质的研究。尽管这种传言后来被证实是假的，但肯德尔还是和默克公司（Merck）的化学家刘易斯·H. 萨雷特一起，开始大规模生产"肯德尔化合物 E"。它即将成为史上最重要的药物之一。

几乎同一时间，梅奥医学中心关节炎部门的负责人菲利普·亨奇观察到，患有类风湿性关节炎的女性在孕期关节炎症状会降低。亨奇推测，她们暂时性的疼痛缓解是由于怀孕时释放的一种抗应激激素。1948 年，亨奇在一位严重关节炎的女性患者身上测试了"肯德尔化合物 E"。数次注射之后，她的疼痛消失，且能够行走了。1949 年，这些激动人心的结果在更多患者身上得到了验证，但是止痛效果需要不停服药才能保持。这种药物现在被称为可的松（cortisone）。

短短数年之内，人们发现可的松和相关药物对许多疾病都有很好的疗效，如过敏、哮喘、癌症，以及影响皮肤、眼睛、血液和肠道的疾病。然而，可的松的副作用也很可怕。它能够引起身体新陈代谢紊乱、行为改变、胃溃疡，以及水盐比例的严重失调，并损害心脏功能。

然后，默克公司的可的松立马就被紧随其后的氢化可的松（皮质醇）取代，这是可的松在体内的活化型。从那以后，人们在类固醇化学性质方面进行了各种改变，生产了在低剂量使用时活性更强的药物。更重要的是，它们不会导致身体水钠的潴留。还有其他的类固醇药物也不断被合成出来，可以直接用于皮肤或吸入后用于治疗哮喘。

1950 年的诺贝尔生理学或医学奖颁给了肯德尔、亨奇和他们的瑞士合作者——化学家塔德乌斯·赖希斯坦，以表彰他们对肾上腺激素的研究及发现可的松。■

1949 年

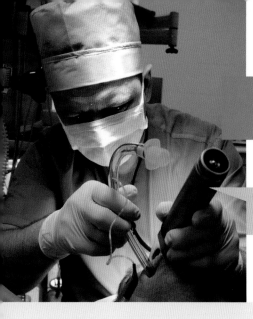

琥珀酰胆碱

沃纳·卡洛（Werner Kalow, 1917—2008）

琥珀酰胆碱是一种短效肌肉松弛剂，主要用于呼吸管和喉镜的插入过程。

筒箭毒碱（1935年），异烟肼（1951年）

1951 年

琥珀酰胆碱（又称司可林）是一种十分厉害的毒药，因为它能迅速在身体内分解，留下的痕迹微乎其微。20世纪60年代，美国新泽西州的麻醉医师卡尔·科波利诺（Carl Coppolino）被指控用琥珀酰胆碱谋杀自己情人的丈夫，后被无罪释放。后来，他又因使用相同的药物毒害自己的妻子而被定罪。

在手术中，尤其是涉及腹部的手术，医生需要用药物来放松肌肉。随意肌变松弛后，导致全身麻痹。呼吸肌也会被麻痹，所以需要用呼吸机来人工维持呼吸。筒箭毒碱类的药物能够造成肌肉松弛，作用时间一般会超过30分钟，但有时我们只需要令肌肉松弛几分钟。常见的需短时间麻醉的操作如防止将呼吸管插入气管时的呕吐反射等。短暂的肌肉松弛还能防止电痉挛疗法中出现抽搐及可能的脊柱损伤，这种疗法被用于治疗严重的抑郁症。

琥珀酰胆碱能够在注射后1分钟内使肌肉松弛，其麻痹呼吸和肌肉的效果通常会持续3～5分钟。但这只是通常，并不是所有。一般来说，琥珀酰胆碱会很快被血液中的假胆碱酯酶降解并失活。然而，约三千分之一的个体会出现基因异常，其假胆碱酯酶失活。对于这些人来说，琥珀酰胆碱会在2小时甚至更长的时间内造成肢体麻痹，使患者在无辅助的情况下无法呼吸。遗传药理学研究的就是人们对药物不同反应的遗传学基础，是目前药物研究最热门的领域之一。这个领域的一位先驱就是沃纳·卡洛。卡洛在第二次世界大战期间为德国海军工作，因此曾是美国亚利桑那州的一名战俘。到了1951年，他成为加拿大多伦多大学的药理学教授。在那里，琥珀酰胆碱夺去了一名患者的生命，他由此开始了对琥珀酰胆碱遗传药理学的详细研究。■

异烟肼

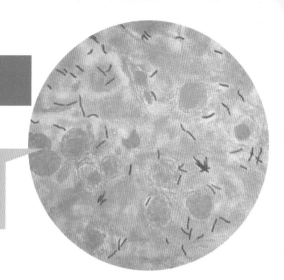

图为含有结核杆菌的痰液显微照片，它是导致结核病的细菌。感染个体在咳嗽或打喷嚏时，会喷出包含细菌的微小液滴，他人吸入液滴后便有可能感染结核病。

链霉素（1944 年），药物代谢（1947 年），异丙烟肼（1952 年），利福平（1967 年）

1912 年，汉斯·迈尔（Hans Meyer）和约瑟夫·马利（Josef Malley）在德国布拉格大学首次合成了异烟肼（isoniazid），但随后的四十年其一直静悄悄地待在化学品货架上，鲜有人问津。到了 1951 年，人们注意到异烟肼对结核病的疗效，次年它便出现在诊所中。异烟肼的早期研究表现出非常好的医疗前景，它很快就取代了链霉素，在结核病治疗中享有重要的地位。普通公众和医学界成员都预言，结核病很快就会成为历史了。

然而结核病并没有消失。导致结核病的微生物——结核杆菌（*Mycobacterium tuberculosis*）很快就对异烟肼产生了耐药性。尽管如此，由于口服异烟肼疗效高、毒性低，而且价格亲民，它仍然是世界上最主要的抗结核病药物，需要一直与其他药物共同使用，如利福平等，以延缓细菌抗药性的形成。易感人群和那些与结核病患者有过亲密接触的个体也会单独使用异烟肼，以预防结核病传染。

大多数药物（包括异烟肼）在排出体内之前必须要经过化学变化（经过代谢或生物转化）。人体肝脏是最主要的药物代谢器官。在服用一定剂量后，大多数药物的血液水平都服从正态分布（也称高斯分布），就像人群的智商值分布一样。有些人比较高，有些人较低，但大部分都处于中等水平。而异烟肼却不是这样！

美国一半的白种人和非裔都能快速代谢异烟肼，而另一半则对其代谢缓慢，具有较高的血液水平，所以更容易药物中毒。其他种族中代谢缓慢人群的比例则显著不同：美洲原住民为 21%，日本人为 13%，而因纽特人（爱斯基摩人）仅为 5%。缓慢代谢是一种隐性遗传特征，由体内的乙酰转移酶不足引起。异烟肼也为遗传药理学提供了一个经典案例，表现了遗传因素对药物反应的影响。■

1951 年

在农业生产中，农药喷洒飞机将马拉硫磷洒在田里，以消灭地中海实蝇，并保护棉花地免受棉铃虫的侵扰。在纽约或温尼伯这样的城市中心，空中喷洒也用来消灭蚊子，进而消灭西尼罗河病毒。

青霉素（1928 年），DDT（1939 年）

1951 年

在使用抗生素治疗微生物引起的感染时，药物对微生物的毒性必须要强于对患者的毒性。这个基本概念称为选择性毒性（selective toxicity），这利用的是微生物和患者的一项重要生物学差异。例如，很多细菌需要完整的细胞壁才能存活。青霉素会干扰细菌细胞壁的合成，从而杀死较敏感的细菌。哺乳动物细胞没有细胞壁，所以不会受到负面影响。

选择性毒性也适用于杀虫剂：化学物质应能有效杀死害虫，但不伤害人类或其他动物。对硫磷是一种杀虫剂，出现在 20 世纪 40 年代，现在已被多个国家禁止。它能毒死害虫，但也会伤害人类和野生动物。相反，制造于 1951 年的马拉硫磷（malathion）对昆虫的毒性远超过对哺乳动物的。这种选择性毒性的原理在于它们酶活性的相对差异。马拉硫磷在哺乳动物和昆虫体内都是无活性的，但会在它们体内转化为有毒的马拉氧磷（malaoxon）。此外，马拉硫磷和马拉氧磷都可以被羧酸酯酶灭活。那么，我们与昆虫的体内反应有何不同呢？

哺乳动物具有很高的羧酸酯酶活性，能够在马拉硫磷转化为马拉氧磷之前就很快地将其变为无活性的物质。昆虫就不那么幸运了，因为它们体内的羧酸酯酶活性很低，所以会被体内积累的马拉氧磷毒死。昆虫对马拉硫磷的抗药性案例都是由于羧酸酯酶升高引起的。

作为一种杀虫剂，马拉硫磷被广泛应用于农业庄稼和家庭花园中，还能在宽阔的户外场所杀死蚊子和地中海实蝇。此外，它还被用来杀死家养宠物身上的跳蚤，并制成乳液治疗人类身上的头虱及其卵。■

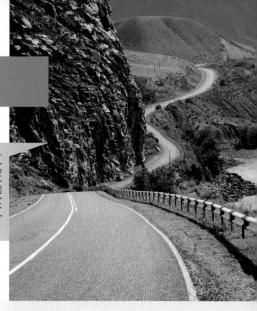

异丙嗪

作为吩噻嗪类药物（如氯丙嗪）的一个早期成员，异丙嗪被用于预防和控制晕车引起的恶心和呕吐。然而，因为其有显著的镇定作用，所以司机不能使用。

 可待因（1832 年），美国食品和药品监督管理局（FDA）（1906 年），苯海拉明（1946 年），氯丙嗪（1952 年），右美沙芬（1958 年）

在 20 世纪 40 年代，人们开始关注一类能够对抗组胺、可用于治疗过敏症的新药物。法国的罗纳普朗克公司（Rhone-Poulenc）就将研究重点放在吩噻嗪（phenothiazine class）类药物上。这项研究产生的两种最重要的药物就是抗精神分裂症的药物氯丙嗪（chlorpromazine）和抗组胺药异丙嗪（promethazine, 商品名为非那根）。后者出现于 1951 年。

除了抗组胺的功能外，异丙嗪与很多吩噻嗪类及其他第一代抗组胺药一样，都有很强的镇定效果。作为一种非处方睡眠辅助药物，它在澳大利亚、加拿大和英国都十分普及。从 1955 年开始，它还可通过注射来治疗晕动症，并控制严重的恶心和呕吐反应。

2009 年，美国最高法院在"惠氏公司对莱文"（*Wyeth v. Levine*）一案中对异丙嗪药物使用的裁定，对美国的药品制造和管理有着深远的影响。美国佛蒙特州的贝斯手黛安娜·莱文（Diana Levine）为治疗严重头痛引起的恶心，接受了异丙嗪注射。由于疏忽，药物被注射到了动脉血管中，而不是本该注射的静脉，导致了组织损伤、坏疽，以及她小臂的截肢。由于这种潜在的危险，美国食品和药品监督管理局（以下简称"FDA"）和药物的制造商惠氏公司对此曾提出警告，但并没有禁止这种静脉注射方式。惠氏公司认为，既然 FDA 已经批准了该药物，并且标签上也注明了它的使用方式，莱文女士没有权利在州法院要求赔偿。这个法律理论称为 FDA 优先（FDA Preemption）。

FDA 的批准能否作为免责的盾牌？ 美国高等法院以 6 比 3 的投票结果做出判决，认为 FDA 对某种药物的批准（包括药物的使用标志）并不能使制造商对药物引起的伤害免责。可想而知，消费者群体和原告律师非常赞同这项决定，但制药商们则对其并不认可。■

1951 年

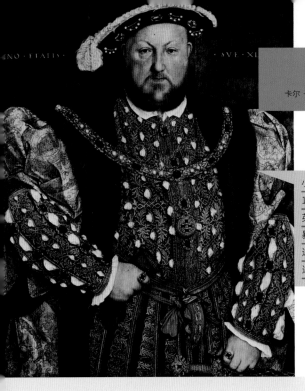

小汉斯·荷尔拜因（Holbein the Younger）在1539—1940年绘制了这幅亨利八世的画像。这位英国国王是一位典型的痛风患者，其病症是暴饮暴食引起的。亨利八世在年轻时体格健壮，身高达到190.5厘米。而在生命的最后几年中，他体重达到135～145千克，腰围达到147～152厘米。

 秋水仙碱（约70年），青霉素（1928年），可的松（1949年），别嘌醇（1966年）

1951年

1941年，就在人们从青霉菌中提取出青霉素之后不久，它就救了人的命。那是一位即将死于血液中毒的警察。每隔3小时，他就要接受一次青霉素的静脉注射。由于当时可用的青霉素非常少，所以每天都要从他的尿液中提取青霉素，再重新注射。这种方法起作用了。五天之后，他看上去正在逐渐康复……直到青霉素全部用完。他的身体状况急转直下，在一个月之后便去世了。

1951年，当时在默克公司的研究药理学家卡尔·拜尔发现，丙磺舒（benemid）能显著减缓青霉素在尿液中的损失。这使得抗生素能够在身体内保持更高的剂量，维持更长的时间，也能更有效地抗击严重的细菌感染。尽管现在青霉素已经非常丰富了，但丙磺舒仍被用于这一用途。

拜尔发现，丙磺舒对肾脏的效果还有另一个非常重要的医学用途——治疗痛风。血液中过高的尿酸会导致痛风。尿酸是肉类中的嘌呤分解后的产物，一般会通过尿液排出。但当有痛风倾向的个体体内尿酸盐含量累积时，硬的结晶体就会形成，沉积在关节处。间歇性痛风发作最常发生在大脚趾上，患者突然会感到剧烈的灼痛，并伴有红肿现象。

丙磺舒在延缓青霉素排出的同时，还促进了肾脏排出尿酸的过程（尿酸排除效应）。随着血液中尿酸水平降低，关节处的结晶会溶解，痛苦的发作也会降低频率。秋水仙碱和抗炎药，如布洛芬和可的松类的类固醇，被用来治疗急性痛风发作，但丙磺舒是首个能够从一开始就预防痛风发作的药物。■

氯丙嗪

让·德莱（Jean Delay, 1907—1987）
海因茨·莱曼（Heinz Lehmann, 1911—1999）
亨利·拉博里（Henri Laborit, 1914—1995）
皮埃尔·德尼凯（Pierre Deniker, 1917—1998）

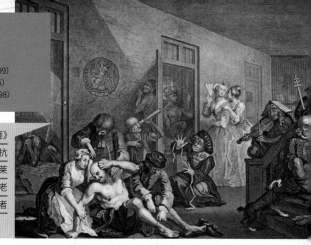

图为威廉·霍加斯（William Hogarth）绘制的《浪子生涯》（*A Rake's Progress*, 1763）。多亏了氯丙嗪和其他相关的抗精神分裂药物，医院内的精神病设施早已不似画中的贝特莱姆皇家医院这般。这所医院建立于 1247 年，据说是最古老的精神病医院。在贝特莱姆医院的历史中，它一直以对患者残忍的治疗而著称，很多患者都是精神分裂症患者。

 胰岛素休克疗法（1927 年），异丙嗪（1951 年），利血平（1952 年），丙米嗪和阿米替林（1957 年），氯氮平（1989 年），奥氮平（1996 年）

氯丙嗪是数十种吩噻嗪衍生物和一类抗抑郁药的前身，起初本想将其用于手术，却成了最有效的精神疾病治疗方法，产生了巨大的影响，并取代了精神外科、胰岛素休克疗法和电痉挛疗法的地位。1964 年，就在氯丙嗪开始用于精神病治疗的十年后，全球已有 5000 万患者使用过它。氯丙嗪及相关的抗精神病药物对于大幅度降低美国精神病医院的患者数量起了决定性的作用。患者数量从 1955 年的 55.9 万，降低到 1970 年的 33.8 万，再到 1990 年的11 万～12 万。

1949 年，法国海军外科医生亨利·拉博里正在测试一系列抗组胺药物，以防止外科休克。其中一种化合物由位于巴黎附近的罗纳普朗克公司实验室开发，由拉博里对其测试。这种药物正是氯丙嗪。接受了该药物的患者在手术前明显更平静，而且不会出现外科休克。由于认识到了氯丙嗪的精神病学潜能，巴黎圣安妮医院（Sainte-Anne Hospital）的皮埃尔·德尼凯和让·德莱给精神分裂症患者使用了氯丙嗪，并发现他们的攻击性和妄想症症状都有所减轻。德尼凯的发现令加拿大蒙特利尔市凡尔登新教医院（Verdun Protestant Hospital）的海因茨·莱曼非常兴奋，他重复并验证了德尼凯这个激动人心的发现。1952 年，氯丙嗪在法国经罗纳普朗克公司进入市场。在美国，它在 1954 年由史克公司推向市场，商品名为"托拉嗪"，用于治疗精神分裂症和恶心。

氯丙嗪远称不上完美。尽管 70% 的精神分裂症患者都有好转，能够回到较正常的生活，但对剩下的约 30% 患者没有效果。而且，没有一名患者能被完全治愈。在停药后的一年内，75% ～ 95% 的患者都重新出现了症状。尽管大多数精神疾病患者都能够离开精神病医院居住在社区中，但还是有很多患者在外流浪，或者被关进监狱。

吩噻嗪类也是很"恶劣"的药物，因为它们缺乏特异性。它们对精神疾病的疗效完全是靠阻断脑部的多巴胺受体，而这也会导致帕金森综合征的症状和神经及运动障碍。后来出现的非典型抗精神病药物，如氯氮平（1989 年）等，并不一定更有效，但副作用更小。完美的抗精神疾病药物目前还没有出现。∎

1952 年

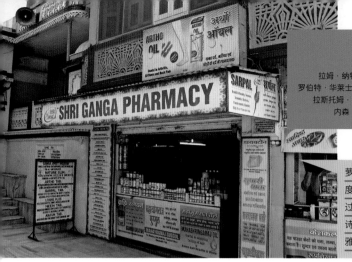

利血平

拉姆·纳特·乔普拉 (Ram Nath Chopra, 1882—1973)
罗伯特·华莱士·威尔金斯 (Robert Wallace Wilkins, 1906—2003)
拉斯托姆·贾尔·瓦基勒 (Rustom Jal Vakil, 1911—1974)
内森·S.克兰 (Nathan S. Kline, 1916—1982)

126

萝芙木属植物和它所含的主要生物碱——利血平是印度阿育吠陀医学的基础成分，而阿育吠陀的目标是通过三种能量的平衡来预防疾病。图中这家药店位于瑞诗凯诗 (Rishikesh)，地处印度北部，是通往喜马拉雅山的门户。

 蛇根木（约公元前 500 年），生物碱（1806 年），神经递质（1920 年），氯丙嗪（1952 年），百忧解（1987 年）

1952 年

萝芙木属的蛇根木一直是印度阿育吠陀药物的基本成分。在 20 世纪三四十年代，拉姆·纳特·乔普拉和拉斯托姆·贾尔·瓦基勒进行了各种科学和临床研究，主要关注蛇根木的根对高血压和精神障碍（尤其是精神分裂症）的治疗效果。不仅是这些有名望的学者进行的科学和临床研究，而且由于这些疾病在 1950 年缺乏安全有效的药物，所以人们对于蛇根木的兴趣十分浓厚。那一年，美国麻省总医院的罗伯特·华莱士·威尔金斯发表了研究成果，首次在西医中确定了蛇根木对轻度高血压的效果。然而，随着 20 世纪 60 年代出现了更好且副作用更少的抗高血压药，这种早期的热情便逐渐消散了。

1952 年，坐落于瑞士巴塞尔的汽巴制药公司宣布提取到了利血平 (reserpine)，这是使萝芙木属植物产生药效的基本生物碱。美国纽约罗克兰州立医院 (Rockland State Hospital) 的内森·S.克兰进行了大量临床试验，确定了利血平在减轻精神分裂患者症状方面的能力。20 世纪 50 年代中期的几年中，它在治疗这一疾病方面十分受欢迎。然而，它进入市场的时间很不凑巧。氯丙嗪 1952 年开始出现在精神分裂症治疗中，是更加有效且高效的药物。而且与利血平不同的是，它不会引起抑郁。

利血平引起的抑郁已导致部分患者自杀，这就宣告了它作为抗精神分裂药物的终结。相反，利血平开始了自己非商业的旅程，成为一种研究工具，用以建立抑郁和精神分裂症的生物化学理论基础。动物研究表明，利血平会消耗血清素、去甲肾上腺素和多巴胺，这些都是体内的神经传导物质，统称为生物胺。目前我们猜测，抑郁是由去甲肾上腺素和血清素缺乏引起的，而精神分裂症可能与过量的多巴胺相关。因此，利血平作为研究工具的重要性已取代了它的药物功能。■

异丙烟肼

内森·S. 克兰 (Nathan S. Kline, 1916—1982)

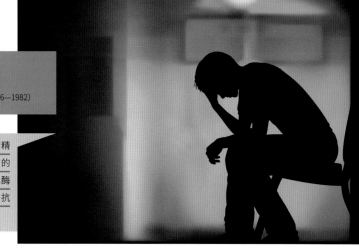

抑郁症是影响美国青少年最普遍的精神疾病，而自杀是美国高中生死亡的主要原因之一。作为一种单胺氧化酶抑制剂，异丙烟肼是使用最广泛的抗抑郁药之一。

神经递质（1920 年），链霉素（1944 年），异烟肼（1951 年），单胺氧化酶抑制剂（1961 年），百忧解（1987 年）

随着异烟肼彻底改变了结核病的治疗，罗氏制药（Hoffman La Roche Laboratories）的科学家们改变了它的化学成分，以图找到一种可与之相比的药物。这些新化合物中最具前景的就是异丙烟肼（iproniazid）。早期试验在美国纽约海景结核病医院（Sea View Tuberculosis Hospital）的患者中展开。这所医院始建于 1912 年，是当时美国最好的结核病医院。

试验结果十分引人瞩目。1952 年的结核病医院的环境并不令人愉悦，但在接受异丙烟肼治疗后，患者都明显很开心，胃口大开、体重增加。然而，肺部 X 线片却没有显示他们的结核病有任何改善。后来，由于药物引起了令人不安的副作用，例如过度刺激等，因此试验以失败告终。

1952 年，在美国西北大学医学院的 E. 阿尔伯特·泽勒（E. Albert Zeller）进行了一些其他不相关的实验，意外发现异丙烟肼能够阻断单胺氧化酶（monoamine oxidase, MAO）。这种酶通常会导致去甲肾上腺素和血清素失活。当单胺氧化酶被阻断后，就会引起这些神经传导物质在脑部的水平升高。

第一个抗抑郁药 20 世纪 50 年代中期，新出现的药物能够治疗精神分裂症和焦虑症，却对抑郁症无可奈何。罗克兰州立医院的内森·S. 克兰了解到泽勒的发现并推测，异丙烟肼作为单胺氧化酶抑制剂，应该具有成为抗抑郁药的潜力。1957 年，克兰将该药用于 14 名抑郁症患者身上，其中 12 人都取得了良好的效果。精神病学领域热情高昂地接受了异丙烟肼作为一种"精神强奋剂"（克兰对它的称呼）。1961 年，该药物的希望之光黯淡下来，因为它的使用可能与 54 例肝中毒引起的死亡有关，它从市场上被召回。寻找更安全的单胺氧化酶抑制剂的征程又开始了。■

1952 年

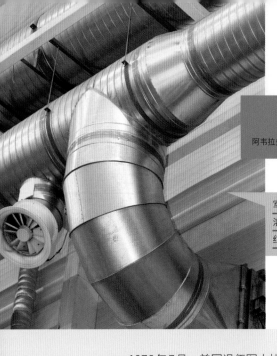

红霉素

阿韦拉多·阿吉拉尔（Abelardo Aguilar, 1917—1993）

军团杆菌是军团病的罪魁祸首，以气溶胶的形式通过酒店的空调系统传播。红霉素是最有效的治疗方法。

青霉素（1928 年），四环素（1948 年），氨苄西林（1961 年）

1952 年

1976 年 7 月，美国退伍军人协会的大约 4000 名第二次世界大战老兵在美国费城集会，参加了《独立宣言》签署 200 周年的庆典。该庆典在地标性建筑—— 贝尔菲史丹佛酒店（Bellevue-Stratford Hotel）举行，其中约 600 名老兵住在里面。几天内，有 221 名参会者出现了发热、咳嗽和呼吸困难的症状，随后 34 人死亡。因此，这场离奇疾病也被称为军团病（Legionnaires' disease），关于这场疾病的原因外界一直有各种推测：从六个月前的流感暴发到有人企图杀害美国退伍老兵的阴谋。

1976 年 12 月，美国疾病控制中心的科学家约瑟夫·麦克达德（Joseph McDade）确定了军团病的起因—— 军团杆菌（Legionella）。这种细菌已在 1947 年被发现，但被认为只与动物疾病有关。酒店中央空调系统冷却塔的水被该微生物污染，像喷雾剂一样传播给丝毫没有防备的参会人员。后来，军团病又在多地暴发，包括英国（1985 年）、荷兰（1999 年）、澳大利亚（2000 年），还有最严重的西班牙（2001 年），影响了 650 个人。直到现在，军团病仍然存在，美国每年有 1 万～5 万病例，致死率为 5%～30%。

治疗军团病最早但仍然最有效的药物就是红霉素（ergthromycin）。1949 年，菲律宾科学家阿韦拉多·阿吉拉尔给他的雇主送去了一些土壤样品进行试验。J.M. 麦圭尔（J. M. McGuire）领导的研究团队从其中一个样品中的链霉菌中提取到了红霉素。1952 年，红霉素进入市场。尽管红霉素在化学性质和作用机制上与青霉素不同，但它在对抗类似的微生物时依然有效。红霉素被认为是最安全的抗生素之一，是青霉素过敏人群常见的替代品。

作为大环内酯类抗生素的首位成员（这类化合物因其较大的环状化学结构而得名），红霉素成为很多疾病的首选药，如白喉、肺炎和百日咳等。■

乙酰唑胺

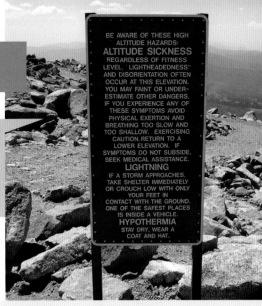

随着海拔增加，大气压力会降低，氧含量也随之降低。珠穆朗玛峰顶峰（8848 米）吸入氧气的压力仅为海平面的 29%。图中的警告牌位于美国科罗拉多州的埃文斯山（Mount Evans，海拔 4348 米），提醒人们注意预防高原病。

 磺胺（1936 年），氯噻嗪（1958 年）

抗菌药磺胺在 20 世纪 30 年代晚期出现。之后不久人们就注意到，即使是正常剂量的磺胺也会改变身体的酸碱平衡，导致大量碱性尿的流失。这种不平衡是磺胺阻断了碳酸酐酶引起的，碳酸酐酶是将体内的二氧化碳和水转化为碳酸所必需的酶。

发现这一点之后，改进磺胺类药物的旅程开始了。新的磺胺类药物要具有更强的碳酸酐酶抑制能力，而且要有更好的利尿效果（即增加尿量）。其中，前景最好的就是乙酰唑胺（acetazolamide），在 1952 年由美国莱德利实验室以"丹木斯"（Diamox）作为商品名推向市场。乙酰唑胺并不是很好的利尿剂，尤其是单独使用时。但幸运的是，它并没有被束之高阁。它的化学类似物氯噻嗪就是最早的噻嗪类利尿剂。

乙酰唑胺目前最重要的用途是治疗青光眼，青光眼是导致失明的重要原因之一。青光眼与眼睛内部压力增高有关，这是眼内积累的液体大于排出的液体导致的。乙酰唑胺和相关药物可以口服或作为滴眼液，以减少眼内液体的产生。

乙酰唑胺还是预防和治疗急性高原病最普遍的药物。由于人们对高原病的敏感程度具有显著差异，在海拔 2500 米处可能会出现早期流感样症状，严重的症状要到 4000 米以上才会产生。

在海拔 2500 米处，空气中的氧含量比海平面处降低 25%。这会导致血液从最小的血管（毛细血管）中渗出，进入周围的组织。少量的液体在脑部累积会引发急性高原病的症状。乙酰唑胺被认为能够增加血液的酸度，刺激脑部延髓中的呼吸中枢，增加呼吸换气，甚至包括睡眠中的呼吸。然而，预防高原病最有效的方法仍然是在攀登过程中逐渐适应海拔高度。■

1952 年

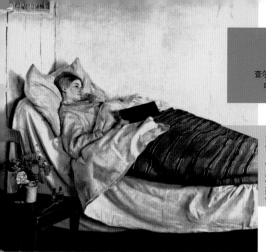

油画《病中少女》（*The Sick Girl*）由丹麦画家迈克尔·阿彻（Michael Archer）绘于 1882 年，他是斯卡恩画家组织的主要成员。画中这位 19 世纪的少女可能服用了安替比林来减轻疼痛并退烧，但这种药比对乙酰氨基酚的毒性强得多。

 阿司匹林（1899 年）

1953 年

对乙酰氨基酚又名扑热息痛，它在美国、加拿大和很多拉丁美洲国家被称为对乙酰氨基酚（acetaminophen），而在其他地方几乎都称它为扑热息痛（paracetamol）。它是全球使用最广泛的药物之一，出现在一百多种药品中。该药物在 1852 年由法国化学家查尔斯·弗雷德里克·热拉尔发现，过程平淡无奇。随后，它逐渐被遗忘，又在 1873 年被美国化学家哈蒙·诺思罗普·莫尔斯重新发现，最终在 20 世纪 50 年代走向市场并成为畅销药品。这些都值得我们记上浓墨重彩的一笔。

故事开始于 1886 年，一位患者被错误地使用了乙酰苯胺，却意外地退了烧。当时的内科医生都很担心发热引起的潜在危害，认为像乙酰苯胺这样的有效退烧药是一项重大的医学成就，更别说它还附带止痛效果。乙酰苯胺虽然被使用了几十年，但它会引起高铁血红蛋白症，破坏血液中携带氧气的血红蛋白。人们开始寻找不会导致这些问题的退烧药，并在 1893 年对对乙酰氨基酚进行了人体试验。它很有效，但有导致高铁血红蛋白症的轻微倾向，所以被束之高阁长达 60 年。

后来证实，对乙酰氨基酚与高铁血红蛋白症并没有关系。它在 1953 年经斯特林药业公司（Sterling-Winthrop）推广走向市场，在治疗儿童和成年人胃溃疡方面比阿司匹林更安全。1955 年，麦克尼尔实验室（McNeil Laboratories）开始出售对乙酰氨基酚，商品名为"泰诺林"（Tylenol）。次年，佛雷德里克斯登公司（Frederick Stearns & Co.）又将对乙酰氨基酚推广到市场，商品名为"必理痛"（Panadol）。除了过量使用会导致肝中毒或肝衰竭外，它是相对安全的阿司匹林替代品，尤其是对儿童而言。

到目前为止，泰诺林（对乙酰氨基酚缓释片）污染已经导致了两起引人注目的药物召回。1982 年，美国大芝加哥地区有 7 人在摄入泰诺林后死亡，其原因是药品中被人为恶意地混入了氰化物。麦克尼尔实验室立即进行道歉，并在一周之内召回了 3100 万瓶药品。重新投放市场的药品采用密封包装从而排除了再次被下毒的可能性。那是一场麦克尼尔的公关胜利，所有的损失几乎都弥补了回来。相比之下，在 2010 年，麦克尼尔公司的母公司强生公司（Johnson & Johnson）被多次要求召回泰诺林和 40 种其他的非处方药，其原因是非常不合标准的制造过程导致了化学和细菌污染。■

巯嘌呤

乔治·H. 希钦斯（George H. Hitchings, 1905—1998）
格特鲁德·B. 埃利翁（Gertrude B. Elion, 1918—1999）

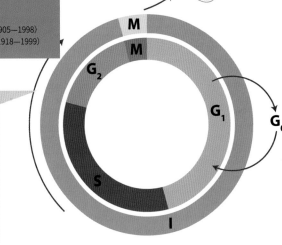

细胞分裂周期是细胞经历的一系列阶段，使细胞分裂和复制。图中，外圈表示的是一个长长的分裂间期（I），紧跟着一个细胞分裂期（M）。在 G₀ 休眠期后，分裂间期共由四个阶段构成，如内圈所示。G₁ 为细胞的 DNA 合成（S）做好准备，然后 G₂ 使细胞准备好进行有丝分裂（M）。癌症的一个主要特征就是身体对细胞增殖失去了正常的控制，导致恶性肿瘤的生长。巯嘌呤这样的抗癌药就是在肿瘤细胞周期的某个节点发生作用。

 磺胺（1936 年），甲氨蝶呤（1947 年），别嘌醇（1966 年），阿昔洛韦（1982 年）

1953 年

一次科学界的伟大合作为发现意义重大且极具创新性的药物奠定了基础，这些药物可用来治疗癌症、细菌和病毒感染、疟疾和痛风，还能预防器官移植的排斥反应。由于这些成就，乔治·H. 希钦斯和格特鲁德·B. 埃利翁被授予 1988 年的诺贝尔生理学或医学奖。

1942 年，埃利翁加入了希钦斯在美国纽约塔克霍宝威公司（Burroughs Wellcome）的实验室，就是现在位于美国北卡罗来纳州三角研究园（Research Triangle Park）的葛兰素史克公司（GlaxoSmithKline）。希钦斯已在哈佛大学获得博士学位。埃利翁有一个硕士学位，但由于经济压力，她没能完成博士项目。几年间，埃利翁的事业突飞猛进，从希钦斯的助手变成了完全平等的合作者。

用"假冒原料"欺骗癌细胞 希钦斯和埃利翁的研究重点在于天然嘌呤和嘧啶的化学修饰，嘌呤和嘧啶都是 DNA 合成的基石。而开发这些药物是建立在使用抗代谢物的基础上，这些抗代谢药物可以抗击细菌、病毒和癌症。抗代谢药物是假冒 DNA 合成的原料，插入生物化学反应中。一旦进入反应，它们就能替代微生物或癌细胞所需的正常嘌呤或嘧啶。由于它们无法用来合成 DNA，细胞也就无法分裂和生长了。

希钦斯和埃利翁发明的最引人注目的药物是 6-巯基嘌呤（简称巯嘌呤），这是埃利翁在 1950 年合成的一种嘌呤抗代谢药物。斯隆凯特琳研究所在美国纽约市对 6-巯基嘌呤进行了深入评估，然后在纪念医院（Memorial Hospital）进行了临床试验。巯嘌呤使小儿白血病得到了完全缓解。但这些胜利只是暂时的，病情一年内便会复发。后来，随着人们对细胞和癌症化学疗法的生物学认识日益加深，其他临床医师也开始用巯嘌呤作为组合药物的一部分来治疗白血病。目前，白血病的治愈率已将近 80%。■

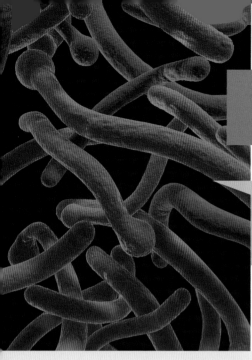

制霉菌素

伊丽莎白·李·黑曾（Elizabeth Lee Hazen, 1885—1975）
雷切尔·富勒·布朗（Rachel Fuller Brown, 1898—1980）

图为白色念珠菌（*Candida albicans*）的电镜照片，它是念珠菌病和鹅口疮的常见致病原因。念珠菌是一种真菌，真菌与植物、动物和细菌有显著区别，但它们与动物的进化关系比与植物更近。

 链霉素（1944 年），四环素（1948 年），两性霉素 B（1956 年），灰黄霉素（1958 年），环孢素（1983 年）

1954 年

真菌，如念珠菌（*Candida*），也称假丝酵母菌，是皮肤、肠道和口腔及阴道黏膜上的常见"住户"。它们很少引起健康问题，因为它们的生长受到同一片区域内细菌的抑制。然而，在人服用某些抗生素后，例如使用能够影响很多种微生物的广谱四环素，就可能发生真菌感染。当细菌和真菌间微妙的平衡被打破时，念珠菌就会不受抑制地过度生长，导致念珠菌病。如果感染发生在口腔，则会形成鹅口疮。真菌的过度生长还会出现在免疫系统被抑制的个体中，如艾滋病患者、接受化疗的癌症患者，以及接受免疫抑制药物的器官移植患者。

美国奥尔巴尼市的化学家雷切尔·富勒·布朗和纽约的微生物学家伊丽莎白·李·黑曾都在纽约州卫生署工作，两人互相分享了在土壤中发现的潜在的抗真菌抗生素样品。在美国邮政的帮助下，这种远距离的科学合作得以实现。1949 年，她们从土壤细菌链霉菌中提取到了制霉菌素（nystatin），并以两人的单位名称为其命名。

在早期的培养皿抗菌实验中，抗真菌抗生素制霉菌素能够有效抗击多种真菌。1954 年，它被引入临床治疗，对皮肤、口腔和阴道的真菌感染的治疗有效且安全。然而对于深部真菌感染来说，制霉菌素的效果却非常有限，因为它很难被吸收，且口服后无法进入血液。布朗和黑曾将制霉菌素（商品名 Mycostatin）出售给施贵宝制药公司获得的 1340 万元专利费全部捐出，其中的一半捐赠给纽约研究公司（Research Corporation of New York）用来资助科学研究，另一半则用来建立了布朗-黑曾基金会（Brown-Hazen Fund）。该基金会从 1957—1978 年支持了很多研究项目，主要为微生物学领域，并且鼓励女性从事科学事业。■

美雄酮

约翰·齐格勒（John Ziegler, 1920—1983）

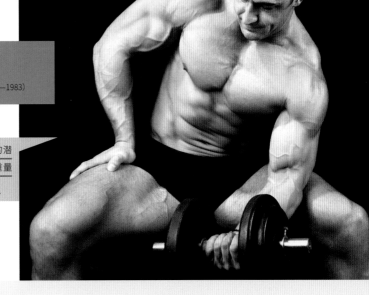

尽管使用合成类固醇时具有很大的潜在危险，有些健身运动员仍然在重量训练时服用大力补等相关补充药物。

 睾酮（1935 年），超药品说明书用药（1962 年）

1935 年，科学家分离并合成了睾酮。在那之后的几年内，有不确凿的消息称德国科学家正在测试睾酮衍生物，以提升士兵的战斗能力。在第二次世界大战期间和战后，同盟国把这些药物发放给集中营的幸存者和营养不良的士兵，用来增加体重。睾酮有两个主要的作用：同化作用能够增加肌肉、降低体脂，而雄性激素样作用能促进性特征和性功能。

约翰·齐格勒是汽巴制药公司的一名医生，在开发美雄酮 [methandrosterolone, 又名大力补（Dianabol）] 的过程中起了至关重要的作用。美雄酮是一种合成的化合物，其同化作用比睾酮强得多。20 世纪 60 年代末到 80 年代，民主德国游泳运动员获得的奖牌和打破的纪录都是由于使用了美雄酮一类的合成类固醇。在回应为什么游泳运动员的嗓音都十分低沉时，他们的民主德国教练说："我们是来游泳的，不是来唱歌的。"尽管合成类固醇已经被大多数运动禁止，但还是有一部分优秀的运动员和健美运动员被发现使用这些药物来提高成绩。

非法的制药工厂也试图制造生产类似药物，如四氢孕三烯酮就在尿液中无法检出。非法市场上共有 6 ～ 8 种合成类固醇药物，包括康复龙、苯丙酸诺龙和氟甲睾酮，但世界范围内还有许多地下制药工厂在生产着更多违禁药物。用户可以从非法来源、网站甚至是健康食物商店获取这些药物。

常规使用合成类固醇也是有危险的。它们能够提升有害的低密度脂蛋白胆固醇水平，增加患心血管疾病的风险，使女性使用者肝中毒并男性化，还会引起情绪障碍和行为变化，如"类固醇癫狂"和抑郁症。

美国《管制物质法》（Controlled Substances Act）将合成类固醇列为第二类管制药物，是准许医疗使用的药物中限制最严格的一类。批准的合成类固醇用处有为消耗性疾病（如艾滋病、癌症等）患者增加肌肉。■

1956 年

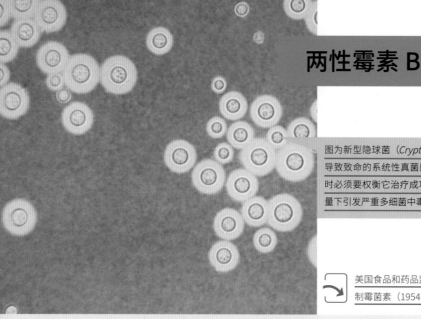

图为新型隐球菌（Cryptococcus neoformans），它会导致致命的系统性真菌感染。医生在开具两性霉素 B 时必须要权衡它治疗成功的可能性，以及它在建议剂量下引发严重多细菌中毒的可能性。

美国食品和药品监督管理局（FDA）（1906 年），制霉菌素（1954 年）

1956 年

使用任何药物都有一定的风险。在评估某种药物的上市许可时，美国食品和药品监督管理局要权衡它的有效性和潜在风险。医生在决定给患者开药时，也要做类似的评估。在两种情况下，必须权衡风险水平与所治疗疾病的严重程度。对于小病的治疗，我们希望潜在的风险最小。而对于危及生命的大病，就不是这样了。例如对某些系统性真菌感染，用两性霉素 B（amphotericin B) 来治疗就会带来巨大的风险，可能导致严重中毒。

可怕的两性　两性霉素 B（商品名为 Fungizone）是一种非常重要的药物，对很多致病真菌都有效，是治疗大多数系统性真菌感染的首选药。在 1956 年引进该药物前，系统性真菌感染是绝对致命的。然而，两性霉素 B 的缺点是能够引发肾中毒以及与静脉滴注相关的不良反应，这种反应可能每天都会发生，不良反应可一直持续 2～4 个月。因此，两性霉素 B 又被称为"可怕的两性"，它可能导致肝、心脏和血液问题。

显然，使两性霉素 B 的抗真菌效果最大化，同时尽量降低它对肾脏的破坏就成了一项重要挑战。同样的问题也存在于某些抗癌药中，因为它们对身体的器官有毒。一种较新的制备方法是使用脂质体技术，脂质体即实验室制备的微小空心泡，里面装满药物，能够防止有毒的药物在肾脏堆积。两性霉素 B 脂质体和类似的药品与原始药物一样有效，还能保护肾脏和其他器官不被破坏。然而，这种新型制备方法非常昂贵，只能用在对传统两性霉素 B 产品不耐受的患者身上。■

甲糖宁

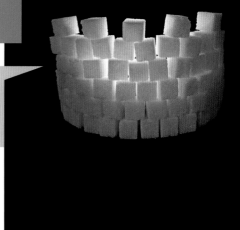

2 型糖尿病在年轻人中的发病率越来越高，这很可能是由于缺乏锻炼和肥胖引起的。过度摄入软饮料是导致肥胖的原因之一。一罐 340 克的普通可乐就含有 40 克糖！

美国食品和药品监督管理局（FDA）（1906 年），胰岛素（1921 年），磺胺（1936 年），安慰剂（1955 年），二甲双胍（1958 年），人胰岛素（1982 年），文迪雅（2010 年）

1957 年

糖尿病患者需要注射胰岛素才能生存，那糖尿病前期患者呢？这种情况一般见于年纪较大、体重较重的个体，他们没有糖尿病症状，也没有不舒服的感觉，却逐渐患上糖尿病。今天，我们称之为 2 型糖尿病。20 世纪 50 年代，是否进行治疗是糖尿病专家面临的主要挑战。而对甲糖宁*的制造商——普强医药公司（Upjohn）来说，答案是显而易见的。

胰岛素注射为糖尿病患者提供了他们自身的胰腺无法生产的胰岛素。甲糖宁和胰岛素一样，能够使升高的血糖水平降低，但它并不是口服的胰岛素，也无法帮助所有的糖尿病患者。它靠刺激胰岛素的释放来发挥作用，所以胰腺首先要能够生产胰岛素。

甲糖宁（甲苯磺丁脲）是磺酰脲类口服抗糖尿病药物的首个成员，与磺胺的化学性质相关，于 1957 年在美国获批上市。2 型糖尿病患者不用再经历痛苦的注射、锻炼或严格饮食，他们只需要吃一片药而已。医生对此十分满意，因为药物降低了患者的血糖，也应该能降低患糖尿病并发症的长期风险，糖尿病常见的并发症有心脏病、中风、视力下降和肾衰竭等。

然而，故事并没有圆满结束。一项长达 10 年的研究对甲苯磺丁脲的效果与安慰剂进行了对比。他们在 1970 年意外地发现，用甲苯磺丁脲治疗的患者死于心脏病的风险是对照组的 2.5 倍。这项糖尿病研究大学协作组（University Group Diabetes Program，以下简称"UGDP"）的研究结果被美国食品和药品监督管理局和美国医学会采纳，但美国糖尿病协会、很多使用甲糖宁治疗患者的医生和普强医药公司则对此嗤之以鼻。

对 UGDP 研究结果的解释受到了各类批评。四十多年后，甲糖宁对心脏的确切影响仍然不甚确凿。然而，自 1984 年开始，所有的磺酰脲类抗糖尿病药物都必须标注"会增加心血管疾病死亡的风险"。尽管甲糖宁已经停产，但同类的甲苯磺丁脲药物仍然存在。■

---

* 甲糖宁（Orinase）是药物的商品名，该药的通用名为甲苯磺丁脲（tolbutamide）。正文中出现"甲糖宁"的地方是指普强医药公司生产的这款产品；出现"甲苯磺丁脲"的地方是指这种化合物。——译者注

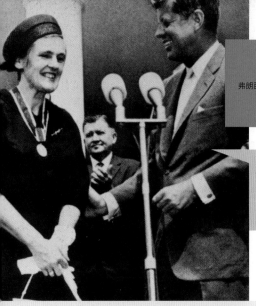

沙利度胺

弗朗西丝·奥尔德姆·凯尔西 (Frances Oldham Kelsey, 1914—)
维杜金德·伦茨 (Widukind Lenz, 1919—2005)
威廉·麦克布赖德 (William McBride, 1927—)

弗朗西丝·奥尔德姆·凯尔西以一己之力使美国避免了一场沙利度胺出生缺陷灾难。为表彰其贡献，约翰·F.肯尼迪在1962年授予她杰出联邦公民总统奖。

 苯妥英（1938年），甲氨蝶呤（1947年），《科夫沃－哈里斯修正案》（1962年），丙戊酸（1967年），异维甲酸（1982年）

1957 年

一场巨大的医学悲剧 1957年，沙利度胺也称反应停，开始被用于促进睡眠和治疗早孕反应，看上去非常安全。第二年，它通过了英国的审核。到1961年，它已出现在加拿大和超过20个欧洲和非洲国家的市场上。1960年，理查森·梅里尔公司（Richardson Merrell）在美国强势地寻求批准沙利度胺（thalidomide，商品名为Kevadon）上市，并在美国销售了250万片，供2万名患者使用。然而，截至1961年，就出现了17例出生缺陷病例。弗朗西丝·奥尔德姆·凯尔西和美国食品和药品监督管理局的药剂师们对该药物的使用进行了审查。凯尔西对药物的安全性十分担忧，因此拒绝批准。1962年，她获得了约翰·F.肯尼迪颁发的杰出联邦公民总统奖（President's Award for Distinguished Federal Civilian Service），以表彰她"使美国避免了一场人道悲剧"。2005年，她以90岁高龄从美国食品和药品监督管理局退休，一生为其服务了45年。

1961年，澳大利亚的威廉·麦克布赖德和德国的维杜金德·伦茨各自独立地将沙利度胺与出生缺陷联系在一起。同年，沙利度胺被从市场召回，但在那之前全球已诞生了超过1万个带有重大出生缺陷的婴儿。最极端的就是四肢畸形，被称为"海豹肢症"，患有"海豹肢症"的婴儿通常从肩膀处长出鳍状的双手。女性怀孕后的前三个月服用沙利度胺后，甚至只有一次的剂量，胎儿就可能出现这些令人震惊的变化。

沙利度胺的悲剧使人们开始注意"胎盘屏障"的有效性。胎盘为胎儿提供了呼吸、循环和排泄功能。我们现在知道，这道屏障并不能保护胎儿免受母亲服用的大多数药物的影响。现在，药物测试的一项重要内容就是评估孕期药物对胎儿的影响，这也是那场灾难产生的影响之一。现已知能够致畸的药物包括治疗痤疮药物（异维甲酸）、癫痫药物（狄兰汀和丙戊酸）以及抗癌药（甲氨蝶呤），还有很多其他药物都有疑似致畸性。

沙利度胺在20世纪90年代末回归，用于治疗多种骨髓瘤和麻风病并发症。■

丙米嗪和阿米替林

罗兰·库恩（Roland Kuhn, 1912—2005）

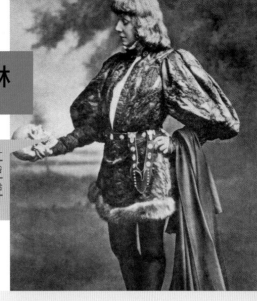

图为萨拉·伯恩哈特（Sarah Bernhardt, 1844—1923）扮演的哈姆雷特。哈姆雷特的抑郁症归咎于他的父亲被谋杀，以及他母亲在匆忙之下嫁给克劳狄斯，也是他亡父的弟弟和凶手。

 神经递质（1920 年），氯丙嗪（1952 年），单胺氧化酶抑制剂（1961 年），百忧解（1987 年）

抗精神分裂症药物氯丙嗪的医学成功和经济回报对很多制药公司来说，都是一个强有力的激励，促使它们改变药物的化学成分，开发相似的药物。早期潜在的抗精神分裂药物之一就是丙米嗪（imipramine，商品名为 Tofranile），由瑞士嘉基公司开发，即现在的诺华制药公司（Novartis）。然而，试验结果与瑞士精神病学家罗兰·库恩的预期刚好相反，他发现服药后的精神病患者的病情并没有得到改善，有一些甚至还恶化了。然而，服药的抑郁症患者的病情却有所改善或提升。

丙米嗪在 1957 年上市。1961 年，默克公司的化学家对丙米嗪的化学结构进行了细微改变，得到了阿米替林（amitriptyline，商品名为 Elavil）。丙米嗪和阿米替林是最早的三环类抗抑郁药物，因它们的化学结构有三个环而得名。后来，市场上又出现了大约 20 种其他的三环类及相关药物。

这些药物如何缓解抑郁呢？很多专家都相信，抑郁症是由于脑部影响情绪的区域缺乏去甲肾上腺素或血清素引起的。抗抑郁药能扭转这种不足。有些三环类药物会增加去甲肾上腺素，有些能增加血清素，而大多数能同时影响这两种神经递质。哪种三环类药物最有效呢？我们无法提前预言这一点，只能通过反复测试来确定。抗抑郁药发挥作用的理论看似简单，但仍有不少问题。最令人困惑的一点就是，为什么开始用药后，要等上几周才能看到情绪开始发生积极变化，抑郁的阴云开始消散？

在服用抗抑郁药后，由于没能感到快速、积极的情绪变化，有些患者会丧失希望，认为自己永远也无法好起来，可能会试图通过过量服药来结束自己的痛苦。用三环类药物自杀有时能够成功，但若没有成功，中毒症状却很难治疗。

百忧解（Prozac）和相关的选择性 5- 羟色胺再摄取抑制剂（selective serotonin-reuptake inhibitors，以下简称"SSRIs"）已经取代了三环类药物，因为它们在故意服用过量时更加安全，而且副作用更小。然而，SSRIs 并没有比三环类药物更有效。还有证据表明，这两种抗抑郁药在治疗抑郁方面的效果并没有显著优于安慰剂。■

1957 年

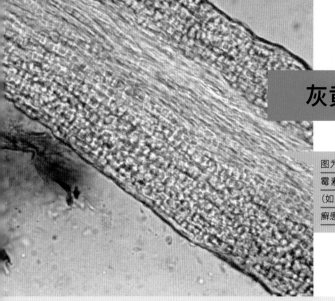

灰黄霉素

图为一名癣患者的毛囊，该感染能够被灰黄霉素有效治愈。由于免疫功能不全的人群（如艾滋病、糖尿病和癌症患者）越来越多，癣患者也越来越常见了。

 制霉菌素（1954年），两性霉素B（1956年）

1958年

真菌引起的感染可分为深部真菌感染和浅表真菌感染。深部感染并不常见，但严重得多，甚至会危及生命。而在普遍的浅表感染中，其中之一就是皮肤、头发和指甲上的癣，感染区域会呈现环形。灰黄霉素（griseofulvin）在1958年引入治疗，是最早的口服抗真菌药。在这之前，人们会使用多种外敷产品，但有效性值得怀疑。治疗癣的其他方法还包括用X射线去除头皮上的头发，或手术取出感染的指甲。

灰黄霉素最早是在1939年从灰黄青霉（*Penicillium griseofulvin*）中提取而来。但由于当时科学家的主要兴趣是对抗细菌，而灰黄霉素对细菌缺乏活性，便被晾在一边。几年后，人们发现灰黄霉素能使某些真菌萎缩或卷曲，便开始用它治疗植物的真菌感染。直到1958年，灰黄霉素才开始用于治疗人类和动物的真菌感染。它的商品名包括Fulvincin P/G、Grisactin和Gris-PEG等。

与抗生素对细菌猛烈且迅速的攻击不同，灰黄霉素对真菌的杀伤力更加强且速度更慢。在药物被吸收后，它会沉积在角蛋白中，角蛋白是制造皮肤、头发和指甲角质表层的基本材料。一旦进入角蛋白，灰黄霉素就会预防新的感染，并阻止活跃的真菌繁殖。因此，病情改善的第一个信号就是头发或指甲的新生。灰黄霉素清理真菌感染的速度由该区域细胞生长的速度决定。皮肤和头发的癣能够在1～2个月内被成功治愈，而脚趾的感染则需要6～12个月的药物治疗。癣具有高度传染性，并且还可以由动物传播给人类。■

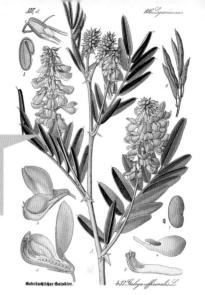

二甲双胍

让·施特内（Jean Sterne, 1919—1997）

19 世纪晚期，人们认为山羊豆（右图）有潜力成为欧洲的饲料作物。但从牛和马的反应来看，它应该并不好吃。现在，它已被列为一种美国联邦恶性杂草。但从它身上提取的格华止却广泛地用于糖尿病治疗。

Gebräuchlicher Geisklee.   *437.Galega officinalis L.*

 胰岛素（1921 年），甲糖宁（1957 年），
人胰岛素（1982 年），文迪雅（2010 年）

世界上使用最广泛的抗糖尿病药可以追溯到中世纪，那时的人们用山羊豆（*Galega officinalis*）来治疗这种疾病。1918 年，人们发现这种植物含有胍（guanidine），是其具有降血糖功能的原因。但它及其多种化学衍生物的毒性都过强，无法作为药品。20 世纪 20 年代，衍生物二甲双胍（metformin）可降低兔子的血糖，但那时糖尿病治疗界关注的是一种更令人激动的药物——胰岛素。

20 世纪四五十年代，多种原因使人们对二甲双胍重新产生了兴趣。在各种对人有效的早期口服降糖药中，甲糖宁在医学和经济上都引起了巨大的热情。而二甲双胍在治疗流感时被发现也能降低血糖，且毒副作用更小。法国糖尿病学家让·施特内对这些偶然的发现进行了后续研究，证明了二甲双胍作为抗糖尿病药物的能力，并将其命名为格华止（Glucophage）。格华止于 1958 年在英国获批，1972 年在加拿大获批，最终于 1995 年在美国上市。

2 型糖尿病是最常见也是发展最快的糖尿病类型，越来越多地在儿童和青少年身上出现。肥胖和缺乏运动是导致 2 型糖尿病的一个重要原因。在正确的控制下，从 2 型糖尿病发展成 1 型糖尿病（需要注射胰岛素）及长期并发症的进度可以得到延缓，甚至能完全预防。

二甲双胍是 2 型糖尿病的首选用药。在 1998 年英国报道的一项为期 10 年的高度权威的研究中，对于 2 型糖尿病患者来说，二甲双胍是唯一降低了糖尿病并发症风险，也降低了心脏病和中风死亡率的口服药。使用该药物还可能降低临界患者患上 2 型糖尿病的可能性，尽管运动和饮食控制对治疗更加有效。据称，二甲双胍是全球应用最广泛的抗糖尿病药，也是《世界卫生组织基本药物标准清单》（*World's Health Organization's Model List of Essential Medicines*）上仅有的两种口服抗糖尿病药之一。■

1958 年

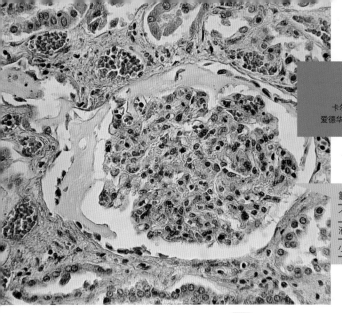

氯噻嗪

卡尔·H. 拜尔（Karl H. Beyer，1914—1996）
爱德华·D. 弗赖斯（Edward D. Freis，1912—2005）

氯噻嗪能够促进体内多余水分和钠盐的排出。这个过程的第一步就是肾脏对血液的过滤，包括血液流经肾小球的过程。图为放大 100 倍的人类肾小球，其和细小的管道很相似。

 梅巴酚（1920 年），磺胺（1936 年），乙酰唑胺（1952 年），速尿（1966 年）

1958 年

氯噻嗪（商品名为 Diuril）出现于 1958 年，这不仅是利尿剂发展的一个重要成就，而且更重要的是，它还彻底改变了高血压的治疗方式。在氯噻嗪之前，含汞的有机利尿剂是排出身体多余液体最有效的药物，但它需要注射使用，而且可能导致严重的中毒。而且，利尿剂用于治疗高血压时只用于非常严重的病例中，而且所有可用的药物在正常剂量时都很容易发生不良的副作用。

默沙东公司的卡尔·H. 拜尔在开发安全的口服利尿剂的过程中，希望找到能够减少心力衰竭和水肿时出现的液体的药物。他意外发现氯噻嗪不仅改善了水肿，还能使血压降低。过去的利尿剂药物会使所有患者的血压都降低，而氯噻嗪只作用于高血压患者。它是一种特异性的抗高血压药物。

自然而然，默沙东的市场推广活动很快就突破了利尿剂的局限，聚焦于氯噻嗪的降压效果，这可是利润更加丰厚的领域。很多报道都宣称，氯噻嗪是近年来最重大的医学突破。

在 20 世纪 50 年代之前，只有重度高血压才能得到治疗。而对于没有明显症状的轻度高血压患者来说，专家们对于他们是否进行治疗则存在不同观点。和过去的降压药不同，氯噻嗪的使用比较安全，对患者的风险很低。这使争论的风潮开始倒向支持对轻度高血压患者进行常规药物治疗的一边。1970 年，高血压研究人员爱德华·D. 弗赖斯正在美国退伍军人管理局的医院中进行全美范围的实验。他发现，对轻到中度高血压患者的治疗能够显著降低心脏病、心力衰竭、中风和其他高血压并发症的风险。

今天，氯噻嗪类的噻嗪类药物和相关的利尿剂可以单独使用，也可与其他降压药共同使用，已经成为治疗高血压最普遍的药物。■

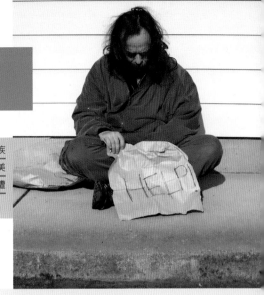

氟哌啶醇

保罗·杨森（Paul Janssen, 1926—2003）

精神分裂症位列全球发达国家十大致残疾病之中，影响了 0.5%～1% 的人群。美国的 60 万名流浪者中，至少有 20 万名遭受着精神分裂症或躁郁症的折磨。

 氯丙嗪（1952 年），利血平（1952 年），
氯氮平（1989 年），奥氮平（1996 年）

1954 年，氯丙嗪（商品名为托拉嗪）的出现，彻底改变了精神分裂症的治疗方法。几年之后，保罗·杨森合成了氟哌啶醇（haloperidol）。这是杨森制药公司（Janssen Pharmaceutica）开发的最重要的药物之一。1953 年，保罗·杨森在比利时的贝尔塞创建了杨森制药公司，希望建立完全独立且自给自足的研究实验室。之后，保罗·杨森又研发了超过 80 种药物，拥有 100 多项药物专利，包括抗精神病药、抗过敏药、驱肠虫药、抗真菌药、止泻药、麻醉药等，其中 4 项登上了《世界卫生组织基本药物标准清单》。保罗·杨森从事药物研发的信念是：坚持不懈的努力和勇于创新的精神。几十年来，他发明的药品挽救和帮助了世界上许许多多的患者。在 2005 年由佛兰德媒体组织的"最伟大的比利时人"投票中，保罗·杨森位列第二，仅次于"麻风病人的守护神"——达米安神父（Father Damien）。

氟哌啶醇起初是一种麻醉镇静剂——哌替啶（meperidine）经化学修饰后的产品。尽管氟哌啶醇缺乏麻醉效果，它却是一种非常高效的抗精神分裂药物。1 毫克氟哌啶醇相当于 50 毫克氯丙嗪。氟哌啶醇和氯丙嗪在临床效果上基本相同，但具有不同的副作用。氟哌啶醇主要用于躁狂症和极度焦虑的患者。

氟哌啶醇于 1967 年在美国被批准使用，几乎比欧洲晚了 10 年。除了口服方式外，它还可以作为针剂长期使用。氟哌啶醇最常见的不良反应是被我们称为锥体外系的一种不良反应，表现为局部的肌肉紧张或坐立不安的状态。不光是氟哌啶醇，所有的抗精神病药物的选择和使用都有很强、很高的专业性，且一定要在医生的指导下使用。■

1958 年

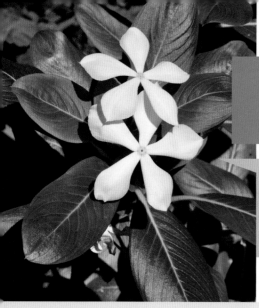

长春花生物碱

罗伯特·L.诺布尔（Robert L. Noble, 1910—1990）
查尔斯·T.比尔（Charles T. Beer, 1915—2010）
戈登·H.斯沃博达（Gordon H. Svoboda, 1922—1994）

除了几个世纪以来广泛的医学用途之外，长春花（如图）还曾在中世纪的欧洲被用来制作爱情魔药、驱除邪灵、保护被附身者不受突然伤害，并做成花环放在婴儿的墓碑上。

 生物碱（1806 年）

1958 年

长春花生物碱的发现充满了争议，涉及一场美国和加拿大之争。长春花中提取的生物碱包括长春碱（vinblastine）和长春新碱（vincristine），这两种 60 年前发现的生物碱一直是癌症治疗中的重要药物。长春碱可用于睾丸癌和霍奇金淋巴瘤，而长春新碱可用于非霍奇金淋巴瘤和白血病。

对长春花的科学研究始于 20 世纪 50 年代早期。加拿大西安大略大学的罗伯特·L.诺布尔对一种牙买加的茶叶进行了实验。这种茶由观赏性的长春花（*Madagascar periwinkle*）叶片烘烤而成，据称能够治疗糖尿病。在诺布尔的实验室研究中，长春花提取物对小鼠的血糖没有影响，所以没能成为大受欢迎的口服胰岛素。出人意料的是，提取物显著影响了血液系统，抑制了白细胞和骨髓，即血细胞生成的部位。1958 年，诺布尔的同事、出生于英国的化学家查尔斯·T.比尔从长春花中提取出长春碱，即造成白细胞含量降低的有效成分。

同一时期，戈登·H.斯沃博达正在美国印第安纳州印第安纳波利斯市的礼来公司工作。他每年要测试 5000 种左右的植物材料，以寻找抗肿瘤药物。斯沃博达同时声称，自己才是长春碱抗肿瘤作用的发现者。该药物对动物是有效的，那么对人类呢？礼来公司能够生产大量的抗肿瘤药物，所以美国和加拿大的竞争随之展开，两国都希望自己能完成首例人体试验。1961 年，人们又从长春花中提取到长春新碱，两年后其由礼来公司推广上市。

关于长春碱的发现和临床测试的胜利，美加两国的争论仍在继续。在加拿大，这个问题已经解决了。1997 年，诺布尔和比尔被请入加拿大医学名人堂，以表彰他们"发现了长春碱，是加拿大在化疗领域的首个重要突破"。■

右美沙芬

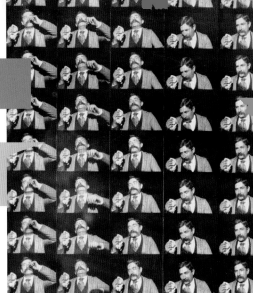

右美沙芬是止咳药和感冒药中的常见成分。图中的照片摄于 1894 年，是爱迪生的电影《弗雷德·奥特打喷嚏》（*Fred Ott's Sneeze*）的剧照。

 可待因（1832 年），苯环己哌啶（1967 年）

大多数美国人应该都听说过 DM，就算不知道 DM 的全称，也应该在药店的货架上见过带有该字样的止咳和感冒药物。DM 指的就是右美沙芬（Dextromethorphan），是一种止咳药，能够通过控制脑部的咳嗽中枢来止咳。

含有右美沙芬的药物很多。它们可以单独使用；可以与化痰成分联合起来，有助于去除呼吸道中的黏液；可以与减充血剂药物联合，用来缓解鼻塞；还可以与止痛、退烧甚至抗组胺成分配合使用。尽管右美沙芬已被用于成年人和儿童止咳数十年，但近期研究指出，它对儿童不仅无效，甚至可能是有害的。

右美沙芬诞生于 1954 年由美国海军和中央情报局资助的一个项目，该项目的目的是开发一种"不会上瘾的可待因替代品"。一个多世纪以来，可待因一直被广泛用于止咳。它具有高效的止咳功能，但也有很多显著的问题，而且在军事用途中尤为明显。它会产生镇静作用，而且很容易错用或滥用。1958 年，右美沙芬以非处方药身份进入市场，是可待因的化学远亲。尽管它没有止痛功效，但其导致的便秘较微弱，且不会使人产生生理依赖。

过量的右美沙芬有致幻作用，在药物浓度达到阈值时出现。症状包括强烈的愉悦感、过度生动的想象力及幻觉。剂量更高时，使用者会出现非常不适的意识改变和离体体验。这些作用又被称为"分离全身麻醉"，与克他命和苯环己哌啶的效果很相似。尽管右美沙芬会产生这些药物滥用的问题，但目前含右美沙芬非处方药物在销售方面几乎没有限制。■

1958 年

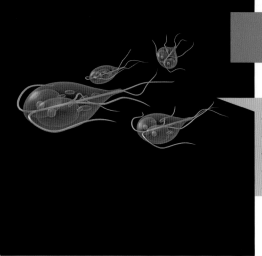

贾第鞭毛虫（*Giardia*），是一个长有鞭毛的原生动物寄生虫属，可导致贾第鞭毛虫病。它具有保护作用的外壳，即使在水中有含氯消毒剂的情况下，它也可以在体外长期存活。

 奥美拉唑（1989 年）

1959 年

灭滴灵（又名甲硝唑）最初是用来治疗寄生虫感染的，但人们后来发现它还能有效抗击细菌。它是少有的几种非常廉价而且全球供应充足的药物之一，能够治愈一种非常常见的性传播感染（sexually-transmitted infection, STI）和一种折磨着发展中国家许多人的腹泻疾病。

阴道滴虫病是最普遍的性传播感染，全球每年有 1.7 亿～ 1.8 亿新增病例。阴道滴虫病由单细胞原生动物阴道毛滴虫（*Trichomonas vaginalis*）引起，可导致妊娠问题和不孕不育，还可增加 HIV 传播的风险。被感染的女性通常会有阴道尿道的不适症状，而男性却一般不会显现任何症状，所以病情经常得不到发现和治疗。灭滴灵在男性和女性中单次给药后的治愈率可达 95% 左右。

贾第鞭毛虫病是最常见的由寄生虫引起的肠道疾病，全球 20% 左右的人口都可能有慢性感染。它是导致"旅行者腹泻"的原因之一，发生在饮用水不够安全卫生的地区。人们还可能通过其他方式被感染，例如食物被含有寄生虫的粪便污染，或者托儿所，等等。使用灭滴灵治疗 5 ～ 10 天后，可达到 85% 的治愈率。它也是治疗肠道阿米巴虫感染（阿米巴痢疾）和肝脏感染最有效的药物。

世界上有一半人都感染了幽门螺杆菌（*Helicobacter pylori*），这在拥挤且不卫生的地区最为常见。对于绝大部分由该细菌引起的消化性溃疡和慢性胃炎，医生都会采用联合治疗方法，而灭滴灵正是治疗所需的一种平价成分。

过去，医生会警告患者在停止服用灭滴灵的三天之后才能饮用酒精饮料，以避免酒精和灭滴灵反应而引起的恶心、呕吐、头痛、脸红及心跳过速等症状。目前，尽管医学界仍不建议两者同时服用，但近期的证据已经否认了两者的这种联系。■

利眠宁

莱奥·施特恩巴赫（Leo Sternbach, 1908—2005）
洛厄尔·兰德尔（Lowell Randall, 1910—2015）

利眠宁是第一种能够在镇静作用最小，而且生理和心理损伤轻微的情况下，有效缓解压力以及焦虑和紧张情绪的药物。它还是数十种苯二氮䓬类药物衍生品的鼻祖。

苯巴比妥（1912 年），甲丙氨酯（1955 年），安定（1963 年），罗眠乐（1975 年），阿普唑仑（1981 年），布斯哌隆（1986 年）

利眠宁（该药品的通用名为甲氨二氮䓬）是最早的苯二氮䓬类药物，是药物发展史上最意外且最赚钱的发现之一，但它的故事像一出喜剧一样充满误会。1954 年，波兰化学家莱奥·施特恩巴赫正在美国新泽西州纳特利市的罗氏制药研发中心工作，测试他 20 年前在波兰克拉科夫大学读博士期间合成的化合物。在研发中心里，他合成了 40 种新的化合物，但它们都没有生物活性，而第 40 种在经化学修饰之后就被束之高阁。在 1957 年的一次实验室清理中，施特恩巴赫在把它扔掉之前偶然决定，将其送给罗氏的药理学主任洛厄尔·兰德尔，在小鼠和猫身上做一系列生物筛查测试。

测试的结果令人大吃一惊。像苯巴比妥和甲丙氨酯一样，测试物质具有镇静、抗癫痫的功能，还能达到更佳的肌肉放松效果。与那些之前研发的药物不同的是，接受新药注射的动物仍能保持平静和警觉。由于它具有特异性"镇定"效果，而不是仅仅使动物镇静，毒性相对较低，而且副作用较少，这种新发现的甲氨二氮䓬在 1960 年以"利眠宁"作为商品名走进市场，用于治疗焦虑症。

利眠宁的经济潜力是显而易见的。目前已有数百种苯二氮䓬类药物被合成问世，很多衍生物已经进入市场，包括安定（地西泮，是最成功的一种）、安定文锭（劳拉西泮）、氟胺安定（氟西泮）、海尔神（三唑仑）、氯硝安定（氯硝西泮）、羟基安定（替马西泮）、罗眠乐（氟硝西泮）、舒宁（奥沙西泮）和赞安诺（阿普唑仑）。苯二氮䓬类药物能够缓解焦虑、产生镇定效果、治疗失眠、减弱肌肉痉挛、抑制癫痫，还可能影响新记忆的形成（顺行性遗忘）。这些药物的效果有微小差异，主要在于持续作用的时间长短不同。

医生和患者对苯二氮䓬类药物的接受和依赖导致了他们长期使用该药，甚至用于很轻微的病症。在这种情况下人就会产生药物依赖，使停药变得困难起来，因为戒断反应可能非常严重，甚至包括惊厥。■

1960 年

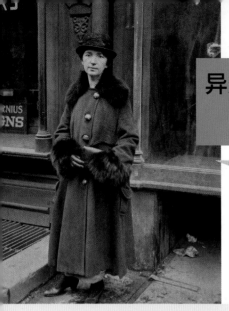

异炔诺酮-炔雌醇甲醚片

玛格丽特·桑格（Margaret Sanger, 1879—1966）
约翰·罗克（John Rock, 1890—1984）
格雷戈里·平卡斯（Gregory Pincus, 1903—1967）

玛格丽特·桑格是一名护士，也是现代计划生育运动的创立者。她开创了美国第一间计划生育诊所，并在 1921 年建立了现在的美国计划生育联合会。她还利用自己的私人关系，保证研究获得私人资助，使异炔诺酮－炔雌醇甲醚片得以成功开发。

 雌酮和雌激素（1929 年），黄体酮和孕激素（1933 年），米非司酮（1988 年），B 计划（1999 年）

性革命之母　尽管《药典》中的大量案例都描写了药物如何拯救无数人的性命，减轻他们的痛苦和所受的折磨，并提升他们的生活质量，但对社会产生了最大影响的一定是异炔诺酮-炔雌醇甲醚片。1960 年，女性终于首次拥有了安全、高效并且可逆的避孕药物，能够私下使用，且不受性行为的影响。就像美剧《欲望都市》（*Sex and the City*）中讲的那样，口服避孕药使女性能够决定自己是否或何时怀孕，因此她们能在教育、事业和经济方面更进一步。不出所料，作为首个临床使用的口服避孕药，异炔诺酮－炔雌醇甲醚片的开发和批准受到了来自法律和宗教的挑战。

1873 年，《康斯托克法》（*Comstock Laws*）的通过使一切避孕措施在美国很多州都成为非法行为，并持续了近一个世纪之久。玛格丽特·桑格是一位纽约的护士，她创建了美国计划生育联合会（Planned Parenthood Federation of America）。在桑格的领导下，美国很多州都推翻了《康斯托克法》。她还帮助美国生物学家格雷戈里·平卡斯获得私人资助来继续她的研究，开发口服避孕药。

1951 年，平卡斯发现注射黄体酮能够抑制动物排卵，从而阻止受孕。三年后，平卡斯与哈佛大学的妇产科医生约翰·罗克一起，用口服合成黄体酮进行了首次人体临床试验。受试的 50 位女性全都没有怀孕。于是，试验进一步扩大，并采用了美国希尔制药公司的异炔诺酮-炔雌醇甲醚片。由于美国马萨诸塞州和其他州有反避孕法律，试验在美国自由邦波多黎各进行。试验再一次得到了决定性的积极结果。

异炔诺酮-炔雌醇甲醚片在 1957 年得到批准被用于月经不调，在 1960 年可用于避孕。它在 1988 年离开市场，留下的市场空间由数十种其他口服避孕产品填补，以及激素类注射避孕药、植入式药丸、药贴和避孕环等。全球共有约 1 亿女性在使用口服激素类避孕药，其中 1000 万为美国女性。据 2012 年的一项研究估计，口服避孕药可以满足发展中国家女性的避孕需求，能够使孕产妇的死亡率降低三分之一。■

左侧：1960 年

氨苄西林

汉斯·克里斯蒂安·革兰（Hans Christian Gram, 1853—1938）

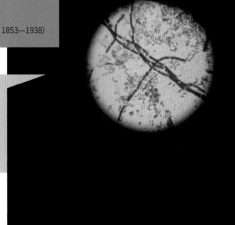

革兰氏染色剂被用来给细菌染色和分类。图中，采用革兰氏染色后的革兰氏阳性菌蜡样芽孢杆菌（*Bacillus cereus*）呈现紫色，而革兰氏阴性菌大肠杆菌（*Escherichia coli*）则在背景中呈现粉色团块。

青霉素（1928 年），四环素（1948 年）

细菌是一种单细胞生物，细菌外围是具有保护功能的细胞壁。面对用显微镜观察细菌的挑战，丹麦细菌学家汉斯·克里斯蒂安·革兰在 1884 年（他从医学院毕业后一年）设计了一种染色方法。从那时起，生物学家就一直用这种染色方法来区分两种主要的细菌类群。一种类群染色后呈紫色（革兰氏阳性），另一种则为粉色（革兰氏阴性）。这种差异是细菌细胞壁的化学和物理性质不同造成的，这进而会决定它们对不同抗生素的敏感性。

第一种青霉素是青霉素 G*，对大多数革兰氏阳性菌和很多革兰氏阴性菌都有效。这种天然产物是从青霉菌提取而来的，可干扰细菌合成细胞壁的能力，从而杀死细菌，因为细胞壁对细菌的存活来说必不可少。青霉素是一种特殊的药物，因为除了过敏反应（影响大约十分之一的人）之外，它产生的毒副作用非常少。

然而，青霉素 G 并不完美。在口服时，胃里的酸会使它失活，因此只能注射使用。1961 年，英国必成药厂（Beecham Laboratories）的科学家通过改变其化学结构，制成了氨苄西林（ampicillin）。这是最早能够忍受胃酸攻击的青霉素衍生物之一。此外，氨苄西林能够有效治疗的革兰氏阴性菌感染也比青霉素 G 更多，包括很多常见的尿道感染。

尽管氨苄西林在市场上获得了巨大成功，曾经以多个品牌出现，但它具有一个与许多其他青霉素类抗生素共有的重大缺点——氨苄西林很容易被青霉素酶分解。有部分细菌能够产生这种酶，而青霉素酶也是这些细菌对青霉素产生耐药性的原因。为了克服这个问题，氨苄西林和它的近亲阿莫西林（amoxicillin）要与能使青霉素酶失活的药物联用，如沃格孟汀。

青霉素是最古老的抗生素，但随着不断更新换代，仍然历久弥新。■

1961 年

---

* 青霉素有很多种，区别在于侧链不同。例如青霉素 G 侧链上的基因为苄基，青霉素 V 侧链上的基因为苯氧基。——译者注

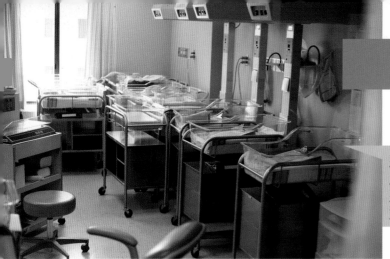

数十年来，六氯酚一直在托儿所和家中用于给新生儿清洁和搽粉。当它因为神经系统毒性而被从市场撤出后，葡萄球菌的感染随之而至。

 苯酚（1867 年）

20 世纪 60 年代，六氯酚（hexachlorophene）是最广泛使用的非处方抗菌防腐剂之一。这种药物异常成功，但在 1972 年突然被停用，因为一场生产事故导致了数十位婴儿的死亡。

六氯酚最早出现在 20 世纪 40 年代早期，作为防腐剂以低剂量添加在化妆品中（0.1%）。1961 年，它以更高的浓度（1% ～ 3%）出现在清洁产品里，用于婴儿和医院及手术室中，以防止婴儿、患者和医护工作者被葡萄球菌感染。很快，它又被添加到数百种非处方化妆品和医疗产品中，包括抗菌肥皂（最有影响力的就是黛尔除臭皂）和沐浴露、婴儿爽身粉和乳液、洗发水、牙膏、剃须膏、祛痘产品，甚至阴道和腋下除臭剂等。

尽管六氯酚对于减少致病的革兰氏阳性菌的数量非常有效，但有很多关于它优点的论断和宣传都被过度夸大，并没有事实根据。六氯酚在多次使用后仍然对革兰氏阳性菌高度有效，但它对革兰氏阴性菌无效，这就会破坏皮肤表面正常的菌群平衡，导致革兰氏阴性菌过度生长，引发很难治疗的感染。

20 世纪 60 年代末，人们发现六氯酚能够通过受伤的皮肤吸收，随即又发现它能通过早产儿的皮肤，从而导致神经系统中毒。1972 年，法国数十名 1 ～ 15 个月大的婴儿在使用含有六氯酚的滑石粉后出现了抽搐和痉挛的症状，随后死亡。滑石粉本应只含有 3% 的六氯酚药物，但由于生产中的一个操作失误，令药物剂量达到了 6%。对这些孩子的解剖发现，他们的脑部都出现了异常。

在六氯酚停用后，葡萄球菌的感染随即暴发。然而，很多国家的监管部门都对六氯酚的使用进行了限制，例如需要提供处方才能购买等。■

单胺氧化酶抑制剂

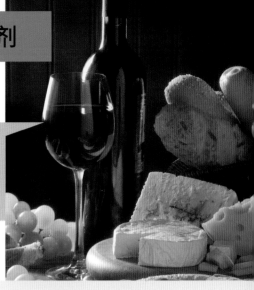

尽管现在已经很少使用单胺氧化酶抑制剂，但它们在缓解抑郁症方面和新药物一样有效。它们作为药物的临床实用性只是因药物和食物相互作用而被限制了。在与红葡萄酒和陈年奶酪相遇时，它们的使用尤其麻烦，因为这两者都含有高浓度的酪胺。

 异丙烟肼（1952 年），丙咪嗪和阿米替林（1957 年），百忧解（1987 年）

20 世纪 50 年代，两种化学物质引起了人们对正常和异常两种行为的兴趣，它们就是血清和去甲肾上腺素。这些神经递质使神经能够彼此交流，起到调节情绪的作用。单胺氧化酶会使这些单胺神经递质降解，而单胺氧化酶抑制剂则会抑制单胺氧化酶的活动，使脑部的神经递质水平随之升高。科学家认为，正是这个过程使单胺氧化酶抑制剂具有缓解抑郁的能力。

异丙烟肼是最早进入市场的抗抑郁药，因对肝有毒性而从市场上撤回。几年之后，到了1961 年，更安全的单胺氧化酶抑制剂——苯乙肼和反苯环丙胺（强内心百乐明）出现，它们对肝没有毒性，因此被使用至今。虽然这些药物对治疗严重的抑郁很有效，但它们会导致患者在突然站起时血压急剧下降（体位性低血压），出现头晕或昏厥。在与其他药物或食物同时使用时，还会出现更特殊也更令人不安的问题。也正是这些问题，导致了反苯环丙胺在 1964 年被召回。

由于很多人都会同时服用多种药物，了解不同药物间的相互作用便至关重要。有些药物会增强其他药物的效果，可能导致中毒，而有些药物则会降低或抵消另一种药物的效果。单胺氧化酶抑制剂不仅会抑制单胺氧化酶，还会抑制很多被单胺氧化酶降解的药物，其后果可能是致命的。

药物和食物的相互作用就更特殊了，而单胺氧化酶抑制剂可谓是其中的典型。酪胺是一种天然的化学物质，在很多食物中都大量存在，如啤酒和红葡萄酒（尤其是基安蒂红葡萄酒）、蚕豆、陈年奶酪、牛肝和鸡肝、腌鱼（肉）和熏鱼（肉）等美食。一般来说，这些食物都没有问题，因为单胺氧化酶会迅速分解酪胺，使其保持在正常水平。然而，在服用单胺氧化酶抑制剂后，酪胺水平就会上升，可能导致血压升高，引起中风！更重要的是，药物和食物相互作用的风险可能会持续到停止服用单胺氧化酶抑制剂的两周之后。

现在单胺氧化酶抑制剂是一种备用药物，只有针对严重抑郁症的患者，且对更简单且更安全的丙米嗪和百忧解类药物无效时才会使用。∎

1961 年

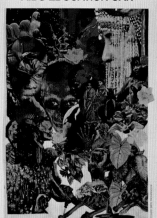

《科夫沃 – 哈里斯修正案》

埃斯蒂斯·科夫沃（Estes Kefauver, 1903—1963）
奥伦·哈里斯（Oren Harris, 1903—1997）

美国的艾滋病活动家们向 FDA 施压，要求加快抗艾滋病药物的批准，并且抗议美国国会削减艾滋病防治项目预算。通过拼接各种可怕的图像，这幅海报希望提升人们对艾滋病的认识，并预防艾滋病传播。

药物临床试验（1753 年），《纯食品和药品法》（1906 年），美国食品和药品监督管理局（FDA）（1906 年），《联邦食品、药品和化妆品法》（1938 年），安慰剂（1955 年），沙利度胺（1957 年），叠氮胸苷（1987 年），膳食补充剂（1994 年）

1962 年

沙利度胺曾造成全球超过 1 万名婴儿出生时就伴有重大缺陷。随着这场悲剧的落幕，全美都开始关注药物的安全问题。尽管远没有达到完美，但美国法律在 1906 年规定，药物绝对不能出现贴错标签和改变内容物的情况。1938 年，美国法律又宣布药物必须在证实安全后才能进入市场。安全或许达到了，但并没有法律要求它们必须有效。

1962 年，美国国会举行了听证会，参议院由两届总统竞选人埃斯蒂斯·科夫沃（田纳西州民主党）主持，而众议院由奥伦·哈里斯（阿拉斯加州民主党）主持。结果是通过了一项有关 1938 年《联邦食品、药品和化妆品法》的修正案，即《科夫沃 - 哈里斯修正案》，该修正案要求，每种药物都必须证明对自己声称的功能安全和有效，而有效性必须通过严格控制的研究证明 [但美国食品和药品监督管理局（FDA）无权要求膳食补充品在上市前提供安全和有效的证据]。

从 1966 年开始，FDA 审查了 1938—1962 年进入市场的 4500 种处方药和 512 种非处方药。到 1984 年，在已经评估的 3443 种药物中，有 1051 种（30.5%）被证明无效，从市场上撤回。自从该修正案通过后，FDA 就一直致力于保持一种微妙的平衡，以确保所有获批的药物安全且有效，同时不要无谓地拖延重要药物进入市场。随着新药在欧洲获批上市，人们认为美国出现了"药物滞后"现象，指责 FDA 为药物获批设置不必要的路障。这个问题在 20 世纪 80 年代激化。美国的艾滋病活动家们聚集在 FDA 总部，要求通过艾滋病防护药——叠氮胸苷（AZT）。该药物得到了迅速批准，在被研发后的 24 个月内就进入了市场。

尽管 FDA 的批准程序已经显著加快，但其传统的审核方法仍然与制药公司及相关疾病活动家们对于快速获批的诉求存在很深的矛盾。■

超药品说明书用药

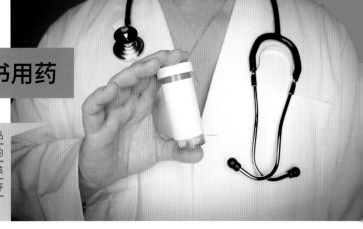

图上这名医生可能开的是美国食品和药品监督管理局（FDA）批准的超药品说明书用药。也就是说，该药物所应用的病症并没有经 FDA 评估是否安全有效。

药物临床试验（1753 年），美国食品和药品监督管理局（FDA）（1906 年），《联邦食品、药品和化妆品法》（1938 年），《科夫沃–哈里斯修正案》（1962 年）

在拿到医生的处方后，你可以认为该药物已经被某个国家药品监管机构批准使用了，如美国食品和药品监督管理局。这个批准过程包括提供证据证明该药物在特定的医学用途上是安全且有效的。但你可以确定医生把该药物用于它被批准的用途吗？

老药物，新功能 在美国和英国，药物的医疗用途一旦被批准，就能够由医生开具处方给患者使用，只要医生认为安全有效，药物可用于任何用途。超药品说明书用药指的是将药物用在它们未被批准的用途上，在美国，大约五分之一的处方用药都是超药品说明书的。这个数字在儿科以及精神病、抗痉挛和癌症治疗方面还要更高。

提倡超药品说明书用药的人士认为，药物批准过程可能需要 10 年，而在这段时间内，患者无法从可能救命的药物中获益。将新药引入市场的费用可能接近 10 亿美元，而批准已获批药物的新用途可能也要花上亿美元。既然药物已经被医生开出了，药物的出资人（制药商）为什么要花如此巨款，来说服食品和药品管理局一种老药物对新病症也有效呢？在测试费用可能永远无法通过销售回本的情况下，为什么要投资只针对极少部分人群的罕见病用药呢？

尽管超药品说明书用药在美国是合法的，也被美国食品和药品监督管理局承认，但制药商积极推动某种药品的超药品说明书功能是非法的。被发现有此行为的公司将被处以上亿美元的罚款，但这通常远远低于它们销售药品所获得的利润。

超药品说明书用药会引发一系列伦理问题。如医生是否应该告诉患者，他们处方中的药物并没有被其相关的食品和药品管理局批准该用途？在缺乏证据表明药物对某病症安全有效的情况下，开药者是否在用患者做实验？超药品说明书用药是否应该征得患者同意？■

1962 年

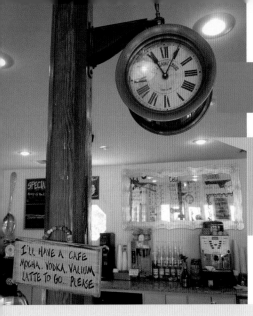

图中的标牌出现在美国路易斯安那州曼德维尔（Mandeville）的一家餐厅里，上面写道"给我一杯摩卡咖啡、伏特加和安定，带走"，它很好地总结了很多人在生活和工作中同时需要能量和平静的状态。

 苯巴比妥（1912 年），利眠宁（1960 年），阿普唑仑（1981 年），布斯派隆（1986 年）

1963 年

作为一种抗焦虑药物，利眠宁取得了巨大成功。三年后的 1963 年，安定被批准上市。它不仅仅是苯二氮䓬类药物的"佼佼者"，还成为史上最畅销的药物之一！安定（又名地西泮）的治疗用途除焦虑症外还扩展到失眠、肌肉痉挛、急性酒精戒断反应和术前镇静等，通过注射其还可以用来控制癫痫持续状态。癫痫持续状态是一种致命的病症，患者会持续抽搐 30 分钟以上。在以上的很多病症中，安定都是首选或次选的药物。

安定和相关苯二氮䓬类药物的上市结束了苯巴比妥及其巴比妥类药物家族数十年来的统治。与巴比妥类药物不同的是，安定在正常治疗剂量下让人产生的睡意较轻，因此不会损害心理和生理功能。更重要的是，安定的实际安全剂量和中毒剂量间有很大的间隔。

然而，安全的药物也是有限制的。和其他巴比妥类药物显著不同的是，苯二氮䓬类药物在过量时极少会导致死亡，除非和大量酒精或其他抗抑郁药共同使用。很不幸，电影《断背山》（Brokeback Mountain，2005）和《蝙蝠侠：黑暗骑士》（The Dark Knight，2008）的主演希斯·莱杰（Heath Ledger，1979—2008）就死于这一点。他在《蝙蝠侠：黑暗骑士》公映的几个月后便去世了，死于几种麻醉剂和苯二氮䓬类药物组合使用引起的意外药物过量，药物包括安定和一种抗组胺药等。

安定的相对安全导致了一种错觉，似乎它的使用完全没有风险。在长期逐渐增大剂量的情况下，就会形成药物依赖，这并不足为奇。然而我们现在知道，在正常剂量使用安定和相关药物超过 6 周时，药物依赖也会出现。如果突然停药或者剂量骤减，都可能会出现戒断反应，如极端焦虑和恐慌等。这些一般会在最后一次服药后的 24 ～ 48 小时内出现，最长可持续一年，强度会逐渐降低。对于停止使用阿普唑仑的患者来说，苯二氮䓬类药物戒断综合征的症状尤其强烈。■

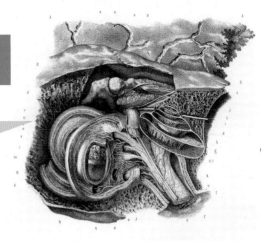

庆大霉素

这幅内耳的解剖图来自伯格瑞（Bourgery）和雅各布（Jacob）的《人类解剖全书》（*Traité de l' Anatomie Humaine*, 1862）。庆大霉素对内耳的影响可能会导致听觉和平衡出现问题。

阿司匹林（1899 年），链霉素（1944 年）

链霉素是氨基糖苷类抗生素的前身，而庆大霉素（gentamicin）就是这个氨基糖苷类抗生素家族的优秀成员之一，因疗效显著、价格低廉而极受偏爱。氨基糖苷类抗生素可通过注射来治疗非常严重的感染，最常用于革兰氏阴性菌的感染。它们的医疗用途和副作用都很相似。在有效杀死细菌的剂量和导致严重中毒的剂量间只有很窄的间隔，所以药物剂量必须严格控制。

除了引起肾中毒外，氨基糖苷类抗生素还能使内耳受损。内耳在听觉和保持平衡方面起着核心作用，其中的内耳毛细胞对感觉功能至关重要。氨基糖苷类抗生素可杀死内耳毛细胞，从而造成中毒。在 6 种氨基糖苷类抗生素中，有些主要影响听力，有些则干扰平衡。

听觉涉及声波的传导和转换，以及变成电信号传到脑部。这种听觉转化就发生在感觉毛细胞中。死亡的毛细胞无法再生，所以以氨基糖苷类抗生素导致的听觉丧失也是永久性的。这种丧失的程度取决于杀死的毛细胞数量，并且可能影响多达 25% 的服用这些药物的患者。氨基糖苷类抗生素一开始会损害高频听力，随后向更低的频率扩展，但一次注射后就有可能导致严重的听力丧失。

阿司匹林和顺铂也可能损害听觉。大剂量的阿司匹林会导致暂时的听力受损和耳鸣，即耳中嗡嗡作响，但是症状会在剂量减轻后消失。相反，抗癌药顺铂则会使 30% ～ 100% 接受高剂量治疗的患者出现永久性听觉丧失。

内耳的前庭器毛细胞通过探测头部的旋转和活动来保持平衡。和听觉毛细胞不同，前庭功能可以在氨基糖苷类药物造成损害后部分恢复。∎

1963 年

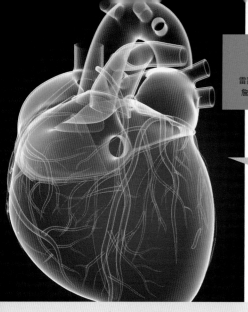

在过去半个多世纪里，普萘洛尔和它的 β 受体阻滞剂药物家族一直用于治疗心脏疾病。

毛地黄（1775 年），硝酸甘油（1879 年），肾上腺素（1901 年），药物受体（1905 年），奎尼丁（1912 年），泰胃美（1976 年）

1964 年

普萘洛尔（propranolol，也称萘氧丙醇胺）可以位列 20 世纪最伟大的医药发现之一，是自近 200 年前发现毛地黄之后最重要的心脏病药物。它原本用来缓解心绞痛，但很快就被用于治疗心律不齐、心脏病和高血压，还可以治疗偏头痛和焦虑症。

雷蒙德·P. 阿尔奎斯特是美国佐治亚医学院的药理学教授，他在 1948 年发表的著作中埋下了发现普萘洛尔的种子。在实验证据的支持下，他提出像肾上腺素这样的药物会在两类相关的受体上起作用，并将这两类受体命名为 α 肾上腺素能受体和 β 肾上腺素能受体。这个理论刚开始并没有引起足够的重视，直到 1954 年阿尔奎斯特教授将它编入药理学教科书一章后才在生物医学界引起了巨大的反响。

1958 年，苏格兰医生和药理学家詹姆斯·M. 布莱克正在 ICI 制药公司（现在的阿斯利康公司）工作。他热情十足地阅读了阿尔奎斯特撰写的章节。布莱克提出，肾上腺素会刺激 β 肾上腺素能受体，导致心跳加快，使心脏对氧气的需求超过供应量，因此造成心绞痛发作。如果事实如此，那么阻断 β 肾上腺素能受体、减慢心跳就应该能够治疗心绞痛。

布莱克的普萘洛尔（商品名为"心得安"）很快成为全球畅销药，直到另一种布莱克开发的药物——西咪替丁（商品名为"泰胃美"）出现，才取代了它的位置。这两个发现使布莱克获得了 1988 年的诺贝尔生理学或医学奖。据称，作为实验室研究人员的布莱克为人类缓解的痛苦已经超过了数千名临床医生在一生中不断治疗患者所能达到的总和。

普萘洛尔是第一种 β 受体阻滞剂。现在这一药物家族约有 20 种，很多药物都比普萘洛尔更受欢迎，因为它们对心脏的效果更具有特异性。由于它们能减缓心跳和心悸，还能缓解焦虑，β 受体阻滞剂有时也被演艺人员和音乐家在演出和试镜前服用，以克服怯场情绪。∎

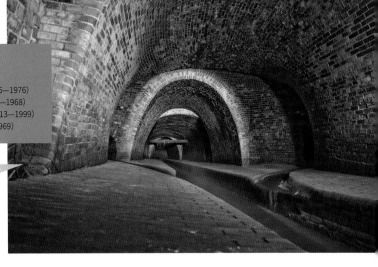

头孢菌素

朱塞佩·布罗楚（Giuseppe Brotzu, 1895—1976）
霍华德·弗洛里（Howard Florey, 1898—1968）
爱德华·亚伯拉罕（Edward Abraham, 1913—1999）
盖伊·牛顿（Guy Newton, 1919—1969）

头孢菌素是世界上使用最广泛的抗生素之一。在图中这样的下水道系统中发现的霉菌正是头孢菌素的来源之一。

美国食品和药品监督管理局（FDA）（1906年），青霉素（1928年），DDT（1939年）

朱塞佩·布罗楚是意大利卡利亚里大学的卫生学教授，成就卓著。其最杰出的成就是他与洛克菲勒基金会合作的成果，以及用 DDT 在意大利撒丁岛上消灭了疟疾的事迹。但我们这里关注的是他发现的头孢菌素，也是世界上使用最广泛的抗生素之一。

伤寒是由于细菌感染水源和污水处理不当而传播的疾病。被污染的水体已经是意大利撒丁岛的一个区域性问题，但人们仍沐浴其中或者食用污水口附近海域的海鲜，似乎完全不受影响。这个观察结果令布罗楚猜测，污水中的一种霉菌很可能产生了杀死引起伤寒病的致病菌的物质。他采集了水样，分离出一种霉菌，然后发现它在培养皿中和患者身上都能阻止很多种类细菌的生长。1948 年，他发表了这一成果。

从下水道走进医院　霉菌的样品被送到英国牛津大学的病理学教授霍华德·弗洛里手中。他在 1945 年和亚历山大·弗莱明共同获得了诺贝尔生理学或医学奖，以表彰他对青霉素进入临床医疗所做的贡献。在之后的十几年中，弗洛里的同事爱德华·亚伯拉罕和盖伊·牛顿分离出有效的抗生素——头孢菌素 C（cephalosporin C），并确定了其化学性质。

1964 年，礼来公司以 "Keflin" 作为商品名将头孢菌素推向市场，是后来 20 多种带有 "头孢" 字样药物的先锋。为了区分它们，这些药物通常被分为 4 代。这种分类虽然不甚完美，却是根据它们对抗革兰氏阳性和阴性菌的相对活性来划分的。头孢菌素的作用方式和青霉素很相似，通常用于对抗同一类微生物，但是它们可以给很多对青霉素过敏的患者使用。

头孢菌素在农业中被广泛应用，用来治疗牛和其他动物的感染。它们还会被注射到肉鸡中，然后残留在鸡蛋中。美国食品和药品监督管理局已经表达了一定的担忧，这般使用可能会促进耐抗生素的细菌产生，从而对人类造成威胁。■

1964 年

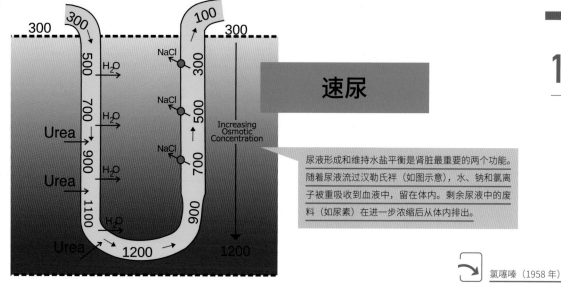

速尿

尿液形成和维持水盐平衡是肾脏最重要的两个功能。随着尿液流过汉勒氏袢（如图示意），水、钠和氯离子被重吸收到血液中，留在体内。剩余尿液中的废料（如尿素）在进一步浓缩后从体内排出。

氯噻嗪（1958 年）

1996 年

速尿（Lasix，通用名为呋噻米）和相关的髓袢利尿剂是目前最强效的利尿剂，可以治疗心脏衰竭从而挽救生命。心脏功能和体内的液体有直接联系。当心脏衰竭时，它无法向全身输送足够的血液，而受血流不足影响最严重的两个器官就是肾和肺。

肾的主要功能就是过滤血液中的废料，维持血液量和其中的物质平衡。当心脏开始衰竭时，得到过滤的血液减少，排出的尿液也会降低。液体在体内累积，就会造成下肢和腹部水肿。而且，液体还会在肺部汇集，干扰肺向身体组织供氧，导致呼吸急促。这种威胁生命的紧急情况，一开始只在人处于活动状态时发生，随后在静息时也会出现，被称为肺水肿。

速尿能够使身体通过排尿的方式迅速地排出大量液体和盐分，因此能够极大地减少心脏必须泵出的液体，减轻心脏的负担。速尿还被用在其他病症中，比如水肿。在高血压治疗中，如果温和的利尿剂（如氯噻嗪或其他噻嗪类）没有作用，速尿还可以控制肝和肾的紊乱。

速尿也被称为髓袢利尿剂，这是因为它作用于肾脏中一个被称为汉勒氏袢（loop of Henle）的部位。通常，大量盐分会通过这里回到血液。通过阻断重吸收作用，速尿使盐和水留在肾小管中，作为尿液排出体外。然而，如果体内流失过多的盐分，就可能会造成脱水和严重的电解质紊乱。■

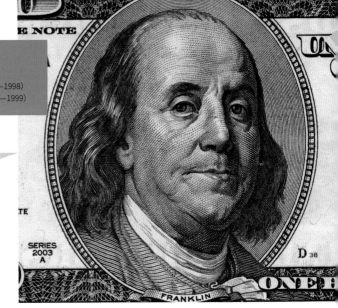

别嘌醇

乔治 · H. 希钦斯（George H. Hitchings, 1905—1998）
格特鲁德 · B. 埃利翁（Gertrude B. Elion, 1918—1999）

美国印钞厂从 1928 年开始发行印有本杰明 · 富兰克林（Benjamin Frankin）头像的 100 美元纸币，以纪念这位美国历史上最伟大的政治家，而富兰克林却忍受着痛风的折磨。别嘌醇能通过降低体内尿酸水平的方式治疗痛风。

秋水仙碱（约 70 年），丙磺舒（1951 年），巯嘌呤（1953 年）

1966 年

20 世纪五六十年代，后来的诺贝尔奖获得者乔治 · H. 希钦斯和格特鲁德 · B. 埃利翁正在宝威公司实验室（Burroughs Wellcome Laboratory）测试数百种化学物质，以期找到一种好的药物来治疗儿童慢性白血病。1953 年，他们所测试的巯嘌呤成为首个对这种癌症临床有效的药物。

巯嘌呤会被黄嘌呤氧化酶降解失活，所以希钦斯和埃利翁希望通过阻断这种酶的方式来提高抗癌药的有效性。别嘌醇很好地做到了这一点。尽管如此，巯嘌呤的抗白血病效果却并没有得到提升。

然而，希钦斯和埃利翁发现，在接受巯嘌呤治疗的患者血液中尿酸浓度通常是非常高的，而别嘌醇（Zyloprim）通过抑制黄嘌呤氧化酶的活性，降低了尿酸的浓度。当过量的尿酸沉积在人体的关节处，常会引起痛风发作。希钦斯和埃利翁立刻改变了研究方向，开始研究别嘌醇降低尿酸的效果。1966 年，别嘌醇进入市场，成为治疗痛风最有效的药物。近半个世纪之后，它仍是长期治疗这种代谢紊乱的首选药，常被有发作倾向的痛风患者长期服用。

虽然别嘌醇能预防痛风发作，但它并不能应对痛风的急性发作。然而，它还能帮助白血病及其他癌症患者预防尿酸盐肾结石的形成，尤其是在他们接受抗癌药或放射性治疗的情况下。■

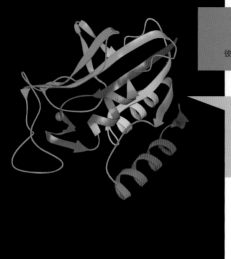

利福平

彼罗·森西（Piero Sensi, 1920—2013）

图中的彩带代表了吡嗪酰胺酶，它是结核分枝杆菌中存在的一种酶。吡嗪酰胺（pyrazinamide）和利福平联合使用可治疗潜伏性结核感染。吡嗪酰胺必须通过吡嗪酰胺酶活化，才能有抗菌作用。

达普松（1937 年），链霉素（1944 年），异烟肼（1951 年），氨苄西林（1961 年）

1967 年

1957 年，意大利米兰的道–勒珀蒂研究实验室（Dow-Lepetit Research Laboratories）进行了一项药物筛选项目。其间，彼罗·森西从法国尼斯（Nice）附近的一片松树林中分离出一系列具有抗菌作用的化学物质。他把这些物质命名为利福霉素（rifamycin），名称来自他喜爱的一部法国电影《男人的争斗》（*Du riffi chez les hommes*, 1995）的英文名——Rififi。

利福霉素中最具有药用潜力的就是利福平（Rifampin，通用名为甲哌利福霉素）。它是从天然产生的利福霉素中半合成而来的衍生物，化学结构十分复杂，为一种广谱抗生素。利福平能够有效对抗大多数种类的细菌，生长缓慢的分枝杆菌（*mycobacteria*）就是其中之一，它也是结核病和麻风病的罪魁祸首。

结核病一直是公共健康关注的焦点。几个世纪以来，尤其是 19 世纪，它都是主要的疾病杀手之一。随着各种抗结核新药的出现，比如链霉素、异烟肼和利福平，这种古老的杀手似乎已被征服。但近几十年来，具有抗药性而且攻击性更强的菌株又出现了。结核病再一次成为全球紧急事件。

利福平的主要医疗用途是治疗结核病，也是治疗该疾病目前最有效的药物之一。为了减缓细菌抗药性的形成，它总是和异烟肼联合使用。对于敏感的菌株，这些药物要持续使用 6 个月，而对具有抗药性的细菌则要使用 12 ～ 24 个月。

利福平还是目前治疗麻风病最有效的药物。它需要与其他抗麻风病药物（如达普松）组合起来使用，每月用一次，连续用 3 个月。频繁使用利福平会导致尿液、汗液、唾液和泪液都变成橙红色，但这种颜色本身是无害的。使用利福平可能出现的最严重副作用是肝中毒。■

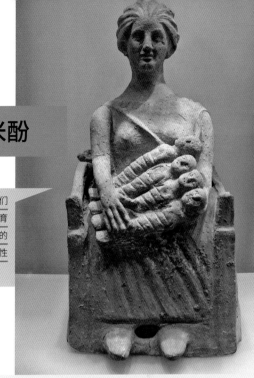

克罗米酚

从古至今，世界各地的人们都会对他们信仰的生育之神献上贡品，祈求生儿育女。图中的雕塑展现了一位诞育多胞胎的母亲。在使用克罗米酚治疗后怀孕的女性中，多胞胎的发生率为 5% ～ 12%。

雌酮和雌激素（1929 年），睾酮（1935 年）

1967 年

不孕不育症是指夫妻在进行无保护性行为一年后仍无法怀孕。据估计，不孕不育影响了世界上 8% ～ 10% 的夫妻。在美国、英国和法国，这个数字为 15% ～ 20%。导致不孕不育症的原因很多，夫妻任何一方的问题都有可能，男性的精子缺陷和女性的输卵管问题都可能是原因。随着年龄增长，其影响也越来越大。

由于各种各样的原因，可能是出于经济或事业上的考虑，现代夫妻孕育后代的时间越来越晚。由于女性生来只携带数量有限的卵子，她们怀孕的概率在 35 岁之后会显著下降。卵子不仅随年龄增加而减少，质量也会降低（即它们受精的能力）。排卵作用会减慢，频率也会随年龄增加而降低。

让生物钟回转 克罗米酚（Clomid，又称雪兰芬、舒经芬、氯米芬）可被用于治疗排卵障碍导致的不孕症。它可以促进脑垂体分泌促性腺激素，诱发排卵。有时，经克罗米酚治疗的女性会诞育多胞胎（一般为双胞胎）。正常多胞胎的发生率约为 1%，而经过克罗米酚治疗后，发生率在 5% ～ 12%。克罗米酚价格低，服用和监测方便，而且非常有效。服用克罗米酚 6 ～ 9 个生理周期后，80% 的女性都会排卵，70% ～ 75% 会成功受孕。

克罗米酚备受争议的问题是它普遍存在超药品说明书用途，用来治疗男性精子数量不足导致的不育症。虽然该药物能够提高睾酮水平和精子数量，但并没有数据显示它能提高因男性问题而导致不育的受孕率。由于它具有提高睾酮水平的能力，有些运动员会偷偷使用它作为类固醇的补充剂。根据世界反兴奋剂机构法规定：克罗米酚是一种兴奋剂，禁止使用。■

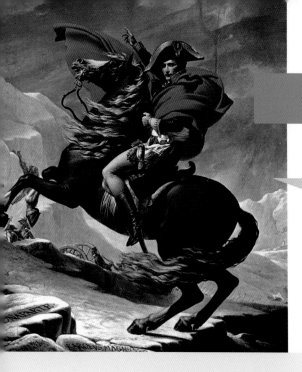

丙戊酸

雅克-路易·大卫在 1800 年创作了图中这幅油画《跨越阿尔卑斯山的拿破仑》(*Napoleon Crossing the Alps*)。很多医学专家认为拿破仑的精神性癫痫发作可能与他生活中的巨大压力有关，而他的癫痫发作是由淋病导致的慢性尿毒症所引起的。

 苯巴比妥（1912 年），苯妥英（1938 年），锂（1949 年）

1967 年

并不是所有重要的药物发现都是通过理论原理的应用、复杂的实验设计和分析，或多年的动物和人体试验来实现的。丙戊酸（valproic acid）是一种对控制癫痫和情绪障碍非常有效的药物，它的发现就非常偶然。

皮埃尔·埃马尔（Pierre Eymard）曾是法国里昂大学的一名研究生。在博士研究期间，他需要为新合成的化合物找一种溶剂，以评估它潜在的抗癫痫效果。他选择了合成于 1881 年的丙戊酸。出乎意料的是，这种看似没有活性的溶剂使所有受试的化合物在动物身上都具有相似的抗癫痫效果，于是丙戊酸的抗癫痫作用被发现了。1964 年，临床试验开始。1967 年，该药物在法国被批准进入市场，成为一种抗癫痫药。之后，它又在 1974 年进入英国和其他欧洲国家，1978 年来到美国。

与其他抗癫痫药不同，丙戊酸对儿童和成年人的很多种癫痫类型都非常有效。尽管它的作用机制还不明确，但由于它的镇静效果微乎其微，而且几乎没有严重的副作用，丙戊酸通常是治疗这些疾病的首选药。然而，它的首选药地位并不意味着使用丙戊酸没有任何危险。在极少数情况下，它的使用会带来致命的肝中毒，而这种风险在两岁以下的儿童身上还会明显放大。

丙戊酸对于控制躁郁症的躁狂性兴奋也十分有效，它作为情绪稳定剂被用于预防狂躁和抑郁的反复发作。此外，它还获批用于预防偏头痛。有人在 2010 年发表的研究表明，丙戊酸可能对治疗色素性视网膜炎也有效果，这是一种严重的视网膜神经变性疾病，最终会导致失明。■

165

当把苯环己哌啶作为潜在的麻醉剂进行试验时，它让人产生了非常可怕的梦魇、幻觉、妄想和精神错乱等症状。

酒精（约公元前 10000 年），大麻（约公元前 3000 年），麦司卡林（1897 年），麦角酸二乙酰胺（LSND）（1943 年）

20 世纪 50 年代，美国派德药厂在寻找一种静脉注射的短效麻醉剂，希望能使患者在手术过程中保持清醒但感觉不到疼痛。苯环己哌啶（phencyclidine）的商品名为"Sernyl"，它起初在短时间的手术上表现得大有希望，看上去安全无害，用过的患者都表示，他们完全不记得发生了什么。

然而，有些患者在从麻醉中恢复之后变得非常激动。他们感到极度困惑，出现了幻觉，并报告称自己感觉到身体或身体部位的大小发生了改变。因而，苯环己哌啶在人类麻醉剂的用途上已穷途末路。但到 1967 年，它突然改头换面，以商品名为"Sernylan"被兽医用于猴类和其他灵长动物上，同时还用于麻醉动物园的动物。因此，苯环己哌啶又被称为"动物镇静剂"。

从 1967 年开始，直到整个 20 世纪 70 年代，单独服用苯环己哌啶或与大麻组合服用的吸毒方式突然风靡美国，瘾君子们还将其称为有"迷幻剂""和平丸""天使粉"等。它价格低廉，制备简单、易得。苯环己哌啶最常见的吸食方法是混在烟草中以抽吸的方式吸入，但也可以口服、吸食或注射。

低剂量的苯环己哌啶会产生酒精类的效果，公众对它致幻兴趣近几年又有重现之迹。随着剂量增加，身体意象改变、幻觉、极度攻击性等行为就会逐渐出现，甚至出现精神分裂症似的精神病行为，效果可持续数周。有些吸毒者还会企图自杀，或者对自身或他人进行暴力攻击。

极高剂量的苯环己哌啶可导致持续 7 ～ 10 天的昏迷、癫痫、呼吸受阻、体温显著升高以及肌肉组织受损等。目前还没有特定的解药可以抵消苯环己哌啶的毒性。治疗方法包括支持、控制症状，并加快药物通过尿液从体内排出。■

1967 年

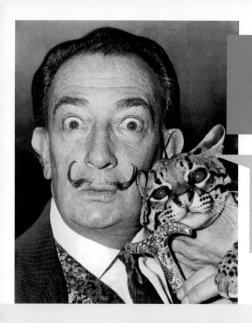

左旋多巴

詹姆斯·帕金森（James Parkinson, 1755—1813）
乔治·科齐亚（George Cotzias, 1918—1977）
阿尔维德·卡尔松（Arvid Carlsson, 1923— ）
奥莱·霍尔尼凯维茨（Oleh Hornykiewicz, 1926— ）

1965 年西班牙艺术家萨尔瓦多·达利（Salvador Dalí）和豹猫及拐杖在一起的照片，由罗杰·希金斯（Roger Higgins）拍摄。20 世纪 80 年代早期，达利患上帕金森综合征，该疾病使他日渐衰弱，不得不放弃绘画，并失去了生活乐趣。

 东莨菪碱（1881 年）

1968 年

帕金森综合征倍受公众的关注，很大程度上归功于演员迈克尔·J. 福克斯 [Michael J. Fox，《回到未来》（*Back to the Future*）三部曲中主角马蒂的扮演者，帕金森综合征患者] 的不懈努力。他牵头了很多重大的募资活动，希望寻找治愈该疾病的方法。世界重量级冠军穆罕默德·阿里（Muhammad Ali）是"世界上最著名的帕金森综合征患者"，可谓是这种神经性疾病的代言人。1817 年英国医生詹姆斯·帕金森首次描述了帕金森综合征的多种症状，包括肌肉在静息状态下颤抖、行动缓慢、肌肉僵硬等。至今没有药物能够治愈帕金森综合征或延缓其进程，但有很多种药物能够使病情显著改善，其中最突出的就是左旋多巴（levodopa）。

左旋多巴与多巴胺有千丝万缕的联系。多巴胺是一种天然生物活性物质，在 1910 年被首次人工合成，之后被束之高阁长达四十多年。到了 20 世纪 50 年代，瑞典隆德大学的阿尔维德·卡尔松在脑部发现了多巴胺，尤其是在负责平滑肌运动的基底神经节中。这个区域负责稳定肌肉运动。卡尔松在 1957 年提出，多巴胺是一种神经递质。到 1959 年，他又推断多巴胺与帕金森综合征有关。次年，奥地利维也纳大学的波兰生物化学家奥莱·霍尔尼凯维茨发现帕金森综合征患者控制肌肉的脑部区域明显缺少多巴胺。这样从表面看来，治疗帕金森综合征应该很简单，为什么不直接给帕金森综合征患者使用多巴胺呢？然而不幸的是，霍尔尼凯维茨发现，多巴胺无法从血液中进入脑部。

多巴胺在脑部形成时，它的直接前体是左旋多巴，能在口服后进入大脑。多年来，美国布鲁克海文国立实验室（Brookhaven National Laboratory）的乔治·科齐亚一直致力于找到适当的左旋多巴剂量用法，来治疗帕金森综合征，完成了第一次成功的左旋多巴试验，发表于 1968 年。

左旋多巴并非帕金森综合征治疗的最终答案。它起初能使 80% 的患者获益，但在五年之后，有效性就会迅速降低，原本的良性反应迅速转变为没有反应。不自主的抽搐和身体痉挛（动作障碍）都是左旋多巴的常见副作用。这些在 1990 年的电影《无语问苍天》（*Awakenings*）中都进行了描绘。该电影根据英国神经学家奥利弗·萨克斯（Oliver Sacks）1973 年的回忆录改编而成。■

沙丁胺醇

此图详细地展现了支气管解剖结构。支气管通向细小的气囊，称为肺泡。在肺泡内，身体会从吸入的空气中获得氧气，并通过呼出的空气排出二氧化碳。

茶碱（1888 年），可的松（1949年），二丙酸倍氯米松（1976 年），麻黄 / 麻黄碱（1994 年）

1968 年

假如你的支气管出现了暂时性变窄或收缩，使进入你肺部的气流减少，那么你将出现气喘、咳嗽、气短和胸闷的症状。这就是哮喘发作。哮喘发作不仅令人害怕，还可能危及生命。每年，全球大约有 25 万例由哮喘导致的死亡。自 20 世纪 60 年代以来，哮喘的发生率不断攀升，现在全球病例已达 3 亿，在发达国家最为盛行。

根据哮喘发作的频率和严重程度，专家已经为哮喘治疗建立了准则。支气管扩张剂能够打开呼吸道。迅速缓解症状的救援药物，如沙丁胺醇 [albuterol，商品名为喘乐宁（Salbutamol）]，能在吸入后几分钟内就发挥作用，可以终止哮喘发作，挽救生命。不过，它们的效果在 3～6 小时内就会消失。这类药物还被用来防止锻炼引起的呼吸急促及其他症状。

相反，1988 年出现的沙美特罗类药物则能对哮喘进行长期控制，预防并降低症状发生的频率。在每天吸入后，这些药物能够打开呼吸道长达 12 小时，在夜间也能发挥作用，使患者安睡。然而，此类药物在吸入后要等相当长的时间（大约 20 分钟）才发挥作用，所以在患者急需氧气时功效甚微。吸入性类固醇药物，如倍氯米松，也能防止症状出现。但由于它们无法打开呼吸道，所以对急性发作也没有帮助。

在沙丁胺醇的帮助下，哮喘患者能够参与高水平的运动竞技。杰西·乔伊娜-柯西（Jackie Joyner-Kersee）在 18 岁时被诊断出哮喘，虽然经历了一次几乎致命的发作，但她存活了下来。在同时服用长效和速效药物的帮助下，她在 20 世纪八九十年代连续四届的奥运会上夺得了 6 枚金牌，是女子七项全能的世界纪录保持者，被美国《体育画报》（Sports Illustrated）评为"20 世纪杰出女性运动员"。■

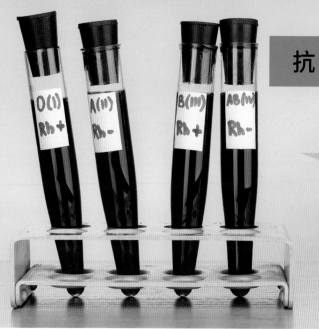

卡尔·兰德施泰纳（Karl Landsteiner, 1868—1943）发现，一个人给另一个人输血时可能会导致受血者红细胞溶解。这使他将血液分为 A、B、AB 和 O 型四类，并在 1930 年获得了诺贝尔生理学或医学奖。1940 年，他与其他人共同发现了 Rh 血液因子。后来人们发现，这正是导致新生儿溶血症的元凶。

 硫酸亚铁（1681 年），红细胞生成素（1989 年），17P/ 黄体酮注射液和凝胶（2003 年）

　　新生儿溶血症也称胎儿红细胞增生症，是一种可能致命的严重血液疾病，由母亲和婴儿的血型不兼容导致。现在，已经可以通过注射两种简单的药物来完全预防它了。

　　在白种人中，有十分之一的胎儿，其母亲的血型是 Rh 阴性，而父亲的血型是 Rh 阳性。如果胎儿的血型为 Rh 阳性，而其红细胞进入了母亲的循环系统，母亲的免疫系统就会将这些细胞视为外来细胞，从而被致敏。也就是说，母亲会产生抗体，试图摧毁胎儿的红细胞。过去的小产、堕胎或羊膜穿刺术也都可能使母亲致敏。例如，在白种人中，13% 的 Rh 阴性母亲都会在首次怀有 Rh 阳性胎儿时被致敏。这些抗体会留在体内，使后续怀上的 Rh 阳性胎儿有可能患上该病。

　　若母亲的抗体攻击新生儿的红细胞（溶血现象），婴儿的血液就无法携带足够的氧气供给组织和器官，导致怀孕时的胎儿和分娩后的新生儿出现可能致命的并发症，如贫血和永久性脑损伤。严重的新生儿溶血症若不加治疗，其在出生一周内的死亡率可高达 70%。

　　从 1968 年开始，医生已经能通过在怀孕 28 周以及产下 Rh 阳性婴儿后的 72 小时内给母亲使用抗 Rh 免疫球蛋白，来预防新生儿溶血症了。该产品由强生公司旗下的奥托临床诊断部门开发，其含有 Rh 抗体，能够抑制母亲在接触 Rh 阳性红细胞后正常的抗体产生作用。在使用抗 Rh 免疫球蛋白治疗后，母亲在后续的妊娠中也不会再出现新生儿溶血症。■

芬太尼

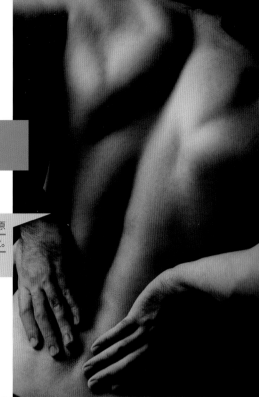

在美国，背痛是导致职业相关残疾最常见的原因，也是神经性疾病中仅次于头痛的常见症状。芬太尼贴可以用于缓解急性和慢性疼痛。

吗啡（1806年），阿片类药物（1973年），
奥施康定（1996年）

1968年

一切疼痛的克星　疼痛的初衷其实是保护你，但是有些疼痛在生理和心理上都是无法忍受的。在缓解疼痛方面，任何药物都没有吗啡有效。但有些时候，其他类似的药物可能是更好的选择，因为它们可以用不同的方式给药。芬太尼（fentanyl）是一种合成的止痛药，具有吗啡类（阿片类药物）的效果，但只需百分之一的剂量。大多数阿片类药物都只能口服或注射，而芬太尼已被制成多种剂型，以应对不同类型的疼痛。

由于芬太尼能够在注射后几分钟内就阻止疼痛，它通常和其他药物一同在手术前联合使用，使患者进入无疼痛、半清醒，而且适应周围紧张环境的状态。这种效果在药物停止后很快就会消失，使患者可以使用其他强度较低的药物来缓解术后疼痛。

对于可能忍受着慢性剧痛（如癌症）的患者来说，他们需要日夜不停地缓解疼痛。芬太尼可以制成透皮药贴使用，如多瑞吉（Duragesic）。药贴直接贴在皮肤上，药物会慢慢释放，通过皮肤吸收，进入血管。药贴可以提供持续的止痛效果，作用长达48小时。

对于已经使用其他阿片类药物来缓解严重疼痛，但仍然经历短期骤痛的患者，可以使用一种高剂量的芬太尼"棒棒糖"。这种"棒棒糖"使芬太尼可以被脸颊内部、舌头及牙龈的黏膜缓慢吸收。

芬太尼的使用并不是没有危险的。若意外使用了过高剂量，如质量不过关的药贴，可能导致药物过量、呼吸衰竭、甚至死亡。■

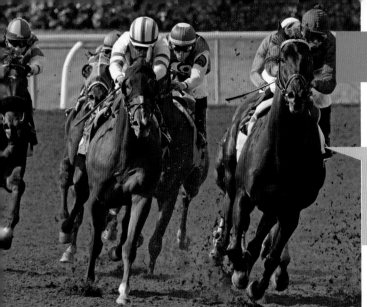

在美国，马不是用来食用的动物，但来自美国的马肉（包括纯种马）被出口到多个国家供人们食用。在这些纯种马中，有些很可能服用过苯基丁氮酮来缓解炎症。食用这些马肉的人可能会受到药物潜在危险副作用的影响。

 秋水仙碱（约 70 年），阿司匹林（1899 年），丙磺舒（1951 年）

1968年

"舞者映像"（Dancer's Image）是一匹美国的著名赛马。它在 1968 年的美国肯塔基赛马会（Kentucky Derby）上拔得头筹。然而之后，它却成为在美国最著名赛马会上首个被取消资格的冠军，整个过程争议重重。在常规的赛后尿检中，舞者映像的样本被查出含有微量的保泰松 [Butazolidin，通用名为苯基丁氮酮（phenylbutazone）]。

在比赛前三天，这匹三岁的雄驹确实服用了保泰松药片，以缓解它脚踝的疼痛和炎症。肯塔基赛马委员会因此裁定，受人喜爱的第二名——"前进者"（Forward Pass）正式成为 1968 年赛马会的冠军。对于众多赛马爱好者来说，这一决定颇具争议，有些人甚至认为十分滑稽。美国《体育画报》更将其评为"年度体育故事"。

如果那场比赛在美国的其他州举办，使用该药物就很可能是合法的，但在丘吉尔园马场，它还没有得到批准。随后，规则很快就发生变化了。在 1986 年，一共 16 匹竞技赛马中，有 13 匹都服用了保泰松，并不仅局限于脚踝发肿的马匹。给马匹用止痛药变得非常普遍，以掩盖赛前的伤病。很多受伤的赛马都会在比赛中失足，将骑手摔到地上，有时会给两者都造成严重的损伤。

最早用保泰松的其实并不是马，而是人类。1949 年，瑞士的嘉基制药公司，即现在的诺华公司引入了这种类似阿司匹林的非甾体抗炎药。除抗炎和止痛效果外，它还能促进尿酸排泄，已被用于痛风的治疗。然而，它的很多不良反应极大地削弱了其良好的特性，包括消化性溃疡出血和致命的血液紊乱等。半个多世纪后，与该药物有关的死亡案例已达数千起。目前，尽管还有数十种更安全的药物，仿制药苯基丁氮酮仍存活在市场上。它的包装上贴着警示标签，告诉人们其"使用时间需要尽量缩短"。■

吡喹酮

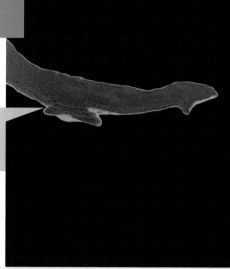

这幅雄性血吸虫的前视图展示了两处放大 100 倍后的吸盘。这种寄生虫是导致血吸虫病的元凶，影响了 2 亿人口，其中一半人口都生活在非洲。

四氯化碳（1921 年）

1972 年

据称，血吸虫病是第二大破坏性的热带疾病，仅次于疟疾，影响了 74 个国家中的近 2 亿人口，其中一半病例都出现在非洲，其余在亚洲和南美。这种寄生虫感染由多种血吸虫引起，其受害者多为儿童。

这些寄生性的扁形虫生活在蜗牛身上。人在含有这些蜗牛的淡水中沐浴或游泳就会感染血吸虫病。这些血吸虫在蜗牛体内繁殖，然后进入水体，直到找到一个人类宿主。它们随后会沿着宿主的血管移动，停留在膀胱或肠道内，甚至会停留很多年。成年血吸虫会产卵，引起这些器官感染、血液流失和膀胱癌。

对付血吸虫病最有效的办法就是避免接触含有血吸虫的水域。人体一旦感染这种疾病，目前最常用的治疗办法是采用吡喹酮（praziquantel）。这种驱虫药是两家德国制药厂——拜耳公司和默克公司合作研究的成果，能有效对抗所有的血吸虫。

吡喹酮安全、廉价（在美国售价为 18 美分／剂），而且一年只需使用一次剂量，非常有效。它能够修复 90% 由血吸虫感染引起的内部器官损伤，也被用来治疗绦虫感染，例如食用了被绦虫卵感染的牛肉、猪肉和鱼肉等而致病。

吡喹酮的使用还扩展到其他动物身上。它被制成药片，来治疗狗和猫的绦虫感染。它还可以和抗寄生虫药埃默德斯一同被制成局部溶液，如滴即乐，涂抹在猫的背部来治疗绦虫、钩虫和蛔虫感染。■

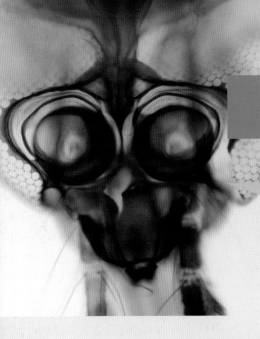

青蒿素

李时珍（1518—1593）

造成疟疾的原生动物寄生虫通过雌性按蚊的叮咬传播。图为放大 100 倍后的按蚊头部。

 奎宁（1820 年），氯喹（1947 年）

目前治疗疟疾效果最好的药物可追溯到公元前 168 年的古代中国。当时的人们使用一种野草——青蒿，来治疗痔疮。大约 5 个世纪之后，到了公元 340 年，这种草本植物成为一种原料，被制成汤剂，用来退烧。1596 年，中国医药学家李时珍在著作《本草纲目》中提出，这种汤剂可以缓解疟疾的寒战和发热症状。

20 世纪 60 年代末，中国科学家开始寻找这种长期在传统中医药疗法中使用的植物的有效药物成分。1972 年，中国科学家从蒿属（*Artemesia*）植物中提取到了青蒿素。中国科学家屠呦呦也因此获得 2015 年诺贝尔生理学或医学奖。青蒿素代表了一类化学物质，包括天然化合物的多种衍生物。目前，以青蒿素为基础的复方药物已经成为疟疾的标准治疗药物，世界卫生组织将青蒿素和相关药剂列入其基本药品目录。

大多数抗疟疾药物的前车之鉴告诉我们，随着药物使用增多，具有耐药性的寄生虫也会增多。疟疾治疗专家们最害怕的就是，现在对药物敏感的疟原虫会演化出对青蒿素的抗药性。这一预测在 2009 年成为现实，抗药性的早期征兆出现了。为了预先阻止这种可能性，世界卫生组织已提出倡议，令该药物只能与其他抗疟疾药物联合使用。

2009 年，美国加入全球 80 多个国家的行列，批准了复方蒿甲醚片上市。这是疟疾治疗领域首个获批的固定剂量青蒿素组合疗法。为期三天的治疗能够达到 95% 的治愈率，甚至在寄生虫已对多种药物产生耐药性的地区也同样有效。

疟疾是人类最常见的寄生虫感染疾病，每年可致超过 100 万人死亡。尽管疟疾对北美和西欧还不构成威胁，但全球有大约 90 个疟疾流行的国家，游客和商务人员在去这些国家后受到感染的病例也在逐年增加。■

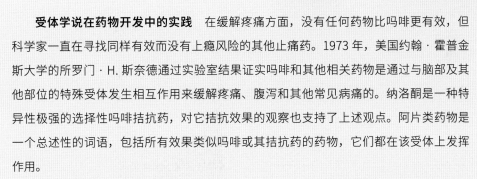

阿片类药物

汉斯·W. 科斯特利茨（Hans W. Kosterlitz, 1903—1998）
所罗门·H. 斯奈德（Solomon H. Snyder, 1938—　）

针灸起源于 2500 年前的中国，是世界上最古老也是最常见的医学操作之一。针灸镇痛的原理目前还不甚清楚。科学家们认为，针灸可能会刺激中枢神经系统，释放阿片类物质来减缓疼痛。右图来一本古老的中国传统医书，图中标出了针灸穴位。

 鸦片（约公元前 2500 年），生物碱（1806 年），吗啡（1806年），可待因（1832 年），海洛因（1898 年），美沙酮（1947年），芬太尼（1968 年），奥施康定（1996 年）

受体学说在药物开发中的实践　在缓解疼痛方面，没有任何药物比吗啡更有效，但科学家一直在寻找同样有效而没有上瘾风险的其他止痛药。1973 年，美国约翰·霍普金斯大学的所罗门·H. 斯奈德通过实验室结果证实吗啡和其他相关药物是通过与脑部及其他部位的特殊受体发生相互作用来缓解疼痛、腹泻和其他常见病痛的。纳洛酮是一种特异性极强的选择性吗啡拮抗药，对它拮抗效果的观察也支持了上述观点。阿片类药物是一个总述性的词语，包括所有效果类似吗啡或其拮抗药的药物，它们都在该受体上发挥作用。

如果这些复杂的蛋白质受体并没有和内源性物质（即体内产生的物质）相互作用，那身体为什么要消耗宝贵的资源来生产它们呢？ 1975 年，汉斯·W. 科斯特利茨和英国阿伯丁大学的约翰·休斯（John Hughes）从人类及其他哺乳动物脑部中提取出小肽（小分子蛋白质），它们能与阿片类受体相互作用，并被纳洛酮阻断。这些所谓的脑啡肽和相关的内啡肽拥有一个共同的名字——内源性阿片肽。科学家们认为它们在疼痛和情绪上都发挥了一定的作用。目前在脑部、脊髓和胃肠道内已发现了多种阿片类受体，已经编号的至少有三种。它们在一定程度上参与了多种阿片类药物作用，包括它们的成瘾潜质。

现在我们知道，吗啡的止痛效果和成瘾是在受体上作用的结果。科学家们已经开发出能在受体上发生复杂作用的药物，因此不容易导致成瘾，如丁丙诺啡、布托啡诺和喷他佐辛。科学家们还在努力寻找完全不会上瘾的吗啡。

吗啡和相关的天然药物不一定都会被划分为阿片类药物。由于有些药物的效果伴随着困倦和昏睡，因此它们又被称为麻醉剂。随着更多半合成衍生物的出现，包括海洛因、二氢吗啡酮和奥施康定（即羟考酮）等，科学家们现在仍用总述性的词语"阿片类药物"来描述所有作用在阿片受体上的物质，即吗啡类的天然生物碱及其拮抗药。■

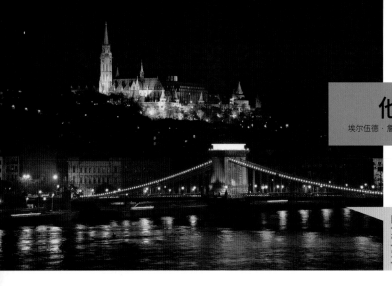

他莫昔芬

埃尔伍德·詹森（Elwood Jensen, 1920—　）

图为匈牙利布达佩斯多瑙河上的锁链桥，桥被灯光装点成粉色来唤醒人们对乳腺癌疾病的关注。

药物受体（1905 年），雌酮和雌激素（1929 年），克罗米酚（1967 年），易维特（1997 年），赫赛汀（1998 年）

1973 年

乳腺癌是全球女性癌症死亡的最常见原因，也是西方国家致死率第二的癌症。现代，他莫昔芬（tamoxifen，商品名为诺瓦得士）是早期和晚期乳腺癌治疗中使用最广泛的药物，适用于各个年龄层的特定女性患者，能够将癌症复发率降低一半，使死亡风险降低25%。他莫昔芬还能预防乳腺癌在高危女性中的发生。

他莫昔芬最初在 1962 年由英国柴郡的 ICI 制药公司（现在的阿斯利康公司）合成。该物质是一种非甾体类抗雌激素，本意是用作避孕药。然而它在人体内会刺激排卵，而不是抑制排卵。失败的避孕药显然没有什么市场潜力，但实验室和人体试验都表明，这种物质有预防高危女性患乳腺癌的潜力。因此，它在 1973 年被英国批准上市，于 1977年在美国获批。

他莫昔芬并非对所有乳腺癌都有效。大约在 20 世纪初，人们发现切除卵巢能够阻止晚期乳腺癌的发展。20 世纪 60 年代，美国芝加哥大学的埃尔伍德·詹森发现，雌激素受体（ER）会出现在部分乳腺癌肿瘤中，而在其他肿瘤中却没有。50% ～ 70%乳腺癌患者的肿瘤中都有雌激素受体（ER+）。受体的存在说明这些肿瘤需要雌激素才能生长。他莫昔芬会阻断肿瘤中的雌激素受体，从而阻止肿瘤生长。

除了抗癌作用外，他莫昔芬还能产生一系列复杂的作用，好坏参半。目前医学界普遍认为，他莫昔芬疗法最多在五年内疗效最为显著，但伴随长期使用，一个潜在问题就是，它会导致患子宫内膜癌的风险升高。另一方面，他莫昔芬能减少骨质流失，而与此药理相关的药物——雷洛昔芬则可用来治疗并预防骨质疏松。■

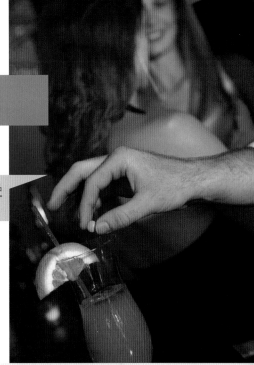

图中表现了酒吧中一男性正在给一位女性的饮品
下药——这很可能是"约会强奸"的前奏。

大麻（约公元前 3000 年），麦角酸二乙酰胺（LSD）（1943 年），
安定（1963 年），摇头丸（1976 年）

罗眠乐 [Rohypnol，通用名为氟硝西泮（flunitrazepine）] 是一种非常有效的安眠药。有些人甚至认为，它太过于有效了。然而，罗眠乐之所以名列此书，是因为它是一种臭名昭著的"约会强奸"药物。

罗眠乐是一种类似安定的苯二氮䓬类药物，于 1972 年由瑞士的罗氏制药合成。三年后，它在欧洲批准上市，又在 20 世纪 80 年代进入很多亚洲和南美洲的国家，一般被称为罗眠乐。作为治疗失眠的处方药，它继续横扫全球，但其使用通常都有一定的限制。尽管罗眠乐从来没有在美国获批，它却仍通过非法渠道流入美国，街头诨名为"魂飞"。

在 20 世纪 90 年代中期，罗眠乐成为一种常见的非法滥用的"约会强奸"药物。把它加入酒精饮料中，人饮用后就能产生强烈镇定效果和顺行性遗忘。因此，在药物的影响下，受害者完全记不得发生了什么，包括攻击者的身份。此外，罗眠乐药片通常为白色、无味，还能在液体中迅速溶解。为了让可能的受害者更容易察觉药物的存在，制药厂进行了重新配方，加入了一种无药效的染剂，让药物可以在液体中变成蓝色。美国在 1996 年通过的《药物致性侵预防法》（The Drug Induced Rape Prevention Act）中规定，为实施暴力犯罪（包括性侵犯）而使用此类药物会受到非常严厉的惩罚。

罗眠乐还被作为毒品使用，可单独使用，也可与其他毒品，例如大麻、摇头丸和迷幻药等联合使用。更糟的是，它还被用来作为自杀工具，和酒精共同服用时效果尤为显著。涅槃乐队（Nirvana）的主唱兼吉他手科特·柯本（Kurt Cobain，1967—1994）在首次企图自杀时就使用了罗眠乐和香槟酒。几周后，他用一支手枪结束了自己的生命。■

175

罗眠乐

1975 年

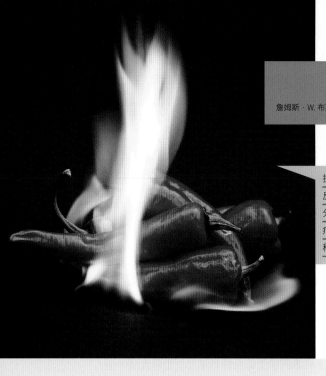

泰胃美

詹姆斯·W. 布莱克（James W. Black, 1924—2010）

抗组胺药具有两种不同的类型：一类可治疗过敏反应（新安替根、苯那君），另一类可防止胃酸分泌。泰胃美是首个胃酸抑制药物，能够有效治疗胃灼热（一般由过度食用辣椒、碳酸饮料等多种刺激胃反酸的食物和饮料引起）和胃溃疡。

药物受体（1905 年），新安替根（1944 年），苯海拉明（1946 年），普萘洛尔（1964 年），奥美拉唑（1989 年）

1976 年

作为一种天然存在且生物活性高的化学物质，组胺在 20 世纪早期便吸引了科学界极大的关注。渐渐地，人们发现组胺的释放与过敏反应之间存在着联系。1944 年，首个抗组胺药——新安替根出现，随后又出现了数十种类似的药物。

这些药物在治疗过敏反应方面的效果都差不多，但无一能抑制组胺刺激胃部释放胃酸的能力，而这正是消化性溃疡的元凶。苏格兰医生和药理学家詹姆斯·W. 布莱克推测，这种异常现象可能是由多种组胺受体引起的，比如说，一种与过敏反应有关，另一种与胃酸分泌有关。当时，布莱克正在英国赫特福德郡的史克公司工作。他于是开始研究能够拮抗第二种组胺受体类型的药物。

经过 12 年的努力，泰胃美 [Tagamet，通用名为西米替丁（cimetidine）] 在 1976 年被推向市场。由它引领的新一类药物立即把所有过去的胃溃疡和胃食管反流病药物都打入冷宫。泰胃美不仅能够减少胃酸的分泌，还能加快胃溃疡的治愈。随着泰胃美的发现，常规的抗组胺药使用就变得模棱两可，需要更详细的说明了。用来治疗过敏的经典抗组胺药被改称为组胺 H_1 受体拮抗剂，而泰胃美一类的药物则被划分为 H_2 受体拮抗剂。

一位科学家两种革命性药物 到 1981 年，泰胃美已成为世界上最畅销的药物，每年的销售额超过 10 亿美元，取代了心脏病药物普萘洛尔的地位，而该药物也是由布莱克研发的。随后，泰胃美又在 1988 年被雷尼替丁（善胃得）取代，降到第二位。善胃得也是一种 H_2 受体拮抗药，其副作用更少。为了表彰布莱克发现普萘洛尔和泰胃美这两种革命性的药物，他被授予 1988 年的诺贝尔生理学或医学奖。■

注射死刑

图为美国加利福尼亚州旧金山湾区圣昆丁州立监狱的注射死刑室。将被执行死刑的犯人绑在轮床上，然后对其插入静脉注射管。当药物释出后，犯人的心跳会一直受到监控。心脏活动停止即为死亡，通常会在 7 分钟内完成。

 氰化氢（1704 年），箭毒（1850 年），戊巴比妥和西可巴比妥（1928 年），戊硫代巴比妥（1934年），筒箭毒碱（1935 年）

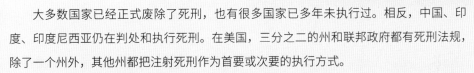

大多数国家已经正式废除了死刑，也有很多国家已多年未执行过。相反，中国、印度、印度尼西亚仍在判处和执行死刑。在美国，三分之二的州和联邦政府都有死刑法规，除了一个州外，其他州都把注射死刑作为首要或次要的执行方式。

注射死刑在 20 世纪 70 年代引入美国，被认为比电刑和氰化物毒气更加人道且廉价。1977 年，美国俄克拉何马州引领了这场革命，用静脉依次注射三种药物——戊硫代巴比妥、巴夫龙和氯化钾来执行死刑。开发者预计，每种药物都是致命的，而三种药物的联合则能保证足够的冗余。

戊硫代巴比妥（喷妥撒）是一种超短效的巴比妥类药物，医学上用作麻醉剂，注射200～350 毫克的剂量就能在 30～45 秒内使人失去意识。相比之下，死刑时注射的 2～5克剂量一般在 10 秒内就能致人昏迷。戊硫代巴比妥的致命剂量还没有定论，要视情况而定。接下来，就要注射巴夫龙了。这种药物像箭毒一样，是一种肌肉松弛剂，在外科手术时和麻醉剂配合使用。注射死刑中使用的高剂量（100 毫克）能够麻痹呼吸肌肉，在几分钟内导致呼吸衰竭。最后是氯化钾，静脉注射 100 毫当量的剂量能够导致致命的心脏麻痹。

多年来，注射死刑面临并经受住了许多挑战。针管在插入静脉时曾遇到过问题，死刑犯可能在有意识时痛苦地死于窒息。2008 年，美国最高法院裁定，这种行为并没有违反宪法中"不能使用残忍和不寻常的惩罚方式"一条。2011 年，在美国，因戊硫代巴比妥的短缺造成了长达两年的死刑延迟，所以美国部分州采用了戊巴比妥钠（耐波他）来替代，混合使用或者单独高剂量地使用这一种药物。■

1977 年

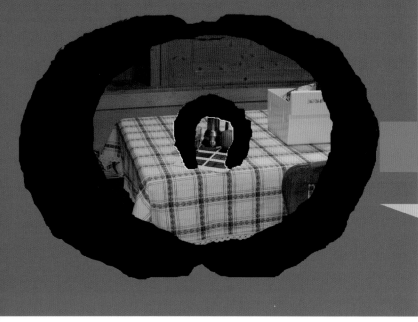

噻吗洛尔

图中描绘了青光眼患者在厨房餐桌前可能看到的景象。青光眼是一种眼部疾病，患者不可逆地失去了外周视觉。如果不及时治疗，则会完全失明。

 毒扁豆碱（1875 年），普萘洛尔（1964 年）

1978 年

青光眼是导致视力下降的第二大原因，影响着全球 6 亿人口，其中至少导致 800 万人失明。这些数字还会逐年增加，一定程度上是人口的迅速老龄化引起的。

眼球中充满房水，使眼球能够维持形状。这种液体在眼睛的后房中产生，然后流到前房，再以同样的速度从前房流出。当房水排出的速度跟不上产生的速度时，眼内压就会升高，压迫视神经，导致青光眼。

青光眼有很多种。开角型青光眼是最为常见的一种，也是非洲裔人群失明的最主要原因。此病进展迅速，在视力受损之前没有任何症状。闭角型青光眼则与之相反，是很痛苦的疾病，如果不立即治疗，很可能在几天内出现视力减退。这种情况是眼睛的液体排出突然受阻，导致眼内压急剧上升而引起的。

药物能够有效控制青光眼，但无法完全治愈。有五类药物因为可以降低眼内压而被用来治疗开角型青光眼。这些药物或减少房水的产生，或增加液体的排出，或两者兼备。多种药物通常可联合用药。

肾上腺素阻断药，例如噻吗洛尔（timoptic）通常是治疗开角型青光眼优先选用的一类药物，通过减少液体产生而发挥作用。和经典的 β 受体阻滞剂普萘洛尔一样，噻吗洛尔在其 β 受体阻滞剂的作用上也不具有选择性。因此，尽管噻吗洛尔滴眼液或眼膏是作用在眼睛上，药物却能进入循环系统，对身体的其他部位也发挥作用。在具有哮喘或慢性阻塞性肺病历史的易感人群中，噻吗洛尔会引起支气管收缩，导致严重的呼吸短促。它还会干扰心脏病患者的心脏功能。■

卡托普利

塞尔希奥 · 恩里克 · 费雷拉（Sergio Henrique Ferreira, 1934— ）
约翰 · 范恩（John Vane, 1927—2004）

图中的海报为高血压人群提供了宝贵的建议：保持健康体重、低盐饮食、戒烟、按时服用降压药，以及监控血压。

毛地黄（1775 年），氯噻嗪（1958 年），普萘洛尔（1964 年），速尿（1966 年）

1981 年

如果人的血压突然降低或者血液量突然减少，例如脱水或失血后，身体会采取一系列补偿措施来恢复稳态，即身体正常的平衡状态。血管紧张素 II（Ang II）是一种在肝部形成的，有高度活性的多肽。它会通过改变血管活动来增加血压，并刺激肾脏保留身体的盐分和水，从而抵消血压的降低。20 世纪 50 年代，人们首次提取到血管紧张素转化酶（ACE）。它负责将无活性的 Ang I 转化为 Ang II。

从蝮蛇到 ACE 抑制剂 十年后，巴西的药理学家塞尔希奥 · 恩里克 · 费雷拉从一种南美洲蝮蛇—— 美洲矛头蝮（*Bothrops jararaca*）的毒液中提取到一种成分，并将其带到约翰 · 范恩在伦敦的实验室。这种提取物和它的活性化学物质—— 替普罗肽能够抑制 ACE，并提供了一种新的高血压治疗方法。美国新泽西州施贵宝医学研究所（Squibb Institute for Medical Research）的科学家们进一步评估了替普罗肽，发现它在口服时是没有活性的。然而，这个发现使施贵宝的科学家们得以合成卡托普利 [captopril，商品名为开博通（Capoten）]，它是首个口服有效的 ACE 抑制剂，并在 1981 年被推向市场。目前，市场上有大约 10 种类似的药物可供选择。

ACE 抑制剂已被证实非常重要，不仅能用来治疗各类患者身上轻度到重度的高血压症状，还能控制多种心血管问题。ACE 抑制剂还是心脏衰竭治疗中不可或缺的成分，能够提高患者的恢复能力，并降低死亡率。

多项临床研究已经表明，在心脏病发作时使用 ACE 抑制剂能降低死亡率。此外，糖尿病是引起终末期肾病的主要原因，而 ACE 抑制剂能够防止或延缓此类患者的病情进程。■

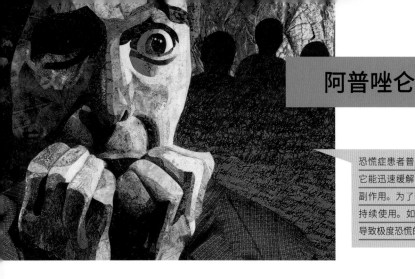

恐慌症患者普遍将阿普唑仑视为救命恩人，因为它能迅速缓解极度恐慌的症状，而且鲜有严重的副作用。为了保持药物的疗效，阿普唑仑必须要持续使用。如果突然停止，就会发生戒断反应，导致极度恐慌的复发，还可能发生痉挛。

丙米嗪和阿米替林（1957 年），利眠宁（1960 年），单胺氧化酶抑制剂（1961 年），安定（1963 年），百忧解（1987 年）

1981 年

恐慌可能会在任何时间突然发作，没有预警，甚至没有诱因。症状可能多种多样，但一定是非常可怕的，包括对死亡的恐惧、心跳加速式心悸、心脏病发作般的胸部疼痛、呼吸短促、窒息感、害怕失去控制或发疯。这些症状的强度通常在 10 分钟左右达到顶峰，然后在 30 分钟内消失。有些人一生可能只有一两次恐慌发作，而有些人可能每周甚至每天都会发作，这种情况被称为恐慌症。患者通常会对下一次恐慌何时发作产生极度焦虑。恐慌症并不罕见，每年都影响着美国 1.5% ～ 2% 的人群。

有两类药物对减少恐慌发作的频率和强度非常有效：一类是各种类型的抗抑郁药，另一类则是几种短效的苯二氮䓬类药，其中就包括阿普唑仑（alprazolam）。两类药物都有缺点，它们必须服用较长时间（6 ～ 9 个月），因为过早停药通常会导致恐慌复发。两类药物中，首选的抗抑郁药则需要服用到 6 ～ 12 周，才能发挥全部的功效。

阿普唑仑同时具有抗焦虑和抗抑郁效果，在服用几次之后开始发挥作用，很少产生严重副作用，但服用正常剂量几个月后可能会引发耐药性和生理依赖。这些问题同样存在于其他苯二氮䓬类药物中，但在阿普唑仑中尤为突出。如果突然停服阿普唑仑，或者剂量急剧减少，可能会引起幻觉、精神错乱和痉挛。

停药后更常见的反应是极度的焦虑和最初恐慌症症状的回归，这些症状可能持续 6 个月到数年之久。为了防止这些问题，阿普唑仑的剂量必须在数月内逐渐降低，操作起来通常非常困难。所有的苯二氮䓬类药物都可能被非法滥用，但阿普唑仑引起的急救事件数量高居首位。■

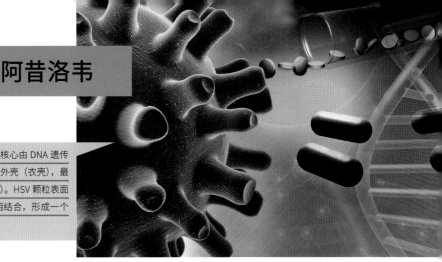

阿昔洛韦

单纯疱疹病毒（HSV）颗粒的核心由 DNA 遗传物质构成，外面覆盖着蛋白质外壳（衣壳），最外还包裹着一层脂质层（包膜）。HSV 颗粒表面的突起会和白细胞上的受体相结合，形成一个开口，让病毒进入细胞。

 美国食品和药品监督管理局（FDA）（1906 年），洒尔佛散（1910 年），青霉素（1928 年），叠氮胸苷（1987 年）

20 世纪 40 年代起，细菌感染的治疗领域取得了巨大的进步，而在对抗病毒疾病的领域，一直到 40 年后才出现较大的进展。为什么要这么久呢？细菌和病毒有本质上的区别。细菌的繁殖可以自给自足。抗细菌药物会攻击细菌中的某个成分或反应过程，而攻击目标是宿主（人类或动物）中没有或不重要的。举例来说，青霉素能够阻止细菌细胞壁的合成，而细胞壁是动物细胞中没有的。

相反，病毒需要利用宿主的生物化学机制来生存和繁殖。鉴于这种紧密的联系，很多能杀死病毒的药物也会对宿主造成巨大的损伤。科学家面临的挑战就是要找到病毒独有的那些微小差别。

一种卓有成效的方法是研究病毒复杂的生命周期，从附着并进入宿主细胞，到它们开始在细胞内复制，再到离开去感染新的细胞。抗病毒药物就是按照这个顺序依次干扰每个阶段。

抗病毒先驱 阿昔洛韦（acyclovir）能够与这些病毒独有的两种酶发生作用，从而阻止病毒产生 DNA。就像青霉素开启了抗生素革命那样，阿昔洛韦成为首个成功的抗病毒药物。它能够有效抗击单纯疱疹病毒（HSV）和水痘带状疱疹病毒（VZV）。HSV 会导致唇疱疹、结膜炎和生殖器疱疹，而 VZV 则能引起带状疱疹和水痘。阿昔洛韦能减轻这些疾病的不适症状，缩短痊愈时间。

抗生素和抗病毒药物之间有多项重要差异。抗生素一般对多个类型的细菌都有效，但广谱的抗病毒药物是不存在的。已有的抗病毒药物只能抗击有限的几种病毒。抗生素能真正治愈细菌感染，而抗病毒药物只能防止病毒繁殖，并抑制症状。在停药后，病毒就会卷土重来，症状也随之而至。我们仍迫切地需要更好的抗病毒药物。■

1982 年

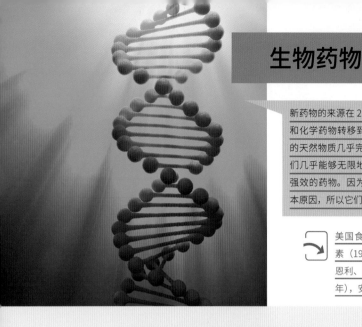

生物药物

新药物的来源在 21 世纪发生了明显的变化，从植物和化学药物转移到生物药物。生物药物和体内产生的天然物质几乎完全一致。通过 DNA 重组技术，我们几乎能够无限地生产这些具有高度特异性且非常强效的药物。因为这些药物能够改变导致疾病的根本原因，所以它们的作用远远不止简单缓解症状。

 美国食品和药品监督管理局（FDA）（1906 年），人胰岛素（1982 年），生长激素（1985 年），赫赛汀（1998 年），恩利、类克和修美乐（1998 年），易瑞沙和爱必妥（2003 年），安维汀（2004 年），诺适得（2006 年）

1982 年

传统药物对越来越多的疾病束手无策，而生物药物对这些疾病的治疗产生了根本性的变革，其中包括癌症、类风湿性关节炎，以及影响皮肤、心脏和神经系统的多种疾病。

现在我们对健康和疾病的分子基础有了更深的认识，在生物技术方面也达到了更高的水平，所以生物药物（biologic drug）的发展也逐渐加速，慢慢弥补甚至取代了传统药物。这些生物药物可以做到和天然激素完全一致，或非常相似，例如 1982 年出现的首个生物药物——人胰岛素，以及生长激素等。还有的生物药物则是单克隆抗体，能够刺激或增强身体的免疫系统，以瞄准并选择性阻断体内的物质，或攻击特定的细胞类型，比如肿瘤。

和生物药物不同的是，传统药物通常是化学合成的小分子，具有特定的化学结构。获批的等效仿制药中的活性成分必须和原始药物一致。此外，仿制药必须具有生物等效性，也就是说，它必须在体内发挥和原始药物同样且同等强度的作用，才可以与之自由替换。

相反，生物药物是较大的复杂分子，产生方式涉及 DNA 重组技术。和传统药物不同的是，以不同方式生产的生物药物，哪怕制备过程中只存在微小区别，其组成和效果都可能有显著差异。此外，最终产品十分复杂，以至于无法用现有的分析方法来确定它是否与原始药物的化学成分相同。

由于生物药物非常昂贵，开发和批准更为廉价的生物仿制药一直备受争议。美国在 2010 年颁布了法律，允许美国食品和药品监督管理局快速批准生物仿制药，即与原始药物高度相似但未必完全一致的生物药物，但其操作流程还尚未确定。2001 年起，欧洲药品管理局已具有批准生物仿制药的手续流程，要求药物能产生相同的效果，可以和原始药物替换使用。■

人胰岛素

弗雷德里克·桑格（Frederick Sanger, 1918—2013）
赫伯特·博耶（Herbert Boyer, 1936—　）

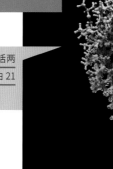

图中展现了人胰岛素的球棍模型，其中包括两条肽链，一条由 30 个氨基酸组成，另一条由 21 个氨基酸组成。

美国食品和药品监督管理局（FDA）（1906 年），胰岛素（1921 年），甲糖宁（1957 年），二甲双胍（1958 年），生物药物（1982 年），文迪雅（2010 年）

1982 年

1922 年，人们发现胰岛素能够成功治疗人类糖尿病。在一年内，礼来公司就开始从猪和牛的胰腺中提取纯胰岛素，成为最早的商业胰岛素产品。早期，药物存在不少问题。科学家预测，很快就会出现动物器官的短缺，而且人胰岛素和动物胰岛素之间的细微差异会导致过敏和不良反应。

基因工程的一大步　20 世纪 50 年代早期，英国国家医学研究所（National Institute for Medical Research）的弗雷德里克·桑格确定了胰岛素的氨基酸结构，并在 1958 年获得了他的第一个诺贝尔化学奖。1977 年，基因泰克公司（Genentech，即基因工程科技公司）的赫伯特·博耶首次在实验室中生产出经基因工程生物合成的人胰岛素（human insulin），并授权给礼来公司。使用 DNA 重组技术，博耶将人胰岛素的基因插入一种普通的细菌中，得到了人胰岛素。这种方法解决了人胰岛素生产问题，满足了世界需求。

1981—1982 年的临床试验证实，生物合成的人胰岛素和从动物中提取的胰岛素具有类似的效果，但人胰岛素并没有降低过敏反应发生的概率。尽管如此，美国食品和药品监督管理局和英国权威机构还是批准了礼来公司的人胰岛素——商品名为优泌林（Humulin），这也是首个获批的通过生物技术开发的药物。但这对医学科学来说只是一个小小的进步。

胰岛素注射过快时，糖尿病患者的血糖会过度降低。低血糖症的早期征兆很可能被人忽视，导致糖尿病患者失去意识，甚至死亡。对于从动物胰岛素改用优泌林的患者来说，这个问题尤为突出。目前，世界上大部分地区大约 95% 的胰岛素使用者都在使用生物合成的人胰岛素，剩下的仍在使用猪源胰岛素。

生物技术药物是医学界最激动人心的新发现之一，已被用来治疗多种疾病，包括癌症、血液及凝血障碍、多种硬化症、囊肿性纤维化和生长缺陷等。而这一切都始于人胰岛素。■

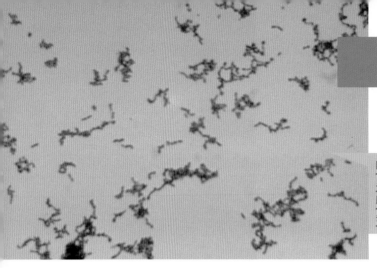

图为痤疮丙酸杆菌（*Propionibacterium acnes*）的显微镜照片，它是人体皮肤表面的正常菌群。过量皮脂堵塞毛孔，为痤疮丙酸杆菌的过度生长提供了有利条件，使其分泌化学物质，导致青春痘。

沙利度胺（1957 年）

1982 年

严重的痤疮可能会在皮肤上留下疤痕，而异维甲酸（accutane）在治疗痤疮方面非常有效。该药物被称为痤疮治疗领域最大的进展，一般在 15 ～ 20 周的疗程后就能获得很好的疗效，且停药后仍可持续改善症状。然而，由于异维甲酸的副作用较大，因而只有在更安全的治疗方式无效时才建议使用。

痤疮是最常见的皮肤疾病，是皮脂无法穿过毛孔到达皮肤表层导致的。毛孔被堵塞，感染细菌并发炎，产生皮疹，被称为青春痘，严重时可留下永久性伤疤。

轻微的痤疮可用药物涂抹在皮肤上进行治疗，或杀死细菌或疏通毛孔。维甲酸（也称维 A 酸）是维生素 A 的衍生物，自 1971 年起就被制成局部乳膏来治疗痤疮。1982 年，罗氏制药引入了异维甲酸 [商品名为罗可坦（Roaccutane）]，其化学成分与维甲酸相似，口服时效果显著。人们认为，它在一定程度上是通过减少皮脂分泌来发挥作用的。

最近，由于几起重大的责任索赔事件，异维甲酸在皮肤诊所和市场上的成功被削弱。2009 年，罗氏制药将异维甲酸撤出美国市场，但等价仿制药没有出现短缺。数百件诉讼等待裁定，控方称异维甲酸导致了克罗恩病和溃疡性结肠炎。从 20 世纪 80 年代开始，关于异维甲酸与抑郁和自杀之间的联系也一直争议不断。

然而，异维甲酸与妊娠间的关系却没有任何争议。该药物极有可能导致各类严重的出生缺陷，因此在任何情况下都不能在孕期使用。2006 年，美国开启了一项"我保证"计划（iPLEDGE），防止孕期女性使用异维甲酸。计划倡议，要获得该药物，女性必须在连续两次检验中均未怀孕，并且同意在性交时采用两种避孕措施。然而，在已确定异维甲酸对未出生的胎儿具有毒性的情况下，该药物竟然在网上就能购买，而且不需要处方，简直令人难以置信！■

环孢素

哈特曼斯·F. 斯特黑林（Hartmann F. Stähelin, 1925—2011）
让-弗朗索瓦·博雷尔（Jean-François Borel, 1933—　）

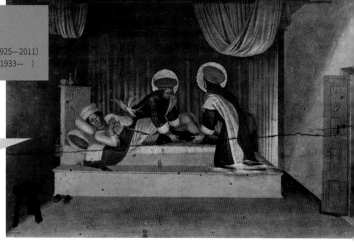

为抑制移植心脏、肾和肝的排异反应，患者通常要终身服用环孢素。图中这幅 15 世纪的作品描绘了那次传奇般的腿部移植，由医生的守护神——双胞胎科斯马斯（Cosmas）和达米安（Damian）实施。

可的松（1949 年）

古代中国和古罗马的传说中都讲到了神医和圣人实施腿和心脏移植的故事，但最早的史料记载要追溯到公元前 2 世纪。一位印度外科医生进行了皮肤移植，以重塑患者的鼻子。器官移植的现代纪元始于 1983 年环孢素（cyclosporine）普及之时。以前，外科医生即使能够掌握移植手术的基本技术，也总要面临器官排异反应的挑战，从而导致移植失败。器官排异反应是因为接受者的免疫系统将被移植的器官视为异物，因而对其发起攻击。这种排异反应的威胁在移植后最初的几个月内最高，但也可能在几年之后才出现。排异反应涉及 T 细胞和抗体作用机制。

对抗器官排异　环孢素能以多种复杂的方式抑制免疫反应，但主要通过干扰 T 细胞功能来实现。环孢素已被用于抑制肾、肝和心脏移植的排异反应，可采取静脉注射（商品名为山地明）或口服（商品名为新山地明）方式。药物要在手术之前开始使用，然后在器官寿命期限内持续服用，并逐渐降低剂量。可的松一类的类固醇通常和环孢素共同使用，以抑制排异反应伴随的炎症。

环孢素带来的最常见也最严重的问题是肾中毒。由于该药物会抑制免疫系统，所以会使患者对病毒和细菌感染更加敏感，也更容易患上某些癌症。

环孢素是一种真菌的产物，发现于瑞士巴塞尔的山德士实验室，这一点无可置疑。但它的发现者仍存在争议。两位主要发现者都在多个阶段参与了药物的研发，分别是瑞士的药理学家哈特曼斯·F. 斯特黑林和比利时的免疫学家让-弗朗索瓦·博雷尔。在科学界，这些研究人员都有自己的支持阵营。

多亏了环孢素和更新型的免疫抑制剂，器官移植才变得相对安全和常规。目前，我们面临的最大问题是器官短缺。■

1983 年

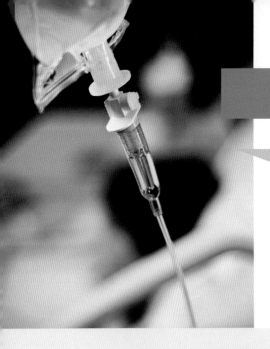

异丙酚

异丙酚是一种常见的速效麻醉剂，一般通过静脉注射来诱导麻醉，或通过静脉滴注来维持麻醉。该药物应只在具备能应对心脏和呼吸并发症的设备时使用。不幸的是，迈克尔·杰克逊在使用异丙酚时就不具备这些条件。

戊硫代巴比妥（1934 年），安定（1963 年）

以前基本上只有手术室的医护人员才知道异丙酚（propofol）这一药名。2009 年 6 月，这一药名却挂在了许多人的嘴边，因为它造成了流行音乐天王迈克尔·杰克逊的死亡。

异丙酚是美国最常见的术前麻醉剂，通过注射使用。它取代了戊硫代巴比妥长达 40 年的统治地位。静脉注射异丙酚能够在吸入麻醉剂之前迅速且温和地诱导麻醉反应。异丙酚也可以通过持续给药的方式单独使用，来维持麻醉。患者可以在 60 秒内失去意识。而与戊硫代巴比妥不同的是，患者可以在停药之后几分钟内醒过来，不会产生宿醉反应。这使其成为门诊手术中非常重要的药物。

由于异丙酚 [商品名为得普利麻（Diprivan）] 能够引起突然且明显的呼吸抑制和血压降低，因此它必须在能够立刻提供呼吸支持的手术室或设备中谨慎使用。其在和安定一类的苯二氮䓬类药物（如劳拉西泮）共同使用时，更容易出现严重呼吸抑制的风险。

迈克尔·杰克逊在死亡前的 6 周内，由于较弱的助眠药物不再发挥作用，他的私人医生开始在他家里每晚给他服用异丙酚来帮他对抗失眠。在最后几天，又有更多的药物添加进来帮助他睡眠，包括劳拉西泮。杰克逊的死亡被判定为他杀，而他的私人医生由于没能掌握对异丙酚的安全使用被判过失杀人罪，判处了四年有期徒刑。

流行音乐天王显然不是唯一一位对异丙酚上瘾的患者。近期还出现了其他关于异丙酚滥用和上瘾的报告。这些大都涉及麻醉师和其他手术室医护人员，因为他们能轻松地获取异丙酚。■

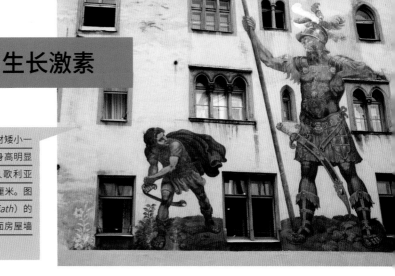

生长激素

就像儿童的生长激素分泌不足会导致身材矮小一样，生长激素分泌过量也会导致个体的身高明显高于常人。根据古代经文的描述，巨人歌利亚（Goliath）的身高是 205.7 厘米或 297.2 厘米。图中这幅《大卫与歌利亚》（*David and Goliath*）的壁画位于德国巴伐利亚州雷根斯堡的一面房屋墙壁上。

 生物药物（1982 年），人胰岛素（1982 年），红细胞生成素（1989 年），抗衰老药（2020 年）

生长激素（growth hormone）目前唯一被批准的医疗用途，就是治疗儿童和成人的生长激素缺乏症。然而，它的其他用途却吸引了更多的公众关注，包括延缓衰老、提高运动员表现和培育牲畜。

生长激素由脑垂体产生，脑垂体是脑下部一个豌豆大小的结构。过去，该物质只能从人类尸体中获取，因此脑垂体的供应显然非常有限。然而，从 1985 年开始，通过 DNA 重组技术就可以大量生产该物质。

儿童的正常生长以及成年人维持体脂、肌肉和骨骼密度都需要生长激素。患有生长激素缺乏症的儿童通常每周要接受 6～7 针注射，持续至少两年。很多儿童能在治疗的第一年长高 10 厘米，并在之后的两年内长高 7～8 厘米，但并不是所有人都能达到令人满意的效果。

在使用生长激素进行抗衰老治疗方面，充斥着大量华而不实、没有切实科学依据的宣传。在少数采用健康老年人作为研究对象，并且严格控制过程的研究中，科学家发现，实验对象在使用生长激素后出现了肌肉质量增加、体脂减少的现象。然而，在肌肉强度、骨骼密度、胆固醇水平或其他健康指标方面都没有出现任何提升。

自 1989 年起，国际奥林匹克委员会禁止运动员使用生长激素。然而，很多参与力量和耐力运动的职业和业余选手都在使用这种激素。生长激素能提高肌肉质量，加快受损组织自我修复的速度，但没有证据表明它能增强肌肉强度。目前，已开始致力于改进运动员的尿液检测技术，使其能有效区分天然和注射的生长激素。此外，物种特异性的生长激素被普遍用来提高商业奶牛的产奶量。它还被用于加快牛的生长，提前牛肉进入市场的时间，而这一行为却激起了全球性的不安。美国和加拿大支持这一用途，而欧盟却从 1988 年就开始禁止进口这类牛肉，因为担心肉类中的激素残留会增大患癌的风险，并使女童的青春期发育提前。■

1985 年

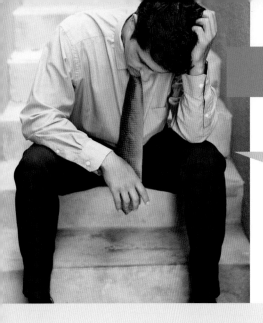

布斯哌隆

虽然我们可以用药物，如布斯哌隆来缓解当今社会上人们普遍存在的压力和焦虑，尽管药物的效果相对迅速，但只是暂时的，我们仍然需要非药物的方式来产生长久的效果。

苯巴比妥（1912 年），安定（1963 年），阿普唑仑（1981 年）

1986 年

为健康、家庭、财务或工作担忧是人类状态的一部分。相反，广泛性焦虑障碍（以下简称"GAD"）是对很多普通的日常活动或事件产生的强烈担忧，它的出现频率高，而且经常是非理性的。GAD 很常见。在北美，每年有 3% ~ 5% 的 18 岁以上人群都会经历 GAD。医生一般会使用布斯哌隆和苯二氮䓬类的安定（地西泮）来治疗这一疾病。

布斯哌隆 [Buspar，通用名为丁螺环酮（buspirone）] 在 1986 年获得美国食品和药品监督管理局的批准，其化学结构与苯二氮䓬类药物完全不同。它对睡眠、肌肉松弛或痉挛的治疗效果也与苯二氮䓬类不一样，且不会像苯二氮䓬类那样产生药物依赖。苯二氮䓬类能与脑部的 γ-氨基丁酸受体（GABA）相互作用，而布斯哌隆仅作用于血清素受体。总之，它是一种与苯二氮䓬类完全不同的药物。

有研究对布斯哌隆和安定针对 GAD 的效果进行了对比。安定能够在短短几天后就高效缓解病症。布斯哌隆并不适合缓解单一的焦虑或恐慌反应，其治疗 GAD 的药效必须要服用数周后才能显现。在它发挥作用前，有时会给患者服用安定。要成功治疗 GAD，患者需要较长时间服药。那安定有什么问题呢？安定有被滥用的可能。布斯哌隆在治疗 GAD 时或许不如安定有效，但它不会产生镇静效果，在服用数月后也不会引起滥用。

有些药物会和其他药物相互作用，而布斯哌隆还会和食物相互作用。例如，该药物不能与西柚汁共同服用，因为西柚汁中的化学物质会抑制肝脏中能分解布斯哌隆（以及他汀类和其他药物）的酶，导致药物在血液中的含量提升 4 倍，增大不良反应的发生率。■

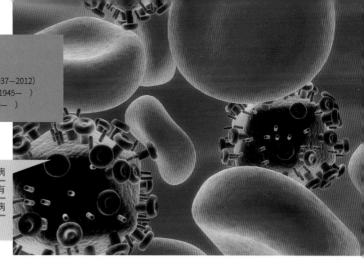

叠氮胸苷

杰尔姆·霍维茨（Jerome Horwitz, 1937—2012）
塞缪尔·布罗德尔（Samuel Broder, 1945— ）
满屋裕明（Hiroaki Mitsuya, 1950— ）

图为导致艾滋病的元凶——人类免疫缺陷病毒（HIV），其周围被红细胞围绕。目前已有开发成功的抗艾滋病药物，药物会干扰该病毒生命周期中的特定阶段。

阿昔洛韦（1982 年），美国食品和药品监督管理局（FDA）（1906 年），
高效抗逆转录病毒疗法（1996 年），韦瑞德（2011 年）

艾滋病治疗的突破 1981 年，一种神秘的疾病横扫了美国旧金山和纽约的同性恋群体。该疾病由人类免疫缺陷病毒（HIV）引起，会破坏免疫系统，被称为获得性免疫缺陷综合征（AIDS），即艾滋。这种逆转录病毒一经确认，人们便开始寻找治疗药物，并最终发现了叠氮胸苷。

1964 年，美国密歇根州卡马纳司癌症中心（Karmanos Canccer Institute）的杰尔姆·霍维茨率先合成了叠氮胸苷。它本作为一种潜在的抗白血病药物，结果却证明无效。20 世纪 70 年代，叠氮胸苷被发现对逆转录病毒有效，但那时的人们还不知道艾滋为何物，对逆转录病毒也没什么兴趣。到了 20 世纪 80 年代早期，这些都改变了，因为全球的艾滋病患者开始大量死亡。

美国国家癌症研究所（以下简称"NCI"）承担起引导政府寻找艾滋病治疗方案的责任。为了这个目的，NCI 的塞缪尔·布罗德尔提出了一种和制药公司建立特殊合作关系的方案。公司可以把潜在的化合物送交给 NCI，在那里进行抗 HIV 活性的筛查。宝威公司（即现在的葛兰素史克公司）就很擅长抗病毒药物的研究，例如阿昔洛韦。1984 年，病毒学家马莎·圣·克莱尔（Martha St. Clair）和化学家珍妮特·赖德奥特（Janet Rideout）在鉴定叠氮胸苷时发挥了巨大作用，并将叠氮胸苷送到 NCI。在那里，布罗德尔和满屋裕明对其进行了更深入的试验。1985 年，美国杜克大学实验室的阳性结果在艾滋病患者身上得到了证实。这一乐观的消息立刻传到超过 1 万多名艾滋病患者的耳中。次年一月，临床试验开始。在短短的 15 个月中，美国食品和药品监督管理局就批准了叠氮胸苷进入市场，将其改名为齐多夫定（zidovudine），并以"Retrovir"作为商品名推向市场。

这场药物开发的胜利，以及 NCI 与宝威公司的合作关系被随之而来的争议抹上了污点。两者对药物的发现权及专利权都产生了分歧，而且药物的价格过于昂贵。现在，叠氮胸苷是高效抗逆转录病毒疗法中的必要成分。这种疗法是一种成功的多药物联合使用法，既能有效地抗击艾滋病，还能阻止 HIV 在妊娠和分娩过程中的母婴传播。■

1987 年

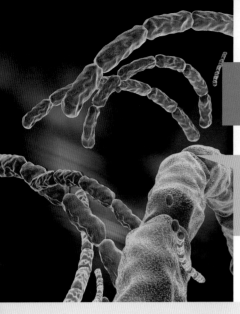

环丙沙星

罗伯特·科赫（Robert Koch, 1843—1910）

图为炭疽杆菌，环丙沙星对治疗炭疽病非常有效。炭疽病是一种致命的传染病。由于炭疽芽孢具有极强的生命力，而且仅需少量的芽孢就有很强的杀伤力，因此它们成为生物恐怖分子的首选武器。

 四环素（1948 年），氨苄西林（1961 年）

1987 年

很久以来，炭疽杆菌（*Bacillus anthracis*）一直在科学和战争中扮演很重要的角色。19 世纪 70 年代，罗伯特·科赫发现炭疽杆菌会导致炭疽病。此外，科赫还首次观察到，这种微生物会形成芽孢，令其能在恶劣的环境中生存较长的时间。1937 年，日本侵略者在俘虏的中国抗日战士和中国平民身上试验炭疽杆菌气雾。第二次世界大战期间，英国和美国的军事科学家评估了使用包含炭疽芽孢的炸弹制造生物武器的可行性，但从未真正将其用于战争。炭疽杆菌价格低廉、容易培养、方便运输和隐藏，而且在低浓度时也非常有效，因此一直是首选的生物武器。

抵抗生物恐怖袭击 2001 年秋季，炭疽芽孢在美国被当作生物恐怖袭击的工具。接触被炭疽芽孢污染的信件后，人群中出现了 22 例吸入和皮肤炭疽感染，其中 5 人死亡（炭疽病不会通过被感染的患者传播，而是通过接触或吸入炭疽芽孢感染）。面对可能的生物恐怖袭击，美国政府为美国东部约 10 万人提供了接受抗生素治疗的机会，以预防可能致命的吸入性炭疽病。环丙沙星 [ciprofloxacin，商品名为西普乐（Cipro）] 就是少数能保护接触病菌人群的抗生素之一。

1987 年被拜耳公司推出之后，环丙沙星就加入了几百种沙星药物的行列。环丙沙星是喹诺酮（氟喹诺酮）类抗生素。这些药物带来了医学和经济上的巨大成功。尽管有部分被撤回，目前全球市场上仍有超过 20 种喹诺酮，名字中多具有"沙星"两字。

喹诺酮类药物最初本是作为呼吸和尿道疾病的备用药，在其他抗生素不起作用时上场。然而，由于它们能够对抗大量细菌，与其他抗生素相比毒性较低，而且给药频率较低（每天 1～2 次），所以尽管它们成本很高，却仍然造成了不加选择地过度使用。这导致了细菌抗药性产生，使喹诺酮类药物的治疗效果降低。■

洛伐他汀

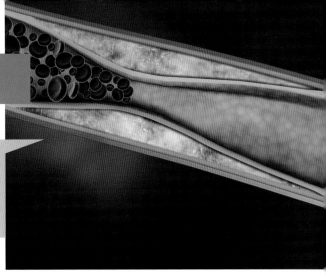

动脉粥样硬化指的是动脉壁由于胆固醇堆积而加厚。这种脂肪斑块会使血管直径变窄或使血管破裂，导致血栓阻塞血管，增加心脏病或中风的危险。洛伐他汀能够抑制胆固醇合成，是史上最畅销的药物之一。

 氯噻嗪（1958 年），卡托普利（1981 年）

立普妥（阿托伐他汀）是一种他汀类药物，在 2007 年的全球销售额超过了 120 亿美元，成为史上最畅销的药物。他汀类药物的先驱是 1987 年由默克公司引入的洛伐他汀 [lovostatin，商品名为美降脂（Mevacor）]，而现在他汀类药物已有超过 6 种类似药。这是世界上最畅销的一类药物，每年的销售额约为 400 亿美元。在降低胆固醇方面，它们是目前最有效的药物。

胆固醇产生于肝部，他汀类药物能够抑制 HMG-CoA 还原酶，是阻断胆固醇合成的一个关键步骤。他汀类药物还能加快胆固醇从体内的排出。服药之后，血液胆固醇水平降低 20% ～ 60% 都是源于这两个作用。

哪些人应该服用他汀类药物呢？胆固醇过高是导致心脏病和中风的重要风险因素，这两者都是发达国家人群死亡的主要原因。通过降低低密度脂蛋白胆固醇（有害的胆固醇）的水平，这些药物能够为经历过心脏病突发的人群预防心脏病的复发和中风，并把死亡风险降低 30% ～ 40%。此外，对于具有心脏病高危因素如糖尿病和高血压的人群，即使他们的胆固醇水平并不高，也能从这些药物中获益。

然而，对于胆固醇水平过高但没有经历过心脏病发作的人群来说，他汀类药物能否提供益处还未有定论。希望得到积极结果的某制药公司资助了一项名为"JUPITER"的研究，意图证明他汀类药物对此类人群有预防效果，但该研究对结果的解释可能失之偏颇。此外，专家们一致认为，合理膳食和运动应该是降低胆固醇水平的首要方式。如果无法做到这一点，他汀类药物应该不需要处方，允许所有人随意购买吗？来自大西洋两岸的答案可能完全不同。英国的药品监管部门在 2004 年末决定同意非处方购买他汀类药物，而美国由于担心他汀类药物在没有医学监督下的使用不安全，在几个月后拒绝了相同的提案。■

1987 年

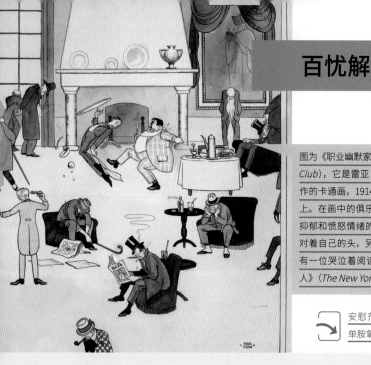

图为《职业幽默家俱乐部》（*Professional Humorists's Club*），它是雷亚·欧文（Rea Irvin，1881—1972）创作的卡通画，1914 年刊登在美国《生活》（*Life*）杂志上。在画中的俱乐部休息室里有几个面露悲伤、充满抑郁和愤怒情绪的男人。一位企图自杀的人手拿着枪对着自己的头，另一位用脚踢着感到惊讶的侍者，还有一位哭泣着阅读《生活》杂志。欧文是美国《纽约人》（*The New Yorker*）杂志的第一位艺术编辑。

 安慰剂（1955 年），丙米嗪和阿米替林（1957 年），
单胺氧化酶抑制剂（1961 年）

百忧解

1987 年

百忧解 [通用名为氟西汀（fluoxetine）] 和其他 5 个同类药物——选择性 5- 羟色胺再摄取抑制剂是最常见的临床用于治疗抑郁症的处方药，尽管人们对于其治疗效果仍有质疑。但毫无疑问的是，同三环类抗抑郁剂相比，选择性 5- 羟色胺再摄取抑制剂引起的副作用更小，在药物过量摄入后的安全性更好。

在 19 世纪七八十年代，人们已经清楚地了解了 5- 羟色胺与抑郁症之间存在关联。业界对此的研究也越来越集中于选择性 5- 羟色胺再摄取抑制剂，药物倾向于提高大脑内情绪调控区域的 5- 羟色胺浓度。百忧解于 1987 年率先获批，并在第二年上市。喜普妙、来士普、兰释、赛乐特和舍曲林以及一系列的同类药物紧接着陆续上市。

选择性 5- 羟色胺再摄取抑制剂获批的临床应用范围在全世界不同地区略有不同，但都包括焦虑和恐慌症、强迫症和临床抑郁症。当用于治疗严重焦虑症时，这类药物通常在服用后 2～4 周起效，与三环类抗抑郁剂效果相当。由于抑郁症很容易在停药后复发，患者通常会在痊愈后继续服药至少半年。20%～25% 的患者骤然停药后会出现选择性 5- 羟色胺再摄取抑制剂戒断症状。

美国和英国的药品监管机构指出选择性 5- 羟色胺再摄取抑制剂会增加 24 岁以下儿童及青少年的自杀念头，尽管自杀行为并没有增加。成年人未出现该风险增加趋向。

2001 年百忧解专利到期时，礼来公司将百忧解的商品名由 "Prozac" 更名为 "Sarafem"，并改变了药品胶囊的颜色，以明显高于一般氟西汀的价格推向市场，用于治疗经前忧郁症。■

伊维菌素

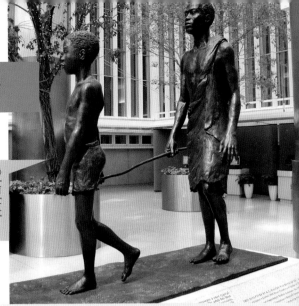

R.T. 瓦伦（R.T. Wallen）的雕塑《视觉的礼物》
(Gift of Sight)，刻绘了一个男孩牵引着因河盲
症而失明的老人。这个雕塑位于美国华盛顿特区
世界银行的大中庭中。

 吡喹酮（1972 年），青蒿素（1972 年）

盘尾丝虫病（又名河盲症）是全球主要的致盲传染病之一。目前，全世界尚有约 1800 万人感染该病，其中 30 万人永久致盲以及 50 万人视力受损。大约 99% 的病例发生在非洲撒哈拉沙漠地区的 13 个国家，其余的都发生在也门和拉丁美洲的 6 个国家。

盘尾丝虫（Onchocerca volvulus）显微镜下可见，其幼虫导致了盘尾丝虫病发生。这种疾病通过被感染的黑蝇的叮咬而传播。这些黑蝇滋生于湍急的河流和小溪中（故盘尾丝虫病又称为河盲症）。单次口服伊维菌素（ivermectin），半年或一年一次，就可以预防并杀死微丝蚴（导致河盲症发生的幼小未成熟的盘尾丝虫）。此药主要通过使微丝蚴完全瘫痪丧失功能而发挥作用。这个药物同时还能缓解盘尾丝虫病所带来的皮肤疼痛，同时它阻止并防止疾病发展到失明。伊维菌素不能杀死成虫，也不能逆转已经发生的致盲。在第一次疗程之后，患者需要根据成年盘尾丝虫的寿命，连续 10～20 年每年服用这个药物。

自 1987 年以来，默沙东公司与国际救助组织一起捐赠伊维菌素。仅 2008 年一年，约 8000 万名患者接受了治疗，多亏了这个项目，据估计约 60 万名患者因此而免去了失明的危险，盘尾丝虫病有望在未来几年被根除。然而，2007 年，在寄生虫体内观察到了其对该药物耐受的早期迹象，而且这可能导致盘尾丝虫病在先前认为已经得到控制的地区再次暴发。

除了能强效治疗盘尾丝虫病，伊维菌素还是最广谱的抗寄生虫类药物，广泛用于人类和动物中。伊维菌素能有效治疗人蛲虫和线虫感染，以及疥疮和头虱。它同时可用于猫或犬类的心脏蠕虫和耳螨感染。■

1987 年

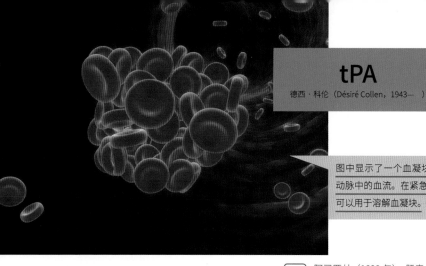

图中显示了一个血凝块阻断了冠状动脉中的血流。在紧急情况下，tPA 可以用于溶解血凝块。

阿司匹林（1899 年），肝素（1916 年），华法林（1940 年），生物药物（1982 年），波立维（1997 年），泰毕全（2010 年）

1987 年

人体内生成血凝块以控制出血的能力以及在血管内形成血凝块（血栓）影响机体内的正常血流必须处在一个精妙的平衡控制下，否则，阻断供给心脏的动脉的血流将导致心肌梗死或突发性心脏病。当缺少氧气时，心肌细胞会死亡。同样，缺血性中风（最常见的中风类型）发生时，通向大脑的血流被阻断，大脑中的供氧量和葡萄糖供给量急剧下降，最后导致脑组织的死亡。在西方国家，突发性心脏病和中风所致的死亡人数分别位居第二和第三位，而中风是除阿尔茨海默病以外的最常见的导致神经性损伤的疾病。

药物可以通过减少血凝块的形成（华法林）或者干扰血小板的聚集（阿司匹林）来阻止血管中血液凝集。尽管这些方式都是有效的，但在心肌梗死发生或中风发作时都需要立刻重建血流供给从而防止引起持续性的或永久的功能缺陷甚至死亡。如果血流能在心梗发生后的 3 小时内恢复，那么突发性心脏病患者恢复或幸存的概率将大幅提升。同样，为了减少中风发生后导致的损伤或缺陷，应该在第一个症状出现后的 3 小时内开始治疗。

溶解血栓类药物可用于分解或溶解现有的血液凝块，恢复心脏、大脑和肺（肺栓塞）或小腿深处静脉（深静脉栓塞）的血流。通常在受伤后，纤维血凝块形成并填补于血管受损处。血流停止，血管修复完成后，血凝块被机体内天然存在的可以溶解血栓的化合物溶解。而这种化合物就是组织型纤维蛋白溶酶原激活物（tissue plasminogen activator，可简称为"tPA"），它将纤维蛋白溶酶原从未激活状态转变为激活状态，从而进一步在降解纤维血凝块的生物过程中发挥重要作用。比利时内科医生、生物化学家德西·科伦在 1980 年第一次认识到了天然存在于机体中的组织型纤维蛋白溶酶原激活物可以作为血栓溶解剂的潜在医疗价值。

1987 年，tPA 首次在一些国家被批准用于治疗中风，随后于 1996 年在美国批准上市。目前，通过 DNA 重组技术生产的 tPA 是临床上最有效且应用最广泛的血栓溶解剂，其通过静脉给药每年挽救了无数患者的生命。■

米诺地尔

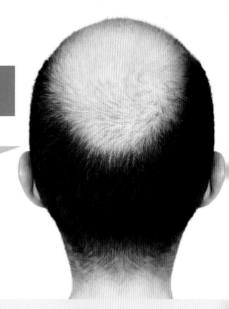

图中显示了一位秃顶男人的头部背面。如果倍健证实有效，每日使用，连续四个月后头顶处头发将加速生长。

美国食品和药品监督管理局（FDA）（1906 年），氯噻嗪（1958 年），卡托普利（1981 年），保列治和保法止（1992 年）

1979 年米诺地尔（minoxidil）上市时，被专家们认为是治疗高血压的一个重大进展。它对最严重的或对其他治疗方法无效的患者均有效。然而，这个疗效同样伴随着几项严重的副作用，包括机体内体液潴留以及对心脏的严重副作用。

然而，米诺地尔有一个不危险但有意思的副作用是能够加速体毛生长。服药者，尤其是女性服药者体毛的过度生长让人对其外表不悦。五分之四的患者通常在口服药物 3～6 周出现这一现象。具体而言，从服药者的面部开始长出黑色毛发，随后逐步发展至背部、胸部、手臂和腿上。

普强公司在意识到其商业潜力后，于 1988 年推出了一种含有米诺地尔的溶剂用于涂抹头皮。其商品名在北美为落健（Rogaine），亚洲或欧洲称为倍健（Regaine），是美国食品和药品监督管理局批准的第一个生发产品，现在为非处方药物。

"在头发掉光不得不购买倍健，使用倍健后就需要立即预约剪发"——有这种的想法的读者们请继续读下去：导致脱发的原因有很多，包括身体状况、激素紊乱、压力、服用药物、癌症化疗或者接触特定工作环境中的化学物质。而最常见的脱发类型是雄激素性脱发，约占所有脱发类型的 95%，并且有些人天生就易脱发。

倍健只对雄激素性脱发有效。它对头顶缓慢脱发而非广泛脱发的男士，或秃顶女士最为有效。前期的研究显示，四分之一的男性患者在涂抹倍健后，头发生长茂盛，还有三分之一的人生长了少量头发。然而对于女性患者，仅有五分之一的人在涂抹倍健后经历毛发生长。连续治疗四个月后能看见头发生长改善的早期迹象。停止使用几个月后，新生的头发继续脱落。

简而言之，不得不令人遗憾地承认，目前秃顶的治疗方法仍急需优化。■

1988 年

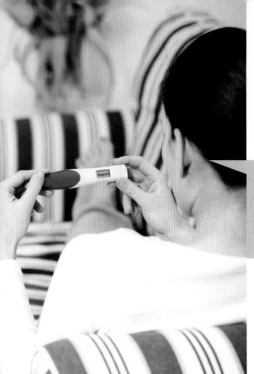

目前，所有的妊娠检测都是通过检测人绒毛膜促性腺激素（hCG）进行的，它是一种只有妊娠期孕妇才分泌的激素，在妊娠过程中发挥作用。尽管家用妊娠检测非常精确，但阳性结果（如图所示）也可能出现于未怀孕妇女的测试结果中。

雌酮和雌激素（1929 年），黄体酮和孕激素（1933 年），异炔诺酮 – 炔雌醇甲醚片（1960 年），B 计划（1999 年）

1988 年

避孕药既可以是阻止受孕的，也可以是终止怀孕的。虽然这两类药物通过不同的作用方式来发挥作用，但是对于使用它们的伦理考量以及情感认识产生了不同程度的争议。激素类避孕药通过干扰排卵或降低受精卵着床的能力来阻止受孕。尽管低剂量的米非司酮可以阻止排卵，从而被用于紧急避孕药（事后避孕药）。但一开始它是作为堕胎药来终止妊娠，从而替代手术堕胎。

米非司酮（mifepristone）是在 1981 年被法国罗素药厂首次合成的，又被称为"RU-486"，它通过阻断维持妊娠所必需的雌激素黄体酮来发挥作用。1988 年，米非司酮在法国获批用于药物堕胎。随后许多欧洲国家在 20 世纪 90 年代批准该药上市，美国于 2000 年批准该药上市。为了避免欧美的反堕胎团体的抗议或联合抵制，这种药物的生产权力已普遍被转移至单一药物（米非司酮）的公司。在美国，它只能从特定医生处获得。

在大部分国家，米非司酮批准用于终止 49 天以内妊娠。它和能导致子宫收缩的前列腺素类药物米索前列醇一起使用。服药后 24 ～ 72 小时，子宫开始收缩，最终导致流产。米非司酮在两周内的有效率约为 95%。

米非司酮获批和使用的争议主要集中于它的安全性、副作用以及堕胎的方式。无论是手术还是药物，通过药物终止妊娠常引发堕胎伦理和宗教问题。几乎所有女性在服药后 9 ～ 16 天都会经历腹痛、痉挛和阴道出血，有时会严重出血。与手术堕胎不同，孕妇在自己家中就可以完成药物堕胎。■

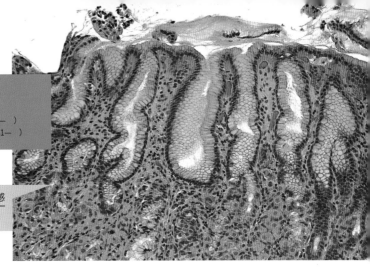

奥美拉唑

罗宾·瓦伦（Robin Warren，1937—　）
巴里·马歇尔（Barry Marshall，1951—　）

图为高倍显微镜下，被幽门螺杆菌感染的胃壁组织。

 灭滴灵（1959 年），泰胃美（1976 年）

质子泵抑制剂（PPIs）是世界上最畅销的药物之一。它是治疗消化性溃疡非常有效且安全的药物，同时还用于治疗胃食管反流病和胃灼热。在西方国家，至少有一半的成年人深受这类疾病的困扰。1989 年，第一款质子泵抑制剂奥美拉唑 [omeprazole，商品名为洛赛克（Prilosec）] 出现了。

质子泵抑制剂和组胺 H_2 受体抑制剂（例如泰胃美）都能减少胃酸的产生，尽管它们的作用机制并不相同。质子泵抑制剂能够长时间减少胃酸产生，药效更强，因而压倒性地占领了市场。然而，服用这类药物并不是完全没有危险。2010 年，有报道称大量使用质子泵抑制剂会使手腕、髋部和脊椎骨折的风险增加 25%。

抗酸剂、泰胃美和奥美拉唑都只能暂时缓解消化性溃疡，其症状会定期复发。1981 年，澳大利亚病理学家罗宾·瓦伦和巴里·马歇尔医生揭示了非药物因素引起的胃溃疡的发生是因为幽门螺杆菌感染。80% ～ 90% 的病例都是这个细菌感染引起的。瓦伦和马歇尔因此获得了 2005 年的诺贝尔生理学或医学奖。现在联合使用降低胃酸类药物和抗生素是治疗细菌性消化道溃疡及防止其复发的标准治疗方案。

考虑到质子泵抑制剂的销售潜力，我们就不会惊讶于不同的生产厂家在其产品的市场策略上足智多谋。药品生产商们针对不同的国家采取了不同的销售策略，因为在一些国家购买这类药物需要处方，而在另外一些国家却并不需要处方。除此之外还有另外一个策略，2002 年阿斯利康制药公司在洛赛克专利过期，并且市面上有大量的便宜等价产品时，强势推出了埃索美拉唑（商品名为耐信）。耐信与洛赛克完全一样，药效没有更强，也并没有更方便获得，价格却更加昂贵。■

1989 年

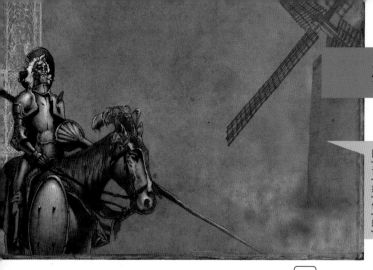

图为堂吉诃德，许多权威人士认为他是小说中最伟大的英雄，他常常被幻觉和妄想症所折磨，这是精神分裂症的典型症状。但是如果他能被氯氮平治愈，那么这之后的世界文学史又会是什么样呢？

 氯丙嗪（1952 年），氟哌啶醇（1958 年），奥氮平（1996 年）

1989 年

所有的药物都要平衡它潜在的收益和真实存在的以及潜在的风险。当用于治疗危及生命或严重疾病时，患者对承担服用药物所带来的风险的意愿更高。氯氮平（clozapine）就是一个典型例子，它对那些服用其他药物无效的精神分裂症患者有效。但同时，它也能导致潜在的致命性血液病。

从一开始，氯氮平就和其他同类药物不同。19 世纪 60 年代初期，氯氮平被合成出来并被发现有抗精神分裂症的潜力。与氯丙嗪以及之后开发出来的类似"典型"抗精神病药物不同，氯氮平不会引起躯体震颤、强直等类似于帕金森综合征的锥体外系症状。氯氮平是第二代"非典型"抗精神病药物的特别个例。

氯氮平于 1972 年首先在欧洲上市，但三年后，因发现它能引起粒细胞缺乏症（一种严重缺乏抗感染的白细胞症状）并且有几例患者死亡后，它从市场上被撤回了。在服药后的前几个月，1% 服用氯氮平的患者出现了粒细胞缺乏症，这个风险随着服药时间的推移而降低。事后发现，氯氮平对服用其他药物无效的患者有效，于是在 1989 年它回到了美国及欧洲的市场。但是，服药者必须有规律地在指定时间间隔内进行血液检测。这些检测大大增加了治疗的总费用。

氯氮平可以说是所有抗精神分裂症药物中效果最好的，但是因为存在潜在的危险，极大地限制了它的使用。目前它主要用于治疗"对抗精神病药物耐受的患者"，占慢性精神分裂症患者总数的 30% ～ 40%，其他抗精神病药物无法很好地控制这些患者的症状。氯氮平也被批准用于自杀风险高的精神分裂症患者。

氯氮平的有效性激发人们开发新型的第二代抗精神病药物，这些药物可能没有氯氮平的疗效好，但它们更安全。目前认为这些药物通过同时阻断大脑中的 5- 羟色胺和多巴胺受体而发挥抗精神分裂的作用。■

红细胞生成素

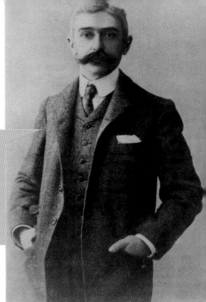

图为法国男爵皮埃尔·德·顾拜旦（Pierre de Coubertin, 1863—1937），国际奥林匹克委员会创始人以及现代奥运会之父。第一次现代奥运会于 1896 年在希腊雅典举行。他认为竞争比胜利更重要。相比之下，传奇足球教练文斯·隆巴迪（Vince Lombardi）的名言为"胜利不是一切，这是唯一的事情"。

 硫酸亚铁（1681 年），生物药物（1982 年），生长激素（1985 年），叠氮胸苷（1987 年）

现在有不少报道称，在环法自行车赛或其他高水平自行车比赛中，有参赛者非法使用抗贫血药物——红细胞生成素（epoetin，也可音译为依泊汀）来提高他们的竞技表现。当胜利的差距是以百分之一秒来衡量时，药物效应能提供这个优势。然而，红细胞生成素的首要作用还是疾病治疗。

红细胞通过血液将氧气从肺部运输到机体各细胞中，随后氧气在细胞中转化成能量。当机体红细胞水平较低（贫血）时，血液运氧能力下降，最终导致了机体疲劳和虚弱。红细胞生成素能刺激骨髓产生红细胞。当因为贫血或氧供应不足导致红细胞水平下降时，如在高海拔地区，红细胞生成素的输出量会激增，促进红细胞的释放。

红细胞生成素是通过 DNA 重组技术生产的，它是与人红细胞生成素完全一样的一种蛋白质。这个生物药用于治疗正在进行或正在等待进行肾透析治疗的肾衰竭患者所伴随的贫血症。它也可以用于治疗因药物引起的贫血，例如艾滋病患者因服用叠氮胸苷而导致的贫血，或者肿瘤患者因使用一些特定抗肿瘤药物所导致的贫血。

2012 年，越来越多的证据显示，这些药物生产商严重夸大了贫血药物对肾透析患者的生存期或"生活满意度和幸福感"的增强效果，同时缩小了患者因服药所带来的患癌和中风的风险。

一些耐力项目，例如自行车或长跑运动员长期使用"血液兴奋剂"——通过输血手段诱发红细胞增多以增加红细胞的携氧能力从而提高运动表现。红细胞生成素已被证明可以在这类耐力项目中增加氧气消耗量，延长运动时间。与其他增强运动表现的兴奋剂不同，目前在兴奋剂的检测中红细胞生成素还没有可靠的检测方法。然后，服用红细胞生成素也不是没有危险。如果机体内红细胞水平过高，血液会变得特别黏稠，从而增加心脏负荷，可能导致心脏衰竭。■

1989 年

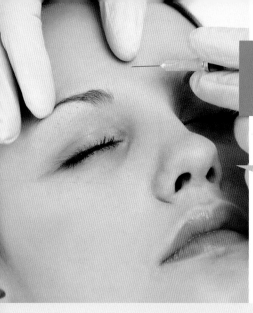

肉毒杆菌毒素

简·卡卢瑟（Jean Carruthers，1949— ）
阿拉斯泰尔·卡卢瑟（Alastair Carruthers，1945— ）

注射肉毒杆菌毒素或许是最受欢迎的微创美容手术了。2010 年，爱美的女人或男人们进行了约 540 万次肉毒杆菌毒素注射。

美国食品和药品监督管理局（FDA）（1906 年），
超药品说明书用药（1962 年）

1989 年

从食物毒素到除皱剂　肉毒杆菌毒素（Botulinum toxin）的故事跌宕起伏，从加工不当的食物中的污染物，到实验室里用于研究神经肌肉信号传导的探针工具，再到一种用于治疗眼睛、肌肉以及过度出汗等病症的药物，但其中最著名的一个是用于消除皱纹。

肉毒杆菌食物中毒是一种罕见但非常严重的疾病，它与食用了加工不当的罐头或腌制食品有关。在 19 世纪，它被证实是由肉毒杆菌（Clostridium botulinum）产生的一种神经毒素引起的。肉毒杆菌毒素是世界上最强的毒素之一，它可以使呼吸肌麻痹而导致死亡。其机制是通过阻止神经末梢释放神经递质乙酰胆碱，从而无法激活肌肉而发挥作用。军事实验室因为其在生物战中的潜力而对肉毒杆菌产生了浓厚的兴趣。

在 20 世纪 80 年代，眼科医生成功地使用肉毒杆菌毒素治疗了"交叉眼"（斜视）和"不可眨眼"（眼睑痉挛），因此美国食品和药品监督管理局于 1989 年批准了肉毒杆菌毒素用于治疗以上眼部疾病。几年后，肉毒杆菌毒素对肩颈部痉挛（颈部张力障碍）和腋下出汗过多具有了一定的治疗价值。

1987 年，加拿大温哥华眼科医生简·卡卢瑟和她的丈夫——皮肤科医生阿拉斯泰尔在注射肉毒杆菌毒素治疗眼部疾病时偶然发现，它能放松肌肉，软化眉毛间的皱眉线（眉间线），使面部呈现出愤怒或疲惫的表情。卡卢瑟夫妇没有因此申请专利，也没有兑现这个价值十亿美金的发现，但美国艾尔建（Allergan）公司做到了，该公司获得了此项专利，并生产了医美用途的肉毒杆菌毒素（A 型肉毒毒素或肉毒毒素 A，商品名为"保妥适"）。该产品在 2002 年被批准用于改善中、重度成人眉间纹的暂时性治疗。此外，它还可以减少额头、嘴唇和脖子上的皱纹以及鱼尾纹，尽管这一用途并没有获得美国食品和药品监督管理局的批准。然而这些改善是暂时的，因此需要每四个月重复注射一次，每次费用为 400 ～ 1000 美元，以保持或恢复年轻的容貌。尽管花费不少，注射肉毒杆菌毒素仍是医美界最常用的非手术医疗手段之一。

变美的代价可能很高。虽然注射肉毒杆菌毒素美容的副作用是轻微的，但毒素可以从注射部位扩散，引起全身肌肉无力，视觉障碍，说话、吞咽和呼吸问题。■

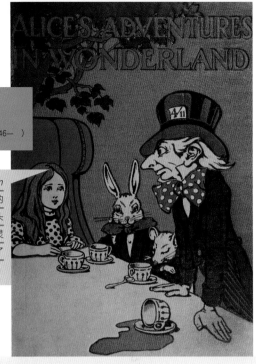

舒马曲坦

帕特里·P. A. 汉弗莱（Patrick P. A. Humphrey, 1946— ）

《爱丽丝梦游仙境》（*Alilce's Adventures in Wonderland*，1907）是刘易斯·卡罗尔的经典之作。有人认为，卡罗尔所经历的偏头痛先兆（视觉幻觉）可能是他写这本书的灵感来源。如果真是如此，那么卡罗尔服用了舒马曲坦，还会有这本世界名著吗？

 药物受体（1905 年），神经递质（1920 年），麦角胺和麦角新碱（1925 年）

想象一下，常常发生在头部一侧的剧烈的头痛，持续数小时或好几天，并伴随着恶心、呕吐以及对光和声音的极度敏感。这些症状通常用于描述偏头痛，大约有 3000 万美国人受其折磨。女性患者的总数约为男性的三倍，以前认为这是脑血管扩张而引起的头痛，但最近的证据表明可能是神经元活动导致了这些变化。

5-羟色胺是一种神经递质，能控制包括情绪、睡眠、性行为和血管扩张及收缩等多种脑功能。20 世纪 70 年代，英国葛兰素公司的帕特里·汉弗莱发现注射 5-羟色胺可以减轻偏头痛，但由于它可以同时作用于多个 5-羟色胺受体，因此伴随许多副作用。接着，他鉴别出了一种先前未发现的 5-羟色胺受体亚型，主要位于（但不完全）颅内血管中。于是，汉弗莱便将他的研发聚焦在开发一种仅仅作用于这种亚型的药物，用于收缩偏头痛发作时的扩张血管。

这个药物就是舒马曲坦（sumatriptan），1991 年在美国获得批准上市。经皮下注射、口服或鼻腔喷雾使用这个药物后，能有效地终止约 70% 的患者的偏头痛症状。舒马曲坦是最早发现的曲坦类药物，目前，曲坦类药物几乎完全取代了 20 世纪 20 年代开始使用的但是同时引起了很多副作用的麦角胺。然而，曲坦类药物并不能预防偏头痛的发生。

舒马曲坦选择性地收缩颅内血管，但它的选择性并不具有专一性。负责向心肌供血的冠状动脉血管上同样表达有这种颅内 5-羟色胺受体亚型。因而舒马曲坦可引起冠状动脉收缩，对有心脏病或有心脏病风险的人来说，这种收缩可导致心脏病发作，有时甚至会致命。■

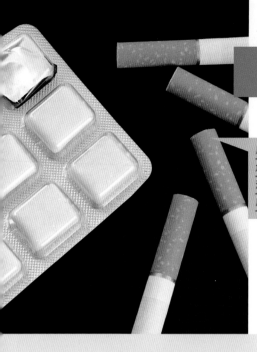

尼古丁替代疗法

尼古丁替代疗法旨在用诸如尼古丁口香糖之类的危害较小的产品替代香烟等危害更大的尼古丁源。这些替代产品减轻了吸烟者对香烟的渴望和尼古丁戒断反应。

美沙酮（1947 年），伐尼克兰 / 畅沛（2006 年）

尽管人们早就怀疑吸烟与肺癌有关，但直到 20 世纪 50 年代这一点才被相关的科学证据证实。多年来，烟草行业积极地大力出资，试图抵制、混淆和操纵将吸烟与癌症、心血管疾病和肺部疾病相关联的研究成果。现在，专家们一致认为吸烟是引起死亡和疾病的众多因素中最容易预防的一个，并且是"当代最重要的公共卫生问题"。

其实，绝大多数吸烟者都对吸烟损害健康心知肚明，如果可以的话，约 80% 的人会急于戒掉烟瘾。但是，吸烟是最难摆脱的成瘾之一，大多数成功的戒烟者在彻底戒掉烟之前会反复多次吸烟、戒烟。

尼古丁是烟草制品中的成瘾性化学物质。尝试戒烟的人会因缺乏尼古丁而产生戒断反应，如易怒、注意力不集中、困倦、抑郁和食欲增大导致的体重增加。这些影响可能会持续数周。吸烟者知道吸烟或服用尼古丁可以防止或减轻对尼古丁的渴望及戒断反应。

1991 年，尼古丁替代疗法首次问世。它通过口香糖、经皮贴剂、鼻喷雾剂及吸入器等途径提供尼古丁。与吸烟时每吸一口烟后产生的迅速而短暂的愉悦感不同，尼古丁替代疗法中所使用的这些控烟用品使人体中的尼古丁水平全天保持稳定。这些不同方法的有效性没有明显差别，因此选择哪种方法取决于个人喜好。它与戒烟计划结合使用时，戒烟的机会能增加一倍。尽管这听起来令人印象深刻，但一年后，据报道只有 20%～25% 的吸烟者成功戒烟。而 2012 年的多项研究结果甚至质疑尼古丁替代疗法（NRT）是否能产生长期收益。所有 NRT 方法都会产生副作用，但与持续吸烟相比，这些副作用对健康的危害要小得多。人们一直在寻找更加安全有效的戒烟产品。■

年 1991

优保津

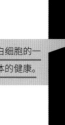

扫描电子显微镜拍摄到中性粒细胞（白细胞的一种）吞噬入侵的炭疽杆菌，以保卫人体的健康。

甲氨蝶呤（1947 年），氯霉素（1949 年），生物药物（1982 年），叠氮胸苷（1987 年）

接受癌症化疗和抗艾滋病药物治疗的患者面临的最大挑战之一，是他们更容易感染。这些药物中的许多成分会抑制骨髓，那里是血细胞产生的地方。中性粒细胞是这些血细胞的一员，它是人体抵抗细菌和某些真菌感染的主要防御力量，占所有白细胞的50%～70%。

粒细胞型白细胞的产生受粒细胞集落刺激因子（G-CSF）控制，其中中性粒细胞最为丰富。优保津（Neupogen）应用 DNA 重组技术在大肠杆菌中产生，与人源 G-CSF 的差异很小。这种生物药用于治疗中性白细胞减少症，症状为血液中中性粒细胞的水平异常低。中性白细胞减少症的最常见原因是用于癌症治疗的某些化疗或放疗和抗艾滋病药物叠氮胸苷。因此，1991 年优保津首次被批准上市。对于接受或捐赠干细胞及接受骨髓移植的患者，优保津同样能刺激粒细胞的产生。

此外，优保津还用于治疗患有严重慢性中性白细胞减少症的儿童和成人。这种罕见的遗传性疾病与中性粒细胞的显著减少有关，会导致患者非常频繁和严重的感染，并可能危及生命。这种病还会引发牙龈问题，使牙齿脱落。

优保津用事实证明它不仅能挽救生命，还能节省住院的时间和相关的医疗费用。优保津可以加速被抑制的粒细胞的产生，注射后的 24 小时内，中性粒细胞的水平便会增加。这样可以减少感染的发生率以及对抗生素输液的需求，从而减少住院次数、缩短住院时间。不幸的是，优保津的有效时间比较短，患者必须每天注射，在美国每年的费用为 15 000～20 000 美金，而且医疗保险可能不能报销。■

1991 年

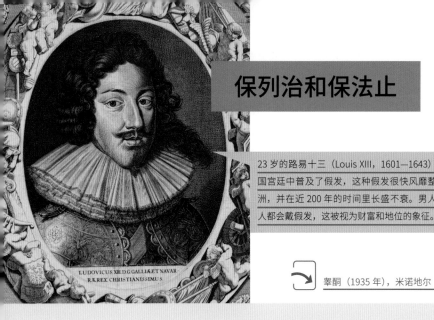

23 岁的路易十三（Louis XIII，1601—1643）在法国宫廷中普及了假发，这种假发很快风靡整个欧洲，并在近 200 年的时间里长盛不衰。男人和女人都会戴假发，这被视为财富和地位的象征。

 睾酮（1935 年），米诺地尔（1988 年），坦索罗辛（1997 年）

从表面上看，前列腺和头发好像没什么共同点。但二者的联系其实是双氢睾酮（以下简称"DHT"），它由体内的雄性激素睾酮形成。DHT 在前列腺的正常发育和引起男性脱发问题中起着至关重要的作用，这些都是老年男性关心的问题。

非那雄胺药物可阻断负责 DHT 合成的酶。默克公司将这种药物制成两种男性用药，用于前列腺问题的保列治（Proscar，1992）和用于男性脱发的保法止（Propecia，1996）。

首先，我们需要知道在男性性刺激达到高潮时，射出的精液中的前列腺分泌物增加了精子的运动能力，并通过中和女性阴道内液体帮助卵子受精。年轻人的前列腺大约是胡桃木大小，但是 50 岁以后，前列腺开始增大。这种非癌性增大被称为良性前列腺肥大（以下简称"BPH"）。随着 BPH 的发展，前列腺会压缩尿道（将膀胱内尿液排出体外的管道），从而减少每次排尿的量，并大大增加排尿的频率。

服用保列治六个月以上后，前列腺会逐渐缩小，BPH 症状改善，包括单次排尿量的增加。该药物还可以是比 BPH 手术更安全的替代品。但是，保列治预防前列腺癌的能力尚不清楚。高水平的 DHT 还会导致毛囊萎缩，导致男性脱发，这困扰着近一半的 50 岁以上男性。保法止可以恢复头发的生长，并防止更严重的脱发，尤其是头顶部位。不过患者不必担心保法止会使头发长到遮住眼睛，保法止的疗效一般，只有大约一半的男性表现出消费者通常认为合理的头发生长状况。

保列治和保法止都必须永久服用。一旦停止使用，前列腺又会增大，并且再次失去头发。■

1992 年

1942—1945 年的美国战时新闻局为美国民众制作各种战争新闻，使用如图所示的海报来宣传爱国主义并提高工人的生产力，以支持战争。

 溴化物（1857 年），水合氯醛（1869 年），巴比妥（1903 年），苯巴比妥（1912 年），戊巴比妥和西可巴比妥（1928 年）

1992 年

正常睡眠由两个主要阶段组成，并且在夜间循环 4～6 次：非快速眼动（以下简称"NREM"）睡眠（占总睡眠的 70%～75%）和快速眼动（以下简称"REM"）睡眠，在 REM 期间人会做梦。安眠药是一类用于治疗失眠的药物，失眠的主要症状有入睡困难、睡眠时间短、晨醒太早。理想的安眠药会诱发类似于自然睡眠的状态，并且不会改变非快速眼动和快速眼动两个阶段。溴化物、巴比妥和苯二氮䓬类药物均会增加 NREM 睡眠的时间，减少 REM 睡眠。但当突然停药时，人体会试图找回失去的 REM 时间，从而导致多梦和睡眠障碍。

唑吡坦（zolpidem）和较新的扎来普隆（zaleplon）这两种"Z"开头的药物与苯二氮䓬类药物不同，但同样与和睡眠有关的苯二氮䓬类受体作用。这两种药物都可以缩短入睡时间，唑吡坦还能增加总睡眠时间。这些药物与艾司唑仑（悠乐丁）、氟西泮（妥眠灵）、三唑仑（酣乐欣）等促进睡眠的苯二氮䓬类药物相比具有几个优势。它们似乎不会打乱正常的睡眠方式，第二天醒来几乎不会有类似宿醉的困倦和沮丧。已有报道称唑吡坦有耐受性和生理依赖性，因此仅建议将这种药物用于短期（少于 4 周）失眠治疗。

有些人服用唑吡坦和相关药物后有梦游行为，例如开车、做饭、进行复杂的对话甚至做爱。美国国会议员帕特里克·肯尼迪（Patrick Kennedy）服用唑吡坦和非那根（治疗胃部疾病的重度镇静药物）后，在凌晨 2:45 开车撞上了国会大厦附近的安全路障。这次事件发生后不久，他承认自己参加了一项药物康复计划，以治疗自己对处方止痛药的依赖。 ■

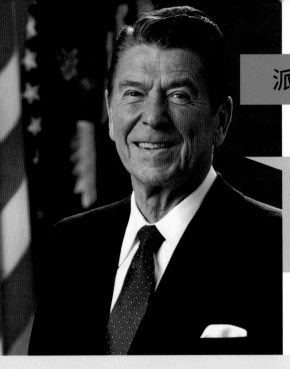

派可致和安理申

208

这是美国前总统罗纳德·里根摄于 1981 年的官方照片。里根于 1981—1989 年担任美国总统，于 1994 年被正式诊断出患有阿尔茨海默病（AD），并于十年后去世。里根确诊后，他的妻子南希·里根（Nancy Reagan）一直是干细胞研究的公众倡导者，她认为这项技术或能治愈 AD。

 毒扁豆碱（1875 年），神经递质（1920 年），抗阿尔茨海默病药物（2014 年），聪明药（2018 年），抗衰老药（2020 年）

1993 年

对于许多老年人而言，最大的恐惧不是患心脏病、癌症或中风，而是患阿尔茨海默病（以下简称"AD"）。在所有痴呆症病例中，患 AD 的占三分之二，患者神经功能缓慢而渐进的衰退，导致记忆力、思维和推理能力下降。AD 的患病风险随着年龄的增长而增加，但这并不是衰老的必然结果。只有 30% 的 85 岁以上老人会受到影响。美国前总统罗纳德·里根在 83 岁时被正式诊断出患有 AD，1994 年他公开露面，向美国民众宣布他开始了"一段走向人生谢幕的旅程"。

目前，人们只能通过检查死者大脑中的蛋白质片段，围绕已死或垂死的神经细胞簇的 β 淀粉样蛋白片段以及退化的神经来确定 AD 的病理证据。但这并不能完全令人信服。受损最严重的是通过神经递质乙酰胆碱传递信息的胆碱能神经。人们可以通过阻断胆碱酯酶对其的分解，以提高乙酰胆碱在大脑中的浓度。

派可致（Cognex）是一种胆碱酯酶抑制剂，在 1993 年被 FDA 批准用于治疗轻度至中度 AD，但申报和上市后的历程并不顺利。其只对 30% 的患者有效，而且有效时间有限且短暂。这种药物充其量只能在几个月内减缓疾病的进展以及记忆力和认知功能的丧失。但它会引起严重的腹痛、绞痛，更重要的是会引起肝毒性。再加上每天要服用四次，这导致派可致后来被安理申取代了。

安理申（Aricept）于 1996 年在美国上市，被认为在治疗轻度至重度 AD 方面比派可致更有效，每天只需服用 1 ～ 2 次，副作用更少，并且没有肝毒性。现在人们仍在寻找能够预防或阻止 AD 进程及其相关认知功能下降的药物。■

氯雷他定

尘螨（如右图）是引起全年性过敏和哮喘的最常见原因之一。这些微小的八足蛛形纲动物会产生很多排泄物，吸入这些排泄物会诱发鼻部过敏或哮喘症状。

美国食品和药品监督管理局（FDA）（1906 年），新安替根（1944 年），苯海拉明（1946 年），直接面向消费者的广告（1997 年）

20 世纪 40—50 年代上市的苯海拉明和其他较早的抗组胺药对治疗过敏非常有效。但是如果你服药之后，在白天需要思路清晰或专心驾驶的时候却昏昏欲睡，那还值得吗？

1986 年，第一种非镇静抗组胺药特非那定进入市场。这种新型的第二代抗组胺药不会引起睡意，因为其化学成分的改变阻止了它进入大脑。特非那定是一种有效的药物，但是由于其可能导致心律失常这一罕见却致命的副作用，于 1997 年退市。

在随后的几年中，在与美国食品和药品监督管理局多番龃龉后，氯雷他定 [loratadine，商品名为开瑞坦（Claritin）] 终于在 1993 年获得批准。四年后，FDA 修改了旧规定并允许直接面向消费者的广告。先灵葆雅（Schering-Plough）是最早利用这一变化的公司之一，该公司于 1998 年斥资 4000 万美元聘请了琼·伦登（John Lunden），他是 ABC 电视台《早安美国》（*Good Morning America*）的前主持人，担任开瑞坦处方药广告的代言人。当年，开瑞坦的销售额增长了 50%，进账 23 亿美元，第二年又增长了 30%。当开瑞坦在 2002 年失去专利保护时，这些广告才停播，仿制药也开始上市。不过先灵葆雅并没有因此而失去一切：那一年开瑞坦成了非处方药。

抗组胺药变成非处方药对消费者有什么影响？从好的方面来说，我们可以不需要去医生那里开处方，从而节省时间和金钱。不好的一面是，没有对药物使用的指导和监督，而且保险公司通常不会为非处方药提供保障。尽管开瑞坦和其他第二代抗组胺药可减少睡意且作用时间更长，但它们价格更高，而且许多专家认为它们在治疗过敏症方面的效果不如较老的第一代药物。■

1993 年

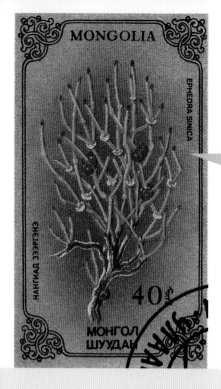

麻黄 / 麻黄碱

长井长义（Nagayoshi Nagai，1844—1929）
陈克恢（Ko Kuei Chen，1898—1988）

这张蒙古邮票（约 1986 年）描绘了麻黄，
是花卉专题系列邮票之一。

肾上腺素（1901 年），美国食品和药品监督管理局（FDA）（1906 年），
甲基苯丙胺（1944 年），膳食补充剂（1994 年）

1994 年

　　麻黄是一种传统的常用中草药。古往今来人们都一直持续地使用它，并且它被进一步用于现代医学中。但是最近，它被认为是潜在的有害膳食补充剂，也是制造甲基苯丙胺（冰毒的主要成分）的起始原料。

　　早在五千年前，中国便有了用麻黄茎制成的茶，那时它们被用于治疗哮喘、枯草热和鼻塞。在北美，居住在美国西南部的美洲原住民和西班牙人使用麻黄治疗性传播疾病。

　　19 世纪 80 年代，麻黄的活性化学成分麻黄碱由日本化学家长井长义从麻黄中提取出来，并于 1927 年由美籍华裔药理学家陈克恢引入西药。多年来，麻黄碱用于治疗多种疾病，包括心脏传导阻滞和尿失禁。但最值得注意的是，它还可以预防哮喘发作。

　　1994 年，在欧美地区麻黄已经很少用作药物，却出现在数百种膳食补充剂产品中，它被标榜为可以减轻体重并增强运动能力。单独服用麻黄或与咖啡因合用 4～6 个月，体重会有所减轻。人们认为这是通过加快新陈代谢来起作用。不过虽然麻黄可以提高运动成绩的说法缺少有力证据支持，但目前它仍然是一种在奥林匹克运动会中被禁止的兴奋剂。

　　含麻黄的膳食补充剂上市后不久，就有报道称麻黄与心脏病发作、中风、癫痫发作和精神病有关。与药物不同，在安全性或有效性方面未经证明的膳食补充剂可以在美国销售。1997 年，美国食品和药品监督管理局开始了长达十年的禁售努力并取得了成功。其间，膳食补充剂行业通过游说国会和法院大力反对 FDA 的行为。 2003 年，美国巴尔的摩金莺队投手史蒂夫·贝希勒（Steve Bechler）因服用麻黄中暑而死，公众舆论才转而支持 FDA。■

膳食补充剂

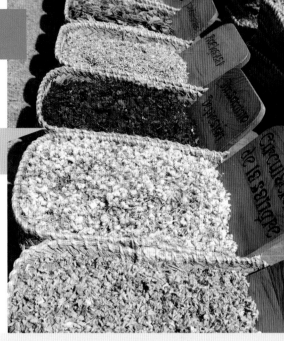

草药（约公元前 60000 年），《纯食品和药品法》（1906 年），美国食品和药品监督管理局（FDA）（1906 年），《科夫沃–哈里斯修正案》（1962 年），直接面向消费者的广告（1997 年）

草药是膳食补充剂不可或缺的成分。这里展示了中药市场上售卖的中草药。

1994 年

仔细观察自己常去的药房或保健食品商店的货架，你会发现一类与药物非常相似却不是药品的商品。它们含有一种或多种维生素、矿物质、草药或其他植物药以及氨基酸，旨在补充营养，这就是膳食补充剂（dietary suplement）。

世界各地的许多人都在服用圣约翰草、紫锥菊、黑升麻及维生素等膳食补充剂。这些人用膳食补充剂补充或代替药物的原因各不相同，但多数人都认为它们更便宜、更有效（它们"自然地恢复健康，而不使用合成的化学物质"）以及更安全（不一定正确）。

1994 年，美国颁布的《膳食补充剂健康与教育法》（*Dietary Supplement Health and Education Act*）为膳食补充剂制定了基本规则，包括膳食补充剂与药物的区别以及美国食品和药品监督管理局的意见。药品可以声称能够诊断、治愈、治疗或预防疾病。相反，FDA 认为膳食补充剂是可以声称通过降低疾病风险来改善健康的食品。膳食补充剂还可以描述该产品如何有益于人体的器官或系统（"结构 / 功能"主张），但不能涉及特定疾病。例如，它可以声称"钙能增强骨骼"，但不能说"钙能预防或治疗骨质疏松症"。

在美国，药品在 FDA 批准上市之前，它必须被证明是安全有效的。膳食补充剂的制造商则无须提交此类证据或获得批准即可在美国销售其产品。与药物不同，膳食补充剂不需要标准化生产，标准化生产可以避免批次间的差异并确保可靠性。

膳食补充剂的有效性各异　有些膳食补充剂是安全有效的，而有些则不是。更多的产品从来没有得到足够的评估。在美国，FDA 的责任是移除不安全的产品，这一过程可能需要数年时间。■

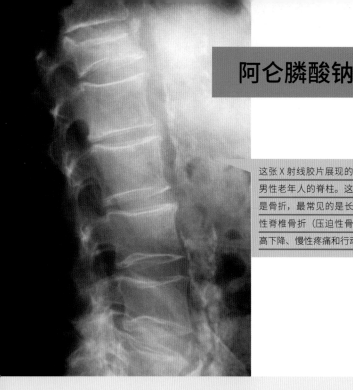

这张X射线胶片展现的是患有骨质疏松症的男性老年人的脊柱。这种情况最危险的后果是骨折，最常见的是长骨和椎骨骨折。多发性脊椎骨折（压迫性骨折）可导致驼背、身高下降、慢性疼痛和行动不便。

 易维特（1997年）

1995年

假设某个药物可有效治疗一种长期疾病，持续服用多长时间才是明智的？治疗起效时间和风险发生时间又分别是什么时候？这些是正在服用阿仑膦酸钠以及相关的双膦酸盐药物（例如安妥良、安妥良缓释剂型、骨维壮和密固达）来治疗和预防骨质疏松症的医师及其患者所面临的难题。

骨质疏松症是一种症状为骨密度降低、骨折风险增加的疾病。在发达国家，骨质疏松症导致30%～50%的50岁以上女性及15%～30%的男性骨折，甚至连咳嗽或躺在床上翻身这类轻微的动作也可能引起骨折。20世纪90年代后期以来，治疗和预防骨质疏松症的药物不断推出。默沙东公司于1995年以福善美为商品名推出的阿仑膦酸钠片是双膦酸盐类药物中的第一个成员。

人体骨量通常从出生后开始增加，在30岁左右达到最高峰，并在接下来的20年内保持稳定，再之后便会下降。破骨细胞是负责旧骨吸收（分解）的细胞。在骨质疏松症中，福善美这类药减少了这些破骨细胞的数量和活性，增加了骨密度，并使骨折风险降低了一半。这些药已被批准用于治疗和预防绝经后妇女的骨质疏松症，对于没有骨质疏松症或骨折危险的健康妇女也可以长期使用，希望能够保护她们的骨头在未来不会受损。

现在福善美和其他双膦酸盐的常规使用正遭到质疑。在没有骨质疏松症的女性中，这些药物似乎并没有降低骨折的风险，也没带来任何真正的益处。更麻烦的是，有报道称它们会导致罕见的颌骨坏死，以及不正常的大腿骨折和食道癌。目前，人身伤害律师可能比医学界更清楚这些药物的使用与这些罕见病之间的联系。■

高效抗逆转录病毒疗法

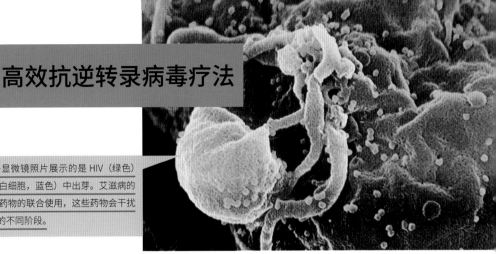

这张扫描电子显微镜照片展示的是 HIV（绿色）从淋巴细胞（白细胞，蓝色）中出芽。艾滋病的治疗涉及多种药物的联合使用，这些药物会干扰 HIV 生命周期的不同阶段。

 叠氮胸苷（1987 年），韦瑞德（2011 年）

叠氮胸苷是首个艾滋病突破性疗法。艾滋病是由人类免疫缺陷病毒（以下简称"HIV"）引起免疫系统衰竭的疾病。多年来，与叠氮胸苷作用机制不同的药物也被开发出来，它们在病毒生命周期的其他阶段起作用。另外，这类药物可与叠氮胸苷联合使用。

尽管联合服用多种抗艾滋病药物具有明显的好处，但每天服用三种或四种不同的药物也会迅速带来许多问题。为了达到最佳效果，每种药物必须在精心指定的时间服用。可以想象的是，每种药物的服用时间和频率会有所不同。而且，这些药物会引起多种不良反应，其中一些可能很严重。它们还可能和其他药物发生令人费解的相互作用，从而增加潜在的毒性或降低疗效。除了这些问题外，这类药物的多数生产成本很高。对于大多数艾滋病患者来说，其中好几种药物都过于昂贵。

同时服用多种药物有很大的好处。人们很早就认识到 HIV 会迅速发生突变，并且可以产生耐药性。然而，以使用不同方式起作用的联合用药降低了耐药的可能性。这些联合用药被称为高效抗逆转录病毒疗法（以下简称"HAART"），这是目前治疗艾滋病最有效的方法。从 1996 年开始，许多制药商联合起来，将各自的药物组合在一起，制成单粒复方药丸，每天服用两次。不按时服药会促进耐药性的产生，而复方药丸降低了这种可能性。

从死刑到慢性病 2009 年，全世界大约有 3300 万名 HIV 携带者 / 艾滋病患者，近年来这一数字保持稳定。由于有可用的药物，2007 年，相关死亡人数已降至 210 万。HAART 不能治愈艾滋病，必须终身服用，但它已使与艾滋病相关的死亡人数减少了50% ～ 70%，并将艾滋病从"死刑"变为慢性疾病。■

1996 年

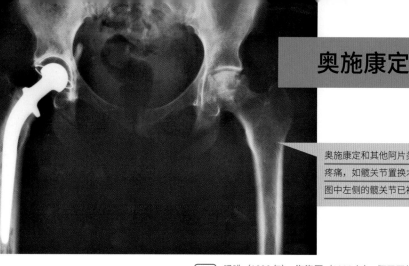

奥施康定

奥施康定和其他阿片类药物用于控制严重的术后疼痛,如髋关节置换术后可能会发生的疼痛。此图中左侧的髋关节已被金属假体取代。

吗啡(1806 年),海洛因(1898 年),阿司匹林(1899 年),美国食品和药品监督管理局(FDA)(1906 年),对乙酰氨基酚(1953 年)

1996 年

　　奥施康定(Oxycontin,其主要成分为羟考酮)是好药变坏药的经典案例。作为缓解长期疼痛的高效药物,它已成为最广泛的被滥用的麻醉品之一,有时甚至会致命。它于 1939 年投放美国市场,口服奥施康定在减轻疼痛方面堪比吗啡,但成瘾性更低。多年来,羟考酮一直仅作为麻醉剂使用。

　　羟考酮(5～10 毫克)现在最常与阿司匹林或对乙酰氨基酚联合起来作为复方剂使用,以减轻中度至重度疼痛,药效 4 小时。但有些疼痛,例如那些与癌症有关的疼痛会持续较长时间,甚至从不停止。在这种情况下,患者需要全天候持续缓解疼痛。瞄准这一需求,普渡制药(Purdue Pharma)于 1996 年推出了一种特殊配方的片剂,该片剂可在 12 小时内缓慢释放羟考酮,这便是奥施康定。普渡制药积极向医生推广奥施康定,声称它仅会引起中等程度的兴奋感,滥用可能性低,并且可以突然停药而不会产生其他麻醉品常见的戒断反应。

　　奥施康定一经推出,立即在医生和患者中获得了成功,并迅速占领了止痛药市场的第一宝座。在 1997—2005 年,其销售额跃升了六倍。2008 年,仅在美国市场,奥施康定的销售额就达到了 25 亿美元。但是,奥施康定也在一夜之间受到吸毒者的青睐,他们发现当片剂被压碎时,所有羟考酮成分会立即释放出来。用注射或鼻吸的方法,使用者会立即感受到与海洛因相当的强烈刺激。它最开始在美国阿巴拉契亚乡村流行,后来蔓延到全美乃至全球,因此也被俗称为"乡村海洛因"。

　　2008 年,奥施康定的新增非医疗用途使用者约 50 万名。2010 年,制药公司推出了一种新的塑料涂层片剂,据说更难以破裂、压碎或溶解后注射。据估计,包括奥施康定在内的麻醉性止痛药每年导致 15 000 例药物过量死亡案例。然而,由于奥施康定严重误导性的标志(错贴商标)以及在安全性和滥用可能性方面的不实广告,美国食品和药品监督管理局在 2007 年对普渡制药处以 6.34 亿美元的罚款。■

奥氮平

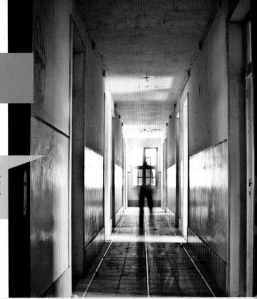

图中远处有一个模糊的幽灵般的身影是精神分裂症患者可能出现的一种视觉幻觉。视觉幻觉是精神分裂症的症状之一，尽管不如听觉幻觉常见。

 氯丙嗪（1952 年），氯氮平（1989 年）

氯氮平于 1989 年进入市场，它与氯丙嗪（冬眠灵）等较老的抗精神病药物明显不同。它不会引起震颤和僵硬，即所谓的类似于帕金森综合征的锥体外系症状（以下简称"EPS"）。但氯氮平（可致律）有一个问题：它增加了引起潜在致命性血液病—— 粒细胞缺乏症的风险。1996 年，奥氮平（再普乐）诞生，它与氯氮平一样不会引发 EPS，也没有血液问题。我们现在简单地将较老的氯丙嗪类药物称为"典型"或第一代抗精神病药，将较新的氯氮平、奥氮平等药物称为"非典型"或第二代抗精神病药。

绝大多数新的抗精神病处方都会包含非典型药物，如奥氮平、利培酮（维思通）和喹硫平（思瑞康）。它们在市场上的成功取决于许多因素，其中之一便是制药公司积极地宣传这些药物不仅比典型的抗精神病药更有效，而且副作用更小。

这些观点主要基于制药公司资助的研究。但在英国和美国进行的政府资助的试验中，更为客观的临床证据在其相对优势方面得出了相左的结果。目前，这一切还没有定论。

非典型的抗精神病药物（尤其是氯氮平和奥氮平）会在不同程度上使体重增加（有时非常明显），并可能导致严重的代谢问题。代谢问题不仅增加了患者患上或加重糖尿病、高血压的风险，还会增加与心脏病相关的血液胆固醇水平。奥氮平的生产商长期以来一直在设法减少这些问题。

典型抗精神病药与非典型抗精神病药之间的区别主要是基于它们引起 EPS 的风险以及它们阻断大脑中多巴胺受体与多巴胺加血清素亚型受体的相对能力。除此之外，专家们对两者声称的收益和降低的风险是否确实有所不同并没有一致意见。这些抗精神病药物之间存在相当大的成本差异，典型药物的仿制药便宜得多。■

1996 年

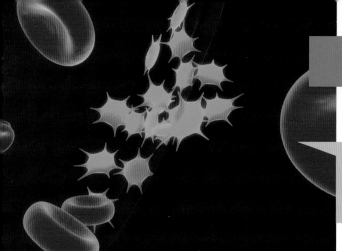

波立维是一种应用非常广泛的处方药物，用于防止血小板（星形细胞）在血管中循环时凝结。通过减少血栓形成的风险，它降低了心脏病发作和中风的可能性。

 阿司匹林（1899 年），肝素（1916 年），华法林（1940 年），洛伐他汀（1987 年），泰毕全（2010 年）

1997 年

在发达国家，心血管疾病是人类死亡的主要原因，而包括心脏病发作在内的冠状动脉疾病（以下简称 "CAD"）是这些心血管疾病中最常见的种类。CAD 的先决条件是胆固醇和脂肪沉积在冠状动脉壁中，动脉血为心脏提供了富含氧气的血液。而这种沉积形成动脉粥样硬化斑块，促进了血栓形成，不仅会阻碍血液流动，而且有时有致命的危险。

减慢 CAD 进展的非药物措施包括健康饮食、运动和戒烟。药物治疗方法包括降低胆固醇水平和阻止血小板凝结。阿司匹林和波立维（Plavix，即硫酸氢氯吡格雷片）是最常用的口服抗血小板药物。虽然这些药物在防止血小板凝结的功效上略有差异，但每天的用药成本是几美分和几美元的差别。

这两种药物都不能破坏已经形成的血栓。心脏病发作后立即服用阿司匹林可降低心脏病复发频率或心脏组织坏死的风险。长期使用阿司匹林可预防有心血管疾病病史的人的心脏病发作和中风，但对于没有心血管疾病的人其类似收益尚不明确。医生一般建议在将支架置入冠状动脉后持续服药 1 ～ 6 个月。

1997 年，波立维在美国获批上市，用于预防高风险患者的心脏病发作和中风。它长期占据着世界第二畅销药物的宝座。有证据表明：单独使用波立维，以及波立维与阿司匹林联合使用都比单独使用阿司匹林更有效。但是，联合用药也使患者有更大的内出血风险。

波立维是一种前药，要发挥抗血小板作用，必须首先被肝酶（CYP2C19）活化成活性形式。2% ～ 14% 的美国人是 "不良代谢者"，所以可能无法获得波立维的最佳保护效果。■

直接面向消费者的广告

美国在 1997 年之前，与处方药有关的信息和广告只面向医疗保健专业人员，尤其是开具处方的医生。但从 1997 年起，处方药广告越来越多地针对消费者。

美国食品和药品监督管理局（FDA）（1906 年），
西乐葆和万络（1998 年）

"如果您患有抑郁症、哮喘、前列腺肿大、失眠、高血压或胆固醇升高，我们将为您提供处方！"美国的电视和平面媒体上到处都是这种直接面向消费者的广告（direct-to-consumer ads，以下简称"DTCA"）。但以前并不是这样。在 1997 年之前的美国，有关处方药的信息仅会提供给医生等医疗保健专业人员，患者则对此知之甚少。处方药的名字出现在药品包装上的现象也不过是最近的事情。[*]

这一切在 1997 年发生了变化，当时美国食品和药品监督管理局批准了两类 DTCA：疾病普及广告和产品宣传广告。第一种广告只讨论疾病，但不能出现药物名称。它经常引导观众关注其他消息来源，通常是制药公司。产品宣传广告是更常见的类型，会提供某种药物的商品名称和医疗用途，以及关于该药物疗效和风险的"简要概述"。这些广告的优点和缺点是什么呢？

DCTA 可以使患者更了解自己可能发生的疾病和可用的药物治疗，当然也会鼓励患者积极和制药公司联系。广告还可以提醒患者关注更有效的药物以及与药物相关的重大不良反应和风险。但是一些患者会坚持认为广告里的药物就是他们需要的处方。因为广告往往强调药物的疗效，同时将风险淡化。由于对医生和药剂师的需求增加，他们几乎没有时间来纠正患者因广告产生的误解。当医生默许并开具新处方时，患者可能会面临不常见但严重的风险，只有在许多人使用了该药物（例如万络）后，这种风险才会引起警觉。毫不奇怪的是，DTCA 几乎专门推广享有专利保护的产品，因为这些产品通常比同等疗效的非专利药贵得多，从而增加了医疗保健成本。■

1997 年

---

* 目前我国的处方药广告制度为：处方药可以在卫计委和国家食品药品监督管理总局共同指定的医学、药学专业刊物上发布广告，但不得在大众传播媒介发布广告。——编者注

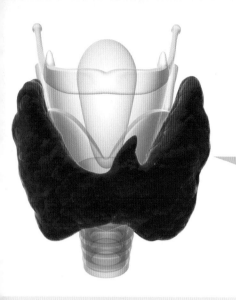

甲状腺是人体最大的内分泌腺体之一，位于颈部，喉结的下方。优甲乐是人工合成的甲状腺素，而甲状腺素是甲状腺分泌的主要激素。

 美国食品和药品监督管理局（FDA）（1906 年），甲状腺素（1914 年），放射性碘（1946 年）

1997 年

当两种药物具有生物等效性时，表明它们以相同的速率和浓度进入血液，因此可以互换。乍一看，我们可能会认为生物等效性相当深奥，只有研究人员和学者才会对它感兴趣。但是，就优甲乐而言，人们对其生物等效性的兴趣激发了多个领域的讨论，包括医学伦理学、科学成果的法律边界、利益冲突、科学家间的争辩以及纯粹的消费者经济纠葛。

优甲乐（Synthroid）是左旋甲状腺素（levothyroxine）的商品名，它是人工合成的甲状腺素，而甲状腺素是甲状腺产生的主要激素。对于大多数需要补充这种激素的甲状腺功能不全患者来说，左旋甲状腺素是首选。20 世纪 90 年代，巴茨 / 基诺公司（Boots / Knoll）试图挑战左旋甲状腺素的仿制商，称其产品不等同于优甲乐，因此不能替代它。

1990 年，巴茨 / 基诺公司委托美国加利福尼亚大学旧金山分校的贝蒂·董（Betty Dong）进行了一项研究。原本他们预计两者并不会等同，但结果恰恰相反。他们发现仿制产品与价格昂贵的优甲乐具有生物等效性。当时，优甲乐是美国第二畅销药物，占据 85% 的左旋甲状腺素市场份额。此后六年间，巴茨 / 基诺公司不断质疑董女士的专业能力，并威胁要对董女士和该大学采取法律行动，从而成功地阻止了实验结果的发表。该研究成果在完成七年后才最终发表在《美国医学会杂志》上。那些为优甲乐超额支付了药费的患者对基诺公司发起了集体诉讼，该公司迅速同意以 9800 万美元和解，这只不过是公司利润的一小部分而已。

但这项和解协议并没有为优甲乐的传奇故事画上句号。在随后的几年中，许多临床内分泌学家声称他们的患者对优甲乐的反应与其他左旋甲状腺素不同，并且美国食品和药品监督管理局的生物等效性标准存在缺陷。尽管如此，美国食品和药品监督管理局仍然坚称仿制药具有生物等效性。■

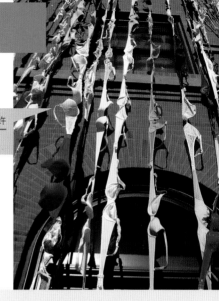

美国纽约市百老汇大街的一栋建筑物上悬挂着许多胸罩，以提高人们对乳腺癌的警惕性。

雌酮和雌激素（1929 年），他莫昔芬（1973 年），阿仑膦酸钠（1995 年），赫赛汀（1998 年）

1997 年

除了发挥女性性激素促进生殖器官和第二性征发育的功能外，雌激素还具有许多与性无关的功能，如促进骨骼发育和调节胆固醇水平。

易维特（Evista）就像雌激素一样，可以防止骨质流失并降低低密度脂蛋白（有害的）胆固醇。同时它还是一种雌激素拮抗剂，可以抑制雌激素对乳房和子宫的作用。1997 年，易维特上市，用于治疗骨质疏松症，最近又用于治疗乳腺癌。

骨质疏松症是一种骨密度降低、骨质变脆的疾病，特别是在髋部。世界卫生组织将骨质疏松症列为仅次于心血管疾病的全球性健康问题。北欧国家和美国的骨质疏松症发病风险最高，而在亚洲、拉丁美洲和中东的发病率也在增加。尤其是绝经后妇女和 60 岁以上的男性的发病率最高。

人到 30 岁时，身体的骨量才达到平衡状态，在此之前骨头会不断分解和生长。此后，骨质、骨密度和强度逐渐下降。女性绝经后骨质疏松是缺乏雌激素引起的。易维特能显著降低椎体骨折发生率，用于预防和治疗绝经后妇女的骨质疏松症。

50% ～ 70% 的乳腺癌患者是雌激素敏感型，即雌激素可以促进肿瘤的增殖与进展。同他莫昔芬一样，易维特是一种抗雌激素药，可减缓这类患有乳腺癌的女性体内癌细胞的生长。这些药物还可以预防高风险女性体内乳腺癌的发展。但他莫昔芬像雌激素一样，会刺激子宫内膜，使子宫癌的风险增加了 2 ～ 3 倍。相比之下，易维特对子宫仍然具有抗雌激素作用，并且暂未发现会增加患癌的可能性。■

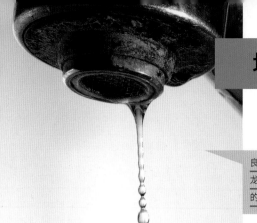

良性前列腺肥大患者很容易对这种滴水的龙头"感同身受",坦索罗辛能够帮助他们的"龙头"恢复哗哗的水流。

保列治和保法止（1992 年）

对于男性而言,良性前列腺肥大（BPH）是一种"活久见"的疾病: 80 岁以上的男性中,有 90% 会患上这种疾病,他们的前列腺会因为非癌性生长而增大。

前列腺位于膀胱下方,包裹着将尿液从身体排出的管道——尿道。正常情况下,前列腺产生的液体——前列腺液,可与精子混合成精液,可延长精子的寿命。前列腺一旦肥大,会压迫尿道、干扰正常排尿。尿液流出速度比正常速度慢,膀胱无法完全排空,患者因此不得不在白天和晚上多次排尿。减充血剂和抗组胺药还会使这些问题恶化,而这两种成分在非处方感冒药中很常见。

治疗前列腺肥大有两种截然不同的药物疗法,但不幸的是,它们都无法将其治愈。坦索罗辛*最初由总部位于日本东京的山之内制药（Yamanouci Pharmaceuticals）研发,于 1997 年在美国获批以"Flomax"为商品名上市。 这是一种 α1 肾上腺素受体阻滞剂,能放松膀胱和前列腺的肌肉,服用 2～3 周后,就能增加患者的尿流量。自 20 世纪 70 年代以来,哌唑嗪（Minipress）等其他 α1 肾上腺素受体阻滞剂就已经被用来治疗高血压和前列腺肥大,但这些药物会扩张毛细血管、降低血压,而坦索罗辛对血压的影响很小。

相比之下,保列治和适尿通（Avodart）可以通过阻止促进前列腺生长的激素的合成,达到缩小前列腺的目的。患者通常须服药 3～6 个月,症状才会开始改善。目前,最广泛用于治疗前列腺肥大的草药为锯棕榈（saw palmetto）,这是一种来自美洲的传统药物,据说它对前列腺的作用机制与保列治相似。锯棕榈到底对前列腺肥大是否有效? 相关的证据是互相矛盾的,尽管证明它有效的证据略微处于上风。

如果药物不起作用,手术是最后的选择。最常见的手术是经尿道前列腺切除术 (TURP),即切除部分前列腺。■

---

* 坦索罗辛为药品通用品,"Flomax"为坦索罗辛首次在美国获批销售时的商品名,其专利保护于 2010 年在美国过期,之后便有各种不同名称的仿制药上市。——译者注

西乐葆和万络

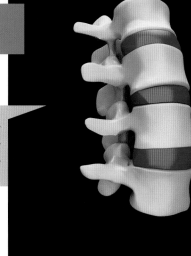

椎骨之间的软骨盘（减震器）退化会导致骨关节炎，它会影响身体的所有关节，包括脊柱。西乐葆和其他非甾体抗炎药可以缓解疼痛并降低与骨关节炎有关的炎症。

 阿司匹林（1899 年），对乙酰氨基酚（1953 年），直接面向消费者的广告（1997 年）

1970 年，人们发现阿司匹林的多种功效归功于其抑制环氧合酶（COX）的能力，环氧合酶是人体合成前列腺素必需的酶。而前列腺素是一类天然存在的脂肪酸，具有多种作用，有些是好的，有些是坏的。

COX-1 酶合成的"好"前列腺素可保护胃壁免遭胃酸侵蚀。相比之下，COX-2 酶则参与了"坏"前列腺素的合成，这些前列腺素往往会导致关节疼痛和炎症反应。阿司匹林、布洛芬和其他非甾体抗炎药（以下简称"NSAIDs"）或多或少都会不加选择地抑制 COX-1 酶和 COX-2 酶，在减轻疼痛的同时增加患胃溃疡的风险。

美国杨百翰大学的化学教授丹尼尔·西蒙斯（Daniel Simmons）于 1988 年发现了 COX-2 酶。这促使科学家们寻找可以选择性抑制 COX-2 酶而几乎不会影响 COX-1 酶的药物。辉瑞公司的西乐葆（Celebrex）和默沙东公司的万络（Vioxx）就是这样的药物，它们分别于 1998 年和 1999 年上市，并在美国通过电视和报纸直接面向消费者的广告进行积极宣传。这些广告非常成功地强调了这些药物可减轻骨关节炎、类风湿性关节炎和月经来潮的疼痛，同时可以减少胃溃疡发作。但是，严格的对照研究表明，尽管这些药物确实有效，但与传统的非选择性 NSAIDs 相比，它们在缓解疼痛和炎症以及减少胃部不良反应方面并没有更好的效果，而价格却比老药贵得多。

早在 2001 年就有报道称服用万络或与心脏病发作和中风的风险增加有关，有成千上万的人报告了这一危险的副作用。 2004 年，默沙东公司自愿将万络从全球市场撤回，目前正疲于应付大量个人和集体诉讼。此外，该公司还因扣留、操纵和虚假陈述有关万络安全性的数据而遭到医学界的严厉抨击。鉴于万络和西乐葆非常相似，人们非常担心仍在销售的西乐葆和阿司匹林以外的 NSAIDs 也可能存在类似的风险。

另一方面，辉瑞公司于 2012 年了结了一项为期六年的诉讼，向杨百翰大学支付了 4.5 亿美元，以补偿其在西乐葆发展中的重要贡献。■

1998 年

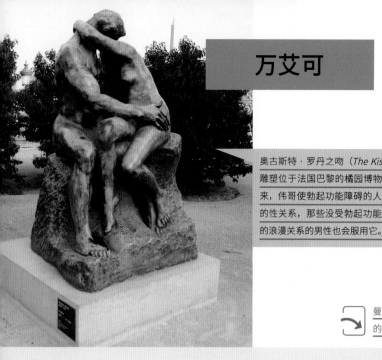

奥古斯特·罗丹之吻（*The Kiss by Auguste Rodin*）雕塑位于法国巴黎的橘园博物馆附近。自从推出以来，伟哥使勃起功能障碍的人有机会获得令人满意的性关系，那些没受勃起功能障碍折磨却想拥有新的浪漫关系的男性也会服用它。

曼德拉草（约公元前 200 年），直接面向消费者的广告（1997 年），女性伟哥（2015 年）

1998 年

万艾可（Viagra，又称伟哥）是世界上最著名的药品之一，该药名是男性性能力的代名词。它是最早的生活方式类药物之一，也是直接面向消费者的广告（DTCA）和医疗宣传运动的常客。在此过程中，它为阳痿患者带来了曙光，长期以来，阳痿都是一种难以启齿的疾病。

20 世纪 80 年代，西地那非（sidenafil，即万艾可）最初是作为治疗高血压并促进血液流向受损心肌的候选药物。然而在临床试验中，它对心绞痛的疗效很一般，但试者们称它有意料之外的副作用，这种副作用比治疗心绞痛更为有趣和有利可图：西地那非能帮助那些饱受阳痿之苦的男性重新勃起。1998 年，万艾可成为美国批准的第一种用于治疗阳痿的口服活性药物，取代了以往向阴茎注射药物的做法。万艾可非常有效（有效率高达 80%），服用方法简单且相对安全。在不到三年的时间里，万艾可在 110 多个国家/地区获得了监管部门的批准，4500 万人服用过这种药物。

阳痿的传统定义（现在更名为勃起功能障碍或 ED）已从"持续无法开始或维持勃起"变为更为主观的"无法维持适合性行为的勃起"。辉瑞公司制作了 DTCA 广告来宣传伟哥对 ED 的疗效。这些广告请到了美国前参议员、1996 年美国总统候选人鲍勃·多尔（Bob Dole）和享誉国际的足球明星贝利（Pele）代言。这些努力换来了巨大的商业成功：万艾可的年销售额迅速超过 10 亿美元。

不过很快，希爱力（他达拉非）和艾力达（伐地那非）共享了该市场，它们起效更快，持续更久。这些药物均通过共同且相当复杂的机制起作用，导致阴茎中的不随意肌松弛并增加血管中的血流量。但要成功勃起，首先必须通过任意方式对男性进行性唤起。在没有这类刺激的情况下，药物无法起作用。■

赫赛汀

丹尼斯·史拉蒙（Dennis Slamon, 1946— ）

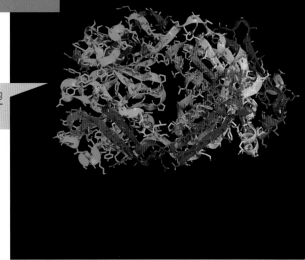

右图是抗体赫赛汀的带状模型，这是蛋白质结构的三维示意图，展示了其中的扭转和折叠。

药物受体（1905 年），雌酮和雌激素（1929 年），他莫昔芬（1973 年），生物药物（1982 年），易维特（1997 年），安维汀（2004 年）

乳腺癌细胞有许多蛋白质受体，这些受体会影响肿瘤细胞生长的速度和程度，以及最适合用于治疗的药物。例如，50%～70% 的乳腺癌患者的癌细胞上都存在雌激素受体，雌激素会刺激其生长。他莫昔芬是一种抗雌激素药物，可阻断雌激素受体并阻止或减缓肿瘤的生长。

20%～30% 的乳腺癌患者的 HER-2 基因过量表达，导致在肿瘤细胞表面产生过多的 HER-2 / neu 受体。这样的肿瘤都倾向于快速生长和复发。赫赛汀 [Herceptin，通用名为曲妥珠单抗（trastuzumab）] 是一种利用人体免疫防御系统的单克隆抗体类药物。它的部分作用是通过将自己附着在 HER-2 / neu 受体上阻止受体传递刺激肿瘤生长的信号来实现的。

赫赛汀是基因泰克公司于 1998 年推出的一种生物药物，仅对 HER-2 阳性肿瘤细胞有效，可以单独使用或与其他抗癌药物联合用于治疗乳腺癌和胃癌。服用赫赛汀的患者存活率提高，复发率降低 30%～50%。但副作用是 2%～7% 的患者会出现心力衰竭，尤其是对将赫赛汀与其他抗癌药同时服用或有心脏病史的患者，这种风险会大大增加。最近，赫赛汀已被批准用于治疗早期乳腺癌。

美国加利福尼亚大学洛杉矶分校琼森综合癌症中心的肿瘤学家丹尼斯·史拉蒙花了 12 年时间进行实验室和临床研究，最终开发出了赫赛汀。2008 年的电视电影《生存证明》（*Living Proof*）正是讲述他发现赫赛汀的过程。不过赫赛汀的年治疗费用高达 100 000 美元，它的用药收益是否值得如此昂贵的价格一直是医药界分析和争论的热点。■

1998 年

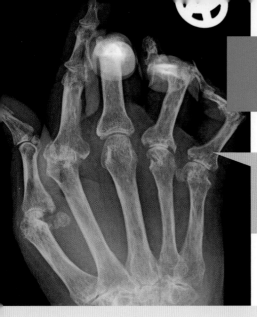

该 X 射线胶片是典型的类风湿性关节炎患者的手掌，这种关节变形不可逆。在早期使用恩利和病症缓解性抗风湿药（DMARDs）可能会延缓关节退化和变形的发生。

 阿司匹林（1899 年），甲氨蝶呤（1947 年），可的松（1949 年），生物药物（1982 年）

1998 年

　　类风湿性关节炎在不同种族和国家间的发病率相近。它影响着全世界约 1% 的人口，女性的发病率是男性的三倍。类风湿性关节炎的症状包括发炎、疼痛和手脚肿胀，通常伴有关节破坏。炎症始于滑膜（包围关节腔的膜），持续数年后发展为关节畸形并导致其功能丧失。

　　阿司匹林和相关的非甾体抗炎药（以下简称 "NSAIDs"）以及可的松类药物可减轻疼痛和炎症，但不会改变类风湿性关节炎的进程。相比之下，甲氨蝶呤和其他病症缓解性抗风湿药（以下简称 "DMARDs"）可减慢疾病进展并延缓关节恶化。但是它们的作用机制尚不清楚。

　　20 世纪 80—90 年代，澳大利亚免疫学家马克·费尔德曼和印度裔风湿病学家拉文德尔·N. 麦尼在英国伦敦帝国大学医学院合作研究了自身免疫性疾病（尤其是类风湿性关节炎）的分子机制。他们发现肿瘤坏死因子（以下简称 "TNF"）是造成关节破坏的主要化学物质。随后他们将注意力转向开发能够结合并阻断 TNF 的生物药物。

　　第一批 TNF 阻滞剂是 1998—2002 年推出的恩利（Enbrel，依那西普）、类克（Remicade，英夫利昔单抗）和修美乐（Humira，阿达木单抗）。这些生物反应调节类药物对中、重度类风湿性关节炎的治疗非常有效，在开始治疗后的数周内，超过 70% 患者的症状（疼痛和肿胀）有所改善。当与甲氨蝶呤或另一种 DMARDs 联合使用时，它们甚至更有效。

　　TNF 阻滞剂是蛋白质，因此它们口服无活性。恩利需要每周两次皮下注射，修美乐仅需每两周注射一次，而类克通常每隔 4 ~ 8 周静脉内注射一次。由于 TNF 在人体抵抗细菌的免疫反应中起着关键作用，因此使用 TNF 阻滞剂会增加包括肺结核在内的严重感染的风险。它们的使用还与儿童和青少年淋巴瘤的风险增加有关。

　　由于关节破坏发生在类风湿性关节炎症状出现后的前几年内，因此目前医生更加积极地用 DMARDs 和 TNF 阻滞剂治疗类风湿性关节炎，从而减缓病情的恶化。■

B 计划

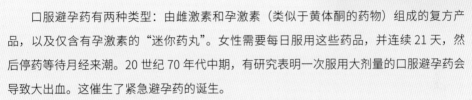

性行为发生后的几小时内就可能受孕，但通常情况下精子和卵子的交会发生在几天后。紧急避孕药通常被认为是通过防止或延迟排卵，阻止受精或通过中断受精卵植入子宫来起作用的。

美国食品和药品监督管理局（FDA）（1906 年），雌酮和雌激素（1929 年），黄体酮和孕激素（1933 年），异炔诺酮–炔雌醇甲醚片（1960 年），米非司酮（1988 年）

口服避孕药有两种类型：由雌激素和孕激素（类似于黄体酮的药物）组成的复方产品，以及仅含有孕激素的"迷你药丸"。女性需要每日服用这些药品，并连续 21 天，然后停药等待月经来潮。20 世纪 70 年代中期，有研究表明一次服用大剂量的口服避孕药会导致大出血。这催生了紧急避孕药的诞生。

房事后服用的紧急避孕药（以下简称"EC"）用来防止避孕失败，例如避孕套破裂、避孕药遗失、没有任何避孕措施或性侵犯。使用最广泛的 EC 是仅含孕激素（左炔诺孕酮）的药品，在全球不同地区以 B 计划（Plan B）、后安锭（NorLevo）等为商品名销售。

在美国，B 计划的批准一直是伦理和政治交锋的焦点。它的有效性和安全性是毋庸置疑的：在性交后的 72 小时内服用，B 计划预防怀孕的有效率为 89%。恶心是最常见的副作用。大多数科学家认为，它的作用是防止排卵和卵子受精，而不是阻止受精卵附着在子宫上。与米非司酮（RU-486）不同，它不会影响已经发生的怀孕，也不引起流产。

1999 年，美国食品和药品监督管理局（FDA）批准了 B 计划作为处方药，仅用于应急使用。2003 年，FDA 专家咨询委员会和 FDA 自身的工作人员强烈建议将其纳入非处方药，但 FDA 断然拒绝了这一建议。这可能是 FDA 迫于来自反堕胎团体的政治压力，FDA 辩称没有医疗监督的青少年无法安全使用 B 计划，并且 B 计划会导致青少年滥交。2009 年，美国一地方法院称 FDA 的决定"随意而反复无常"，而不是基于善意的推理。它裁定可向 17 岁以上的个人提供 B 计划，而无须任何处方。2010 年，FDA 不带有任何政治色彩地批准了艾拉，女性在性交后五天内服用此药可防止怀孕。■

1999 年

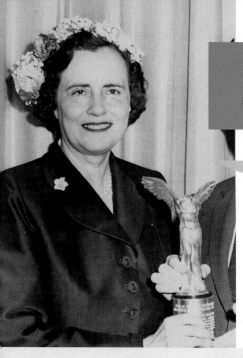

格列卫

布莱恩·J. 德鲁纳（Brian J. Druner, 1955— ）
尼古拉斯·B. 莱登（Nicholas B. Lydon, 1957— ）
查尔斯·L. 索耶（Charles L. Sawyers, 1959— ）

玛丽·拉斯克（Mary Lasker, 1900—1994）曾积极推动美国联邦政府资助美国国立卫生研究院，提高公众对疾病的认识以及筹集资金支持医学研究。拉斯克奖从 1946 年开始授予那些在治疗和预防人类疾病方面做出重大科学贡献的个人。

 甲氨蝶呤（1947 年）

2001 年美国《时代》（*Time*）杂志的封面故事中将格列卫（Gleevec）形容为"魔术子弹"，它代表了癌症治疗的一项重大进步。截至 2011 年，人们已经发现该药对 11 种不同类型的癌症有效，包括血液癌、胃癌和消化道癌，其中一些癌症在之前的存活率很低。格列卫是第一种通过抑制某种癌细胞类型相关的特定靶点来起作用的药物，对于后来新型抗癌药物的研发具有重大意义。

在慢性粒细胞白血病（以下简称"CML"）中，正常的白细胞发生了癌变。采用骨髓移植和传统药物（如干扰素）治疗的存活率非常低，并且不良反应多。而格列卫能将患者的五年总生存率提高到近 90%，且副作用相对较轻。CML 曾经是一种致命疾病，现在因为格列卫的出现而变成了可治疗的慢性疾病。

格列卫的开发是基于对 CML 生物学的深入研究，这为开发其他靶向抗癌疗法提供了范例。20 世纪 80 年代，数十年的研究表明所有 CML 患者均出现被称为费城染色体的染色体异常。在正常情况下，酪氨酸激酶刺激细胞分裂。然而，在 CML 患者的染色体中，有两个基因会产生异常的酪氨酸激酶，这些异常的酪氨酸激酶会刺激白细胞的疯狂增殖，从而导致 CML。

20 世纪 90 年代，美国俄勒冈健康与科学大学的肿瘤学专家布莱恩·J. 德鲁纳，前诺华制药公司的生物化学家尼古拉斯·B. 莱登和纪念斯隆-凯特琳癌症中心的医学科学家查尔斯·L. 索耶合作，找到了 CML 特有酪氨酸激酶的抑制剂。该化合物就是后来的格列卫。由于这一突破性发现，他们共同获得了 2009 年有"美国诺贝尔奖"之称的"拉斯克-狄贝基临床医学研究奖"（Lasker-DeBakey Clinical Award）。■

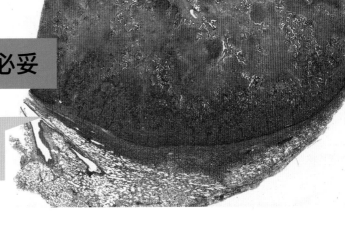

易瑞沙和爱必妥

该显微镜照片的顶部显示了已切除的肺部癌组织，可见其癌细胞已经替代了正常的肺组织。

 生物药物（1982 年），赫赛汀（1998 年）

2003 年

肺癌是工业革命以来死亡病例最多的癌症，大肠癌紧随其后。未经治疗的肺癌患者平均生存期为八个月，而接受治疗的患者的五年存活率也仅为 15%。同样，已转移的晚期大肠癌患者的五年存活率也仅有 9%。根据特定的癌症类型和进展阶段，医生会选择手术治疗、放射疗法或药物治疗中最合适的一个。

在理想条件下，化疗只应杀死癌细胞，而不会影响正常细胞。不幸的是，理想很美好，现实很残酷。现有的化疗药物会损伤所有细胞，只不过对癌细胞的毒性更强而已，因而导致很多副作用。

生物药物（包括单克隆抗体）被设计为特异性靶向位于细胞表面的某种受体，这类受体过度表达时导致癌症。表皮生长因子受体（EGFR）就是其中之一，它的过度表达与某些肺癌和大肠癌有关。易瑞沙（Iressa，吉非替尼）和爱必妥（Erbitux，西妥昔单抗）可以阻断 EGFR，它们于 2003 年和 2004 年获美国食品和药品监督管理局批准，分别用于治疗肺癌和大肠癌。不过由于严重的副作用和令人质疑的疗效，这两种药物经常被其他类型的治疗方案代替。

目前，易瑞沙在全球约 66 个国家销售。欧洲和亚洲的许多国家／地区已批准将其单独作为晚期非小细胞肺癌（NSCLC）患者的一线疗法。但是一些临床研究表明，接受化学疗法的患者比接受易瑞沙治疗的患者的生存期更长。因此，在美国，易瑞沙仅获准用于对化疗无效的患者。

当与化学药物开普拓（Camptosar，伊立替康）联用时，爱必妥会减慢结肠和直肠肿瘤的生长。但是，它不能改善晚期患者的生活质量或增加其生存时间。而且，人们尚未发现它对结肠癌尚未转移的患者有效。爱必妥的有效性仍有待临床证明。■

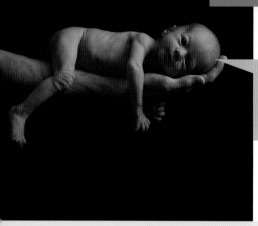

怀孕时间越短，婴儿发病和死亡的风险就越大。在怀孕后第二十四周出生的早产儿仅有 50% 的存活率。早产儿面临多种器官系统挑战，包括神经系统发育问题、心血管并发症以及非常常见的呼吸系统疾病。

 美国食品和药品监督管理局（FDA）（1906 年），黄体酮和孕激素（1933 年），己烯雌酚（1938 年）

2003 年

早产儿是指胎龄在 37 足周以前出生的活产婴儿。每年，美国早产儿的出生率为 12% ～ 13%（约 500 000 名），欧洲为 5% ～ 9%。在发达国家，早产是新生儿死亡和患病的主要原因。由于早产儿各器官发育不够成熟，发生短期和长期并发症的风险更大。例如早产是新生儿脑瘫的最大单一因素。这给患儿及其家庭带来了巨大的痛苦和经济负担，长时间住院治疗的医疗费用可高达数万美元。

2003 年，一项由美国联邦政府资助的研究表明，怀孕的第 21 周之前每周注射 17P（17-己酸羟孕酮）可以降低既往有早产史的孕妇的早产风险。17P 不是一种新药，早在 1956 年就被批准用于先兆性流产，在 2000 年之前以"迪拉路亭"作为商品名销售。2003 年的研究结果公布后，人们对 17P 产生了新的兴趣，当时在美国请复方药剂师配伍这种药物单次花费 15 美元或者全部 20 周疗程花费 300 美元。

2011 年 2 月，美国食品和药品监督管理局通过快速通道批准了 KV 制药公司（KV Pharmaceutical）的申请，并授予 17P 独家市场地位。这次申请得到了众多健康团体的热烈支持，包括致力于预防早产的美国出生缺陷基金会。几周后，当 KV 制药公司宣布打算为单次注射收取 1500 美元或 20 周全疗程收费 30 000 美元时，医学界一片哗然。一个月后，KV 制药公司在压力下稍有妥协，将价格降低至单次注射 690 美元或全疗程 13 800 美元，但这仍比过去复方药剂师的收费高出近五十倍。

2011 年 4 月，另一种黄体酮产品有了进展：一种阴道凝胶。在孕期后半段每天使用它可使早产的风险减半。黄体酮可通过使子宫颈保持闭合来阻止子宫的活动，从而达到预防早产的目的。■

白藜芦醇

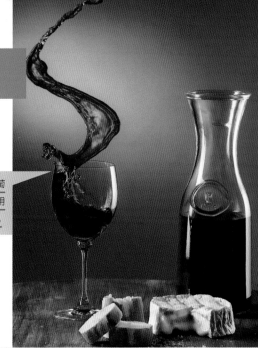

许多研究表明，尽管红葡萄酒比白葡萄酒中的白藜芦醇浓度更高，但适度饮用这两种葡萄酒都能产生相近的保健效果。

 酒精（约公元前 10000 年），膳食补充剂（1994 年），抗衰老药（2020 年）

2003 年

　　法式餐饮中富含对心脏不利的饱和脂肪，法国人的心脏病发病率却较低。这种所谓的"法国悖论"最初是在 1991 年的美国广播节目《60 分钟》（*60 Minutes*）中引起公众注意的，节目还认为适度摄入葡萄酒是有益的，因为葡萄酒中的一种成分可以保护心脏。

　　喝红葡萄酒会使人长寿吗？据说，葡萄皮和红葡萄酒中发现的白藜芦醇（resveratrol）有保健功能。白藜芦醇是一种抗氧化剂，它被认为可以保护细胞免受自由基的伤害，使人体免受心脏病和癌症的侵害。2003 年发表的研究结果称，白藜芦醇可延长酵母、蠕虫、果蝇和短寿鱼类的寿命。用高脂饮食喂养并用白藜芦醇治疗的小鼠患上肥胖和糖尿病的概率较低，而这两种病是心脏病的重要诱发因素。对其他动物的研究也指出，这种物质具有抗炎和抗糖尿病作用，能够阻止与阿尔茨海默病相关的大脑斑块的形成，涂抹在皮肤上还能降低皮肤癌的患病率。但是，要摄入与小鼠相当的白藜芦醇剂量，人类必须每天喝 100 ～ 1000 瓶红葡萄酒！

　　看了那些互联网上流传的含白藜芦醇膳食补充剂的促销"软文"后，人们很容易相信这些保健效果在自己身上一样会产生。但实际上到目前为止，我们并没有真正在人体中看到这些疗效。口服白藜芦醇片后，大部分分子会在消化道中被分解，少部分进入血液循环，到达肝脏后也会迅速失活。

　　2011 年，美国赛特里斯制药公司（Sirtris）停止了对合成白藜芦醇样药物的人体试验。从理论上讲，该药物通过激活 SIRT1 蛋白起作用，该蛋白被认为可以延长小鼠寿命，并可能对人类也有相似作用。但现在，大家庆祝 120 岁生日的计划可以缓一缓了。■

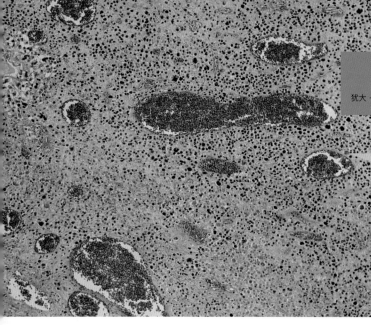

犹大·福克曼（Judah Folkman, 1933—2008）

为了生长和扩散，肿瘤细胞需要大量的氧气和营养，这需要通过丰富的血液来供应。在子宫的肿瘤区域中可以看到这种新生血管的增加（血管生成）。安维汀可以减缓血管生成，让肿瘤挨饿，从而产生抗癌作用。

 超药品说明书用药（1962 年），生物药物（1982 年），赫赛汀（1998 年），易瑞沙和爱必妥（2003 年），诺适得（2006 年）

2004 年

1971 年，美国哈佛医学院的犹大·福克曼提出了一种治疗癌症的新方法，但多年来一直被医学领域的专家否定。他的理论认为，为了生长和扩散，肿瘤细胞需要丰富的血液为它们提供足够的氧气和营养，并且随着肿瘤大小的增加，其对血液供应的需求也越来越大。

血液供应的增加是通过血管内皮生长因子（以下简称"VEGF"）的影响实现的，该因子释放后会刺激新生血管的形成，这一过程称为血管生成。福克曼提出，抑制 VEGF 将阻止肿瘤周围血管的生长，使肿瘤饿死，从而发挥抗癌作用。

基因泰克公司生产的安维汀（Avastin，贝伐单抗）是第一种通过这种机制起作用的血管生成抑制剂。这种结构庞大而复杂的生物药物需要通过重组 DNA 技术来获得。

2004 年安维汀上市以来，它就成为世界上最畅销的抗癌药物，2010 年的年销售额为 60 亿美元。安维汀已经和其他抗肿瘤药物联合用于治疗结肠、肺、肾和大脑部位的癌症，又很快在 2008 年被美国批准用于晚期乳腺癌的治疗。但令许多患者及医生沮丧的是，该批准于 2010 年撤销了。当时更详细的后续研究结果表明，安维汀仅仅使肿瘤生长进程延缓了几个月，而患者却要遭受严重的副作用。不过，欧盟继续批准将该药物用于治疗晚期乳腺癌。

由于安维汀已获准上市，因此医生可以继续为乳腺癌患者开具超药品说明书用途的合法处方。但是保险公司可能不会为这种处方支付每年 100 000 美元的治疗费用。2010 年以来，欧洲药品监管机构已经允许仿制安维汀和其他生物药物的等效产品，即所谓的生物类似药。■

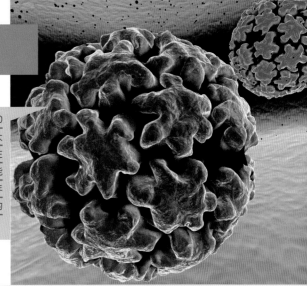

加卫苗

在 150～200 种 HPV（如图所示）中，有 30～40 种通过性传播，影响着约 80% 的性活跃个体。大多数感染是暂时性的，不会引起任何症状。但在 5%～10% 的女性中，这种感染持续存在，并可能在 15～20 年发展为浸润性宫颈癌。20 世纪 40 年代以来，女性定期做宫颈刮片检查已经使宫颈癌的死亡率降低了 99%。

天花疫苗（1796 年），脊髓灰质炎疫苗（1954 年）

2006 年，默沙东公司推出了一种出色的疫苗——加卫苗（Gardasil），可以预防几种类型的人乳头瘤病毒（HPV），HPV 可导致 70% 的宫颈癌和 90% 的生殖器疣。这两种疾病都通过性传播。该疫苗虽然不能有效治疗这些疾病，但是如果在六个月内分三次注射，则可以起到预防作用。因此，美国和欧洲的制药公司及政府卫生机构建议，9 岁以下的女孩应该在进入性活跃期前接种疫苗，最大推荐接种年龄不超过 26 岁。2009 年，该疫苗还获准用于 9 岁以上男性。

加卫苗在美国的推广一开始就得到政治、医学和公众的强烈支持，它不仅仅是被建议使用，而且在一些地方甚至是作为 11 岁和 12 岁女孩必须满足的上学条件。美国得克萨斯州州长里克·佩里（Rick Perry）是强制接种加卫苗支持者中的急先锋，根据他在 2007 年发布的行政命令，全州适龄女童必须进行强制接种。但几个月后，他所在的州立法机构推翻了这一命令。为了使全美的州立法机构能够通过此类法律，默沙东公司秘密地资助了州立法机构的女性立法委员，但这个新闻被曝光后，该公司便立即停止了资助活动。

好药却受政治扰　出于道德、政治、财务和健康方面的考虑，美国公众很快发出了反对强制接种的声音。社会保守团体认为，这种疫苗可能会鼓励青春期的女孩进行性行为，因为这些女孩可能认为自己现在可以预防性传播疾病。也有一些团体是一直对美国政府的所有命令和干预都持反对意见，是因反对而反对，无论政府的意图如何。接种三针加卫苗费用约为 360 美元。保险公司的承保范围是不一样的，对于许多人来说，要让自己掏腰包是很难的。

与疫苗相关的潜在安全问题以及 HPV 保护的持续时间尚未有完全的定论。反复分析不良反应数据和死亡人数后，欧洲和美国的政府卫生机构维持结论：接种加卫苗的健康收益超过任何可能的风险。■

2006 年

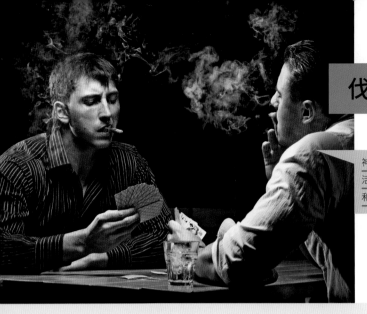

神经递质多巴胺被认为可以引发寻赏行为。这些活动行为常具有强迫性和成瘾性，如吸烟、饮酒和病理性赌博，以及吸毒、暴饮暴食和纵欲等。

 药物受体（1905 年），美沙酮（1947 年），尼古丁替代疗法（1991 年）

2006 年

据世界卫生组织估计，到 2020 年，每年大约有 1000 万人死于吸烟，其中 70%居住在贫穷国家。 2006 年，一种备受期待的药物上市，它能有效帮助戒烟，而戒烟是世界上可预防死亡和疾病的有效手段之一。

这种药物是辉瑞公司开发的，在美国的商品名为伐尼克兰（Chantix），在加拿大、欧洲、日本和其他国家地区的商品名为畅沛（Champix）。它被许多人誉为一种能够奇迹般帮助戒烟的药物，而且没有重大的安全隐患。国际药品监管机构也非常赞同这种观点，它们很快批准了其上市申请。刚上市的 18 个月内，就有超过 400 万美国人使用了该药。

畅沛以两种方式起效。尼古丁是烟草中的化学物质，不仅具有令人愉悦的作用，而且有很强的成瘾性。该药物作用于大脑中的尼古丁受体，以阻止其愉悦作用并消减吸烟者试图戒烟时产生的渴求。

不少尝试戒烟的人都会经历情绪低落，但服用畅沛并不能减轻这种情况，因此有些服药者仍会吸烟。更严重的是，许多人服用这种药物后会产生自杀倾向，表现出高度侵略性和敌对行为。该药还使先前存在精神疾病的患者的病情恶化，并导致其病态行为的复发。因此，2008 年辉瑞对该药的药品说明书进行了修订，突出强调这些潜在的精神病风险。此外，美国联邦航空管理局禁止飞行员和空中交通管制员使用它。

尽管畅沛仍在销售，但辉瑞公司的数十亿收入梦却碎了，甚至还可能要向提起人身伤害诉讼的使用者支付巨额赔偿。■

诺适得

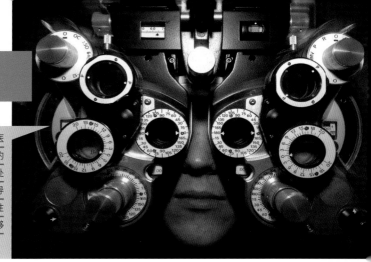

此照片是美国宾夕法尼亚州塞勒斯维尔的军医布莱恩·朗（Brian Long）试图借助航空母舰约翰·F. 肯尼迪号上的光学折射镜，从 20 英尺处读取标准视力表。在许多发展中国家，感染是导致失明的常见原因；而在发达国家，年龄相关性黄斑变性（AMD）是失明的主要原因。如果能够及早诊断，AMD 可以用诺适得等药物治疗。

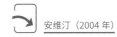

安维汀（2004 年）

年龄相关性黄斑变性（AMD）是 55 岁以上人群失明的主要原因。它是一种进行性损害黄斑（视网膜中央区域）的疾病。人眼需要功能完好的黄斑才能获得阅读和驾驶所需的清晰视力。大多数致盲病例发生在晚期 AMD 患者中，而且几乎都与湿性 AMD 有关。在湿性 AMD 中，异常血管在黄斑下生长，渗漏体液和血液，导致眼球肿胀并损害视网膜。

2006 年上市的诺适得 [Lucentis, 通用名为雷珠单抗（ranibizumab）] 虽然不能完全治愈 AMD，但可以通过抑制血管内皮生长因子（VEGF）阻止新生血管的生长，非常有效地阻止其恶化。每隔四周直接将这种生物药注射到眼睛中可使 95％ 的患者视力稳定，在某些病例中，患者还能恢复一定的视力。

基因泰克公司利用了之前开发的 VEGF 抑制剂安维汀（贝伐单抗）的一部分片段，制成了专门用于治疗 AMD 的诺适得。研究者们认为较小的诺适得分子可以更好地穿透视网膜并阻止血管异常生长。在诺适得获批前后，本身是抗癌药的安维汀其实已经在全球范围内广泛用于治疗 AMD，并取得了优异的疗效。

为什么人们要用安维汀代替诺适得呢？ 在美国，诺适得的费用为 1593 美元 / 剂，而安维汀仅需 42 美元 / 剂，两者相差四十倍！基因泰克公司想阻止安维汀成为眼科用药，但没有成功，并且该公司的这种行为遭到了眼科医生的抗议。

2011 年，一项由美国国家眼科研究所资助的为期两年的大型研究直接比较了这两种药物，尽管诺适得可能引起的副作用要少一些，但是这两种药物在预防 AMD 和改善视力方面的效果一致。■

2006 年

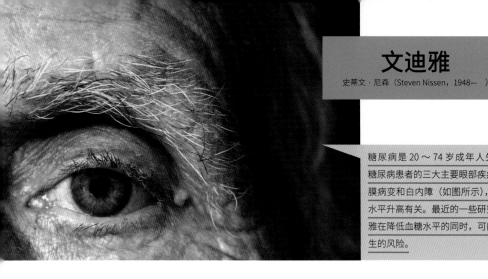

糖尿病是 20～74 岁成年人失明的主要原因。糖尿病患者的三大主要眼部疾病是青光眼、视网膜病变和白内障（如图所示），这些疾病与血糖水平升高有关。最近的一些研究结果表明，文迪雅在降低血糖水平的同时，可能会增加白内障发生的风险。

 美国食品和药品监督管理局（FDA）（1906 年），沙利度胺（1957 年），二甲双胍（1958 年），人胰岛素（1982 年）

2010 年

1999 年，文迪雅 [Avandia，通用名为罗格列酮（rosiglitazone）] 和艾克拓（吡格列酮）在 2 型糖尿病（目前最常见的糖尿病类型）的治疗中广受欢迎。口服抗糖尿病药格列酮类的成员 —— 文迪雅和艾克拓是通过提高组织对胰岛素的敏感性来发挥作用。格列酮家族的第一位成员 —— 曲格列酮虽然有效但会引起强烈的肝脏毒性，并造成了数百人死亡，因此这种药已于 2000 年退市。

文迪雅积极进军市场，并于 2006 年成为 2 型糖尿病市场中最畅销的药物，销售额高达 32 亿美元。然而多年来，文迪雅可能会增加心脏病发作风险的说法一直困扰着其制造商葛兰素史克公司。2007 年，一篇发表在著名期刊《新英格兰医学杂志》（New England Journal of Medicine）上的文章使这一争论受到了全美的关注。克利夫兰诊所的心脏病专家史蒂文·尼森从葛兰素史克公司和美国食品和药品监督管理局获得的证据显示，文迪雅使心脏病发作和其他心血管疾病的风险增加了 43%。从此，文迪雅不得不带着黑框警告销售。

2010 年，未公开的文件显示葛兰素史克公司隐瞒了有关文迪雅可能引起心脏病的数据和信息。实际上，葛兰素史克公司早在 1999 年就进行了一项秘密试验，比较了文迪雅和艾克拓在心血管方面的风险。虽然文迪雅表现不佳，但是这些结果从未被披露过。

近年来，大多数已发表的独立研究都将文迪雅的使用与心血管疾病关联，2010 年 9 月，欧美药物监管机构采取了行动。欧洲药品管理局将文迪雅从欧洲市场撤出。在美国，只有在其医生证明其他所有抗糖尿病药物都已尝试过并且患者意识到其潜在的心脏病风险后，该药物才可供患者使用。由日本武田制药公司销售的艾克拓似乎没有心脏或肝脏毒性的风险，并且截至目前，仍然是唯一不受使用限制的格列酮类药物。■

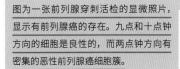

普列威

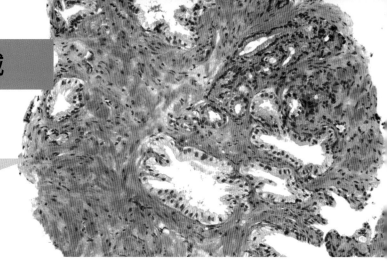

图为一张前列腺穿刺活检的显微照片，显示有前列腺癌的存在。九点和十点钟方向的细胞是良性的，而两点钟方向有密集的恶性前列腺癌细胞簇。

 美国食品和药品监督管理局（FDA）（1906 年），生物药物（1982 年），保列治和保法止（1992 年），坦索罗辛（1997 年）

许多老年男性死于前列腺癌，虽然大多数人的直接死因不是它，但的确存在一些人的死因仅为前列腺癌。到了晚期转移性前列腺癌阶段，癌症已扩散到身体的其他部位并且对激素疗法没有响应。传统的治疗方法包括"伤敌一千自损八百"的化学疗法、手术治疗和放疗。

普列威（Provenge）是一种被称为免疫疗法的新的治疗癌症的方法。这种方法采用疫苗治病，但它不是常规的，像针对麻疹、小儿麻痹症或肝炎的那种"预防性疫苗"，而是在诊断出癌症后使用的"治疗性疫苗"。据悉，普列威会针对每位患者进行个性化医疗，它通过动员患者的正常免疫反应起作用。首先从患者的血液中分离提取负责免疫反应的白细胞，并送往实验室。在那里它们与前列腺癌细胞上存在的蛋白质和免疫系统增强剂混合。然后，将这种混合物输回患者体内，以特异性靶向癌细胞。患者需要在一个月的时间内接受三次上述治疗。

2007 年，美国食品和药品监督管理局因缺乏安全性和有效性证据，拒绝了丹瑞公司（Dendeon Corporation）对普列威的首次上市申请。这一决定受到了强烈的抗议，美国国会游说，愤怒的前列腺癌患者、免疫疗法支持者、投资人甚至发出死亡威胁。

仅仅多活四个月？ 2010 年，美国食品和药品监督管理局终于批准了普列威的上市申请。它常见的副作用并不严重，如感冒、发烧和疲劳等流感样症状。但是，收益也很有限，它只是将患者的中位生存时间从 21.7 个月延长至 25.8 个月，治疗期间没有观察到肿瘤大小或病情进展的变化。主要的问题是，多活四个月是否值得付出 93 000 美元的高昂治疗费用。你的选择可能取决于你是必须支付治疗费用的患者本人或亲属，还是代表了将接此重担的保险公司或政府机构。■

2010 年

在多发性硬化症中，神经会在称为脱髓鞘的过程中失去髓鞘的斑保护。该显微照片是放大了十倍的多发性硬化症的脱髓鞘病变组织。

可的松（1949 年），环孢素（1983 年）

多发性硬化症（以下简称"MS"）是一种原因未知的自身免疫性疾病。白细胞，主要是淋巴细胞，从淋巴结误入大脑和脊髓，破坏了神经周围的保护性髓鞘，导致大脑和身体之间的信息交流不畅。它的症状因人而异，包括视觉障碍、肌肉无力以及协调性与平衡感障碍。

MS 的病程难以预测。在一些患者身上这种疾病会缓慢而平稳地发展。更常见的是，缓解期持续数月或数年，但伴有症状的反复发作。捷灵亚（Gilenya）上市之前，可的松类固醇或 β 干扰素可以缓解 MS 症状，并减少复发的频率或持续时间。但是，这些药物都不仅不能阻止 MS 的进展，而且还有许多副作用。

近年来，出现了几种可减少 MS 复发频率的注射式药物。其中包括 1996 年获批的克帕松（格拉替雷）和 2004 年首次获批的单克隆抗体那他珠单抗，这种药曾因毒性而被撤销批准，又于 2009 年重新上市。但目前这些药物仍然无法治愈 MS。

捷灵亚是一种天然免疫抑制剂的化学修饰物，这种抑制剂最初是从中医中的虫草真菌中分离出来的。2010—2011 年，捷灵亚在北美、欧洲和日本相继获批用于治疗复发型 MS。在临床研究中，捷灵亚将 MS 复发率降低了一半。这是第一种可减缓与 MS 相关的残疾以及复发频率和严重程度的口服药物，人们一般认为它通过阻止淋巴细胞的释放来起作用。

捷灵亚安全性的完整评估尚未有定论。但已知该药物会降低心率，增加感染的易感性并引起眼睛黄斑肿胀。不出所料的是，捷灵亚的上市立马唤起了全世界 250 万 MS 患者的热情。它是否值得这份期待，时间将给出答案。■

2010 年

处方药滥用

处方药的使用者错误地认为这些药物比街头毒品更安全，因为它们来自知名制药公司并获得了药品监督机构的批准。但从互联网上购买的药品质量参差不齐，经常有假冒伪劣产品，还可能含有不安全或无效的成分。

 可卡因（1884 年），苯丙胺（1932 年），甲基苯丙胺（1944 年），利他林（1955 年），利眠宁（1960 年），安定（1963 年），阿普唑仑（1981 年），异丙酚（1983 年），麻黄/麻黄碱（1994 年），奥施康定（1996 年），减肥药（2010 年），聪明药（2018 年）

迈克尔·杰克逊并不是第一个因药物过量而死的名人。2009 年，在迈克尔·杰克逊的非正常死亡这一事件中，值得我们注意的是，杰克逊使用的是合法处方药而不是毒品。但也许这并不奇怪。在美国，虽然可卡因和甲基苯丙胺的使用量正在减少，但美国青少年和成年人滥用处方药的现象正急剧增加。实际上，2010 年的一项研究结果显示，1998—2008 年，美国因处方止痛药滥用而入院治疗的人数增加了 400%，达到 700 万人以上，占美国总人口的 2.8%。

处方药滥用的增多归结于许多因素。除了药品供应和购买渠道的增加之外，1997 年至 2007 年全美医生开出的处方数量的增长率超过了人口增长率的七倍。在这些非医疗使用者中，超过一半的人表示他们的药物来源是亲朋好友没吃完的药。还有五分之一的处方药滥用者从医生那里"买药"，他们说服医生开出治疗上本不需要的处方，或者找那些会根据患者要求开处方的医生。通过互联网购买药物则更加容易，除了信用卡号，几乎没有人问其他问题。

有三类处方药最常被滥用。迄今为止，最常见被滥用的便是止痛药，包括维柯丁、奥施康定、氢考酮，它们原本用于缓解外伤、疾病或手术导致的严重疼痛。第二类常见被滥用的处方药是用于缓解焦虑或促进睡眠的镇静剂，如安定、利眠宁和阿普唑仑。第三类则是利他林、阿得拉和迪西卷（苯丙胺）等兴奋剂，它们原本用于治疗注意力缺陷多动症、体重减轻或发作性嗜睡病。

有些人认为这些处方药比街头毒品更安全，因为它们在市场公开销售并由医生开出处方。但实际上，它们对大脑的作用类似于毒品。此外，超过一定剂量，并与其他药物或酒精一起使用时，它们可能会变得凶险无比甚至致命。■

2010 年

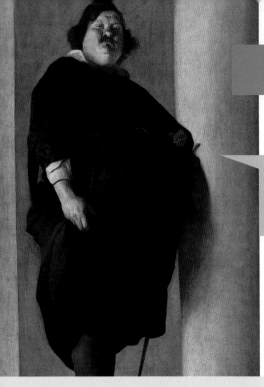

这幅《一位绅士的肖像》（*The Portrait of a Gentleman*，1630 年），是法国画家查尔斯·梅林（Charles Mellin）的作品。这幅画宽 121 厘米、高 203 厘米，比真人还大。

 苯丙胺（1932 年），二硝基苯酚（1933 年）

2010年

现在，肥胖不再是发达国家的"专利"，而是成了国际性健康问题。世界卫生组织曾估计，在 2015 年，全球约有 23 亿成年人超重，4 亿人肥胖。按地区划分，2005 年日本和韩国的肥胖率为 3%～4%，西欧为 7%～10%，加拿大为 14%，澳大利亚和英国为 22%～23%，美国高达 30%，为发达国家之首。

肥胖是可预防的主要死亡原因之一，肥胖可增加心脏病发作、高血压、中风、2 型糖尿病和某些癌症的风险。对于许多想要减肥的人来说，减肥药是一个诱人的捷径，但难的是找到既安全又有效的药物。

减肥药的作用机制主要有：（1）通过抑制下丘脑的进食中心来降低食欲。例如在美国最常见的因减肥而被滥用的苯丙胺类毒品。（2）干扰脂肪的吸收。服用奥利司他（赛尼可）一年能减重 2～3 千克。（3）提高人体的新陈代谢率。20 世纪 30 年代曾流行的二硝基苯酚在这方面非常有效，但有严重的毒性并会导致白内障的发生。

20 世纪 90 年代以来，不少曾获批准的有效减肥药都遭到撤回，例如芬芬、右旋芬氟拉明和诺美婷，因为它们增加了心脏病发作、中风和心脏瓣膜问题的风险。阿康普利亚（利莫那班）于 2006 年在欧盟获得批准上市，但三年后又被撤回，因为它会导致抑郁症和增加自杀风险。2012 年，复方苯丁胺和沛丽婷（氯卡色林）均获准长期使用。事实证明开发合适的减肥药是一项艰巨的挑战，很多减肥产品由于滥用的可能性、不良影响或可疑的功效而在获批前或上市后失败。时间将证明这些幸存的新药是否能有效抵抗肥胖的上升趋势。■

泰毕全

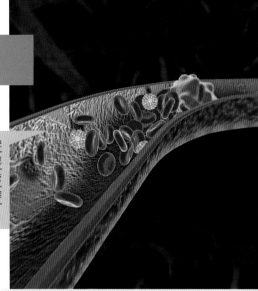

华法林和泰毕全都能预防关节置换手术后的血块形成，也能挽救房颤患者的生命。但是，医生现在面临一个难题：是使用有潜在危险但更易于管理的泰毕全，还是使用经过严格测试且有已知解毒剂的华法林呢？

 阿司匹林（1899 年），华法林（1940 年），波立维（1997 年）

血管内形成的血块是非常危险的，有时甚至会危及生命。有几类药物可以降低这种风险。阿司匹林和波立维可以防止血小板凝结而形成血块，而华法林等抗凝剂（血液稀释剂）则会干扰血液中的凝血因子。华法林通过阻断维生素 K 来产生抗凝作用，而更新一代的药物泰毕全则直接抑制凝血因子。

六十多年来，华法林一直是首选抗凝药，它可防止髋关节或膝盖置换术后深静脉血栓的形成（DVT），并减少房颤患者的血栓出现。在发达国家，中风是三大主要死亡原因之一，而房颤则是中风的主要诱因。

华法林（香豆素类抗凝剂的一种）是北美使用最广泛的口服抗凝药，虽然效果很好，但存在许多局限性。首先，它可与许多食物和常用药物相互作用，当它被增强时，将产生过度的抗凝作用，甚至有出血的风险；当它被抑制时，则药效不充分，仍然有血块形成。因此，医生必须在几天或几周内仔细调整华法林的剂量，以适应患者的不同需求，而这就需要进行频繁的血液检测（INR）和定期体检。

2010 年，美国食品和药品监督管理局批准了泰毕全（Pradaxa）上市，而早在 2008 年加拿大和欧洲的监管机构就已经批准了这种药物。相较于华法林，泰毕全可使房颤患者出现血栓和中风的风险再降低 35%；而且泰毕全很少与其他药物发生相互作用，不需要进行血液监测来调整剂量或改变饮食。不过这些好处是有代价的。服用泰毕全导致许多患者内出血，还会增加心脏病发作的风险。据报道，2011 年与泰毕全相关的死亡人数超过 540 例，超过了包括华法林（72 例）在内的所有其他抗凝药物的致死数。在 75 岁以上及肾功能不全的患者中，这种风险更大。与拥有特定解毒剂（维生素 K）的华法林不同，没有解毒剂可以阻止泰毕全导致的致命出血。■

2010 年

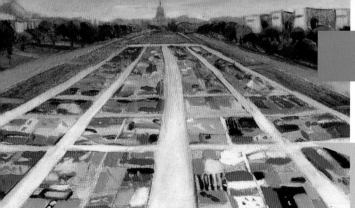

图片是 1987 年首次在美国华盛顿特区国家广场上展出的艾滋病纪念拼图。在随后的二十年间，拼图的尺寸从 1920 个板块扩大到超过 48 000 个，成为世界上最大的公共艺术项目。

AIDS MEMORIAL QUILT

 天花疫苗（1796 年），氟化物（1945 年），脊髓灰质炎疫苗（1954 年），叠氮胸苷（1987 年），高效抗逆转录病毒疗法（1996 年）

2011 年

截至 2020 年，全世界约有 3770 万人感染了 HIV 病毒，其中大多数感染者性生活仍然十分活跃，这无疑会将这种疾病传播给毫无戒心的健康伴侣。虽然目前已经有了治疗艾滋病的药物，但预防疾病传播仍然是最佳选择。经过 15 年的不懈努力，2010 年和 2011 年在非洲进行的两项独立研究的初步结果终于看到了希望，研究者让受试者使用含有吉利德科学公司（Gilead Sciences）抗艾滋病药物韦瑞德（Viread）的阴道凝胶和药片。韦瑞德能阻断逆转录酶，这是 HIV 病毒合成 DNA 所需的一种酶。没有 DNA，病毒就无法繁殖。

在非洲，艾滋病感染者中有 60% 是妇女，几乎所有女性患者都因性行为而受到感染。这些妇女无法自主选择禁欲、单一伴侣或使用避孕套来预防感染。科学家已经研发出的韦瑞德阴道凝胶可以减少（尽管不能完全消除）因男性不采取保护措施而产生的感染风险。这种凝胶的改进版本也可用于直肠，从而降低肛交带来的感染风险。

在其他研究中，每天服用一种（韦瑞德）或两种（特鲁瓦达）抗艾滋病药物可使异性恋男性和女性以及男同性恋者的感染风险降低 63%～73%。在这项研究中，对药物依从性更高的受试者能获得更高的防护率。

在艾滋病预防成为现实之前，仍然存在许多问题和挑战。这些产品必须每天或性交前数小时使用。长效产品在一次给药后可以维持数月甚至数年提供保护，例如艾滋病疫苗，这显然更加有效和理想。这些药物十分昂贵，它们的可负担性至今仍然是艾滋病防治的主要挑战。目前，仿制药公司可以仿制药品专利池中的抗艾滋病专利药物，以极低的价格供应给发展中国家。■

波普瑞韦和特拉匹韦

肝脏是人体最大的内脏器官，通常重约
1.6 千克。在这张人体腹腔示意图中，
肝脏是柔软的粉褐色三角形器官。

阿昔洛韦（1982 年），叠氮胸苷（1987 年），
高效抗逆转录病毒疗法（1996 年）

目前，丙型肝炎影响着全世界 1.3 亿～ 1.7 亿人，其中包括 320 万美国人，20% 的感染者会发展为肝硬化和肝癌。在世界范围内，丙型肝炎感染每年导致至少 25 万人死亡。2011 年获得上市批准的默沙东公司的波普瑞韦（Victrelis）和福泰制药（Vertex）的特拉匹韦（Incivek）被专家视为近几十年来丙型肝炎治疗的最重大进展。这些口服药物使丙型肝炎治愈率翻了一番，达到 80%，并将药物治疗时间缩短了一半，最短治疗时间仅为二十四周。

肝脏是人体最大的腺体，具有许多复杂的功能，包括消化、营养物质和维生素的代谢、凝血蛋白的合成、血液中细菌的去除以及异物（例如药物）的代谢和灭活。肝炎是肝脏的炎症。肝炎有多种诱因，包括几种病毒感染，其中最常见的称为甲型、乙型和丙型。它们的严重程度、传播方式、预防和治疗手段均不同。

甲型肝炎通常是轻微的，主要通过被粪便污染的食物或水传播。甲肝疫苗的预防率高达 100%。乙型肝炎则更为严重，最常见的传播方式是与被感染者发生性接触、共用被污染的针头以及母婴传播。乙肝疫苗是最安全的疫苗之一，在第二次接种后可为超过 85% 的个体提供保护。

美国在 1992 年开始进行血制品检测之前，数百万美国人因输血感染了丙型肝炎。现在，大多数新感染者都是因为共用被污染的针头。许多感染者都是被感染数年后，当肝损伤的症状变得明显时，他们才意识到自己被感染了。干扰素和利巴韦林可以增强免疫系统，治疗早期丙型肝炎。相比之下，波普瑞韦和特拉匹韦能够直接阻断病毒复制需要的蛋白酶。其他蛋白酶抑制剂也是治疗艾滋病病毒感染的鸡尾酒疗法（高效抗逆转录病毒疗法）中所使用的药物的组成部分。■

2011 年

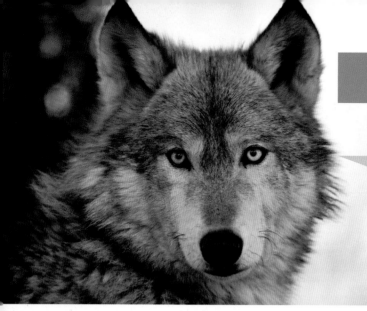

12 世纪的意大利医生罗杰乌斯认为狼疮引起的面部病变与狼咬伤很相似，因此用拉丁语的狼（*Lups*）来命名这种疾病。近些年，狼疮又被称为"伟大的模仿者"，因为它的症状与许多更常见的疾病很相似。倍力腾代表了狼疮治疗的一项进步，但遗憾的是，这一步迈得并不远。

 美国食品和药品监督管理局（FDA）（1906 年），可的松（1949 年），生物药物（1982 年）

2011 年

经过了近六十年的间隔，2011 年，一种治疗狼疮的新药——倍力腾（Benlysta，即贝利木单抗）在美国获批上市。在美国，这种药物仅能使 3 万～ 150 万名患者受益，其中 90% 是女性，而且不一定是最严重的那一批。1955 年，获批的狼疮药物包括可的松类固醇和赛能，后者原本是为治疗疟疾而开发的。倍力腾旨在与这些老药联合使用，理想情况下可以降低周期性狼疮症状发作的频率，并减少类固醇的用量，因为类固醇会导致严重的副作用。

系统性红斑狼疮（也称狼疮）是一种使人衰弱甚至死亡的严重自身免疫性疾病，患者体内的抗体会攻击自身的结缔组织。受影响的组织包括关节、皮肤、肾脏和大脑。这种慢性疾病通常有数年的无症状期，一旦暴发就会有关节肿胀或疼痛、对光敏感、发烧、胸痛、皮疹、疲惫等症状。

虽然人们认为倍力腾是狼疮治疗的一项进步，美国食品和药品监督管理局对它的批准上市使狼疮患者热情高涨。但该药物的进步意义其实有限，并不是治疗上的重大突破。倍力腾对非洲裔患者无效，并且未在伴有严重疾病的患者中进行评估。更糟糕的是，只有十一分之一的患者能在治疗后受益。

倍力腾是由人类基因组科学公司（Human Genome Sciences）开发的单克隆抗体。它是第一个能阻断 B 淋巴细胞刺激剂活性的药物，这种激活剂可触发攻击身体的自身抗体的产生。尽管倍力腾疗效一般，但它可能会引导更具活性的同类药物的开发。■

广谱防晒霜

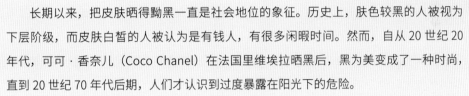

多莉丝·凯尼恩（Doris Kenyon, 1897—1979）是一位颇受欢迎的女演员，在 1915—1939 年出演了约 60 部无声和有声电影。在小麦色皮肤开始流行的 20 世纪 20 年代之前，凯尼恩的苍白外表一直是时尚标杆。现在，使用防晒霜是一种健康需求，而不是时尚。

2012 年

长期以来，把皮肤晒得黝黑一直是社会地位的象征。历史上，肤色较黑的人被视为下层阶级，而皮肤白皙的人被认为是有钱人，有很多闲暇时间。然而，自从 20 世纪 20 年代，可可·香奈儿（Coco Chanel）在法国里维埃拉晒黑后，黑为美变成了一种时尚，直到 20 世纪 70 年代后期，人们才认识到过度暴露在阳光下的危险。

最大的风险便是皮肤癌，这是目前最常见的癌症，每年在全球范围内新增 200 万～ 300 万病例。尽管黑色素瘤没有其他皮肤癌常见，却是最危险的一个。每年，全世界约有 13 万黑色素瘤新增病例，以及 5 万个死亡病例，占皮肤癌总死亡人数的四分之三。随着臭氧层的破坏和紫外线辐射（UVR）暴露的增加，预计人类皮肤癌的发病率会持续上升。

UVR 分为两个主要波段：UVA 和 UVB，后者导致晒伤和皮肤癌。但最近的研究表明 UVA 暴露会渗透到皮肤的更深层，不仅会增加 UVB 的致癌作用，而且本身也会引起皮肤癌以及皮肤过早老化。

目前，防晒霜的防晒系数（SPF）等级仅反映对 UVB 的防护作用。在理想的防晒霜使用条件下（在实践中很少达到），SPF15 会阻挡 93％的 UVB，而 SPF30 则能阻挡 97％。尽管传统上 SPF 并未考虑过 UVA 防护，但 2012 年在美国生效的新规定要求标注"广谱"的产品需要提供对 UVB 和 UVA 的同等保护，并且只有 SPF15 或更高等级的产品才能声称可以预防皮肤癌和皮肤过早老化。

防晒霜中的活性成分主要有两种类型：吸收 UVR 从而阻止其接触皮肤的化学防晒霜，以及通过反射和散射 UVR，对 UVB 和 UVA 都有防护作用的物理防晒霜（例如氧化锌和二氧化钛）。遗憾的是，目前尚无关于防晒剂中可使用活性成分及其浓度的国际标准。■

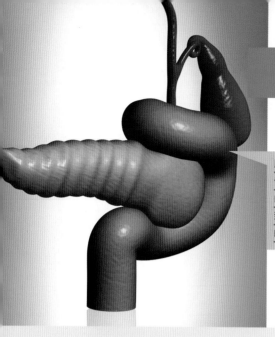

胰腺（如图所示）将消化酶分泌到十二指肠中，促进脂肪和蛋白质的消化和吸收。在 CF 患者体内，黏液会阻塞胰管，阻止这些酶到达肠道并导致营养不良和体重减轻。据报道，服用依伐卡托的儿童体重会增加。

 基因疗法（2020 年）

美国约有 3 万囊性纤维化（以下简称"CF"）患者，这种疾病是白种人中最常见的致死性遗传疾病之一。CF 患者会产生非常黏稠的黏液，阻塞肺部，使细菌聚集并引起患者咳嗽和气喘。负责消化吸收食物的胰腺消化酶的输送也受到影响，引起营养问题。患者容易发生呼吸道感染，并且随着时间的流逝，他们会失去自主呼吸能力。CF 患者的平均预期寿命仅 37 岁。

1989 年人们首次发现了 CF 基因，但通过将正确的基因插入肺部进行基因治疗的早期尝试均未取得成功。在可导致 CF 的 1800 多种基因突变中，约有 4% 的 CF 患者（美国约 1200 人）的 G551D 或 CF 跨膜电导调节分子（CFTR）基因发生了突变，这种基因表达的蛋白质控制氯化物和水进出细胞。当这种蛋白质无法正常发挥功能时，黏液会变稠，从而损坏肺部、消化系统、生殖系统和其他器官。

2012 年，由福泰制药公司开发及囊性纤维化基金会支持的依伐卡托（Kalydeco）在美国和欧洲被批准用于治疗 6 岁以上儿童的 CF。依伐卡托被誉为一项"医学突破"，它是首批真正能纠正先天性遗传缺陷而不仅仅是缓解症状的药物之一。

依伐卡托是一种 CFTR 增强剂，其作用是帮助缺陷基因产生的蛋白质更好地发挥功能。患者口服药物后，肺功能可得到显著持续的改善，而且体重会增加。依伐卡托的缺点则是不能逆转 CF 造成的永久性肺损伤。此外，在美国，它的年治疗费用高达 294 000 美元，是美国最昂贵的处方药之一。虽然到目前为止，只有那些 CFTR 基因缺陷患者才能从依伐卡托中受益，但依伐卡托与其他药物联用的研究正在进行中，目的是帮助 90% 的 CF 患者。■

抗阿尔茨海默病药物

阿洛瓦·阿尔茨海默（Alois Alzheimer, 1864—1915）

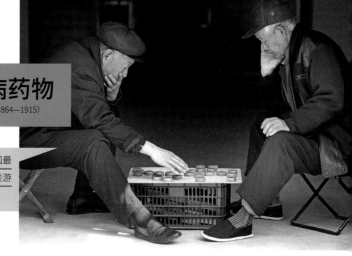

照片中的两位老人正在下中国象棋，这是中国最受欢迎的棋类游戏之一。一些研究表明棋牌类游戏可能会减缓阿尔茨海默病的发展。

神经递质（1920 年），派可致和安理申（1993 年），聪明药（2018 年）

随着人口老龄化，阿尔茨海默病（以下简称"AD"）的患病率也逐年增加。这种伴随记忆力和自我意识衰退的疾病可能是衰老最可怕的敌人。据世界卫生组织估计，在 2015 年，全球每一千人中就有四名 AD 患者。科学家正在积极寻找病因、早期诊断方法以及能够预防、减缓甚至逆转其进展的药物。

1906 年，德国精神科医生、神经病理学家阿洛瓦·阿尔茨海默详细描述了一名具有进行性记忆力障碍、语言和行为问题的患者。这名患者去世后，阿尔茨海默发现她的脑组织发生了变化，里面有扭曲的纤维带（神经原纤维缠结）和神经细胞四周密集的沉积物（神经斑）。六十年后，科学家认为一些老人的智力下降与这些特定的大脑变化之间存在关联。人们这才意识到 AD 是一种疾病，而不是衰老的必然结果。

这些破坏性的大脑变化早在失忆或认知能力下降之前的数十年甚至更早就开始了。一些科学家认为，当这些认知方面的征兆变得明显时，大脑损伤就已经形成，用现有药物修复这些损伤已经来不及了。研究人员正在研究在认知症状出现之前简单而准确地诊断 AD 的方法。对大脑进行 PET 扫描，包括放射性成像，能够检测到大脑斑块，而脊椎穿刺可以检测到形成斑块的 β 淀粉样蛋白。对疾病进程有着更深远影响的是遗传因素（例如 ApoE4 基因），它们通过加速 β 淀粉样蛋白的积累来增加 AD 的患病风险。

如果这些用于 AD 早期诊断的测试被证明是可靠的，那么医学界将继续争论下一个问题：患有记忆力障碍的人应在什么时候被确诊患有 AD？从根本上说，由于 AD 目前无法治愈，这些诊断方法是否应该纳入常规医学检查项目中？

一种时下十分热门的抗 AD 药物开发策略是研究如何阻断 γ 分泌酶的活性，该酶会将某些较大的蛋白切割形成 β 淀粉样蛋白。显然，要对付这种毁灭性的疾病需要多管齐下。■

2014 年

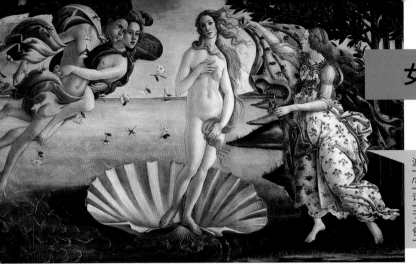

波提切利在《维纳斯的诞生》（*La nascita di Venere*）中描绘了罗马神话中爱与美的女神维纳斯。这幅杰作于 1496 年完成，目前收藏在意大利佛罗伦萨的乌菲兹美术馆。

曼德拉草（约公元前 200 年），美国食品和药品监督管理局（FDA）（1906 年），神经递质（1920 年），睾酮（1935年），美雄酮（1956 年），超药品说明书用药（1962 年），万艾可（1998 年）

2015 年

1998 年上市的伟哥拯救了勃起功能障碍的男性患者，并彻底革新了它的治疗方法。辉瑞公司也靠它在全球狂赚数十亿美元。那么女性呢？多项报告指出，有 29% ～ 43% 的女性在一生中的某些时候会患上令人困扰的性欲低下或性欲减退（以下简称"HSDD"），因此她们需要能够增加女性性欲的药物。伟哥的效果显而易见，但性唤起与性欲之间的关系在男女间存在巨大差异，因此女性伟哥的开发难度可想而知。

性唤起几乎总能勾起男人的性欲，但不一定引起女人的性欲。不论男女，伟哥都会增加流向生殖器区域的血流量，这是性唤起的标志。然而在女性中，性唤起与性欲之间的联系要复杂得多，而她们最为敏感的"性器官"似乎是大脑。伟哥对大脑不起作用，因此不会增加女性的欲望。2004 年，辉瑞停止了女性伟哥的研发。还有其他希望吗？

尽管睾酮通常被认为是雄性激素，但女性的卵巢和肾上腺也会分泌它。女性体内睾酮水平会随着年龄的增长而下降，尤其是在绝经后会急剧下降，而这种激素的缺乏可能会导致 HSDD。宝洁公司生产的含有睾酮的皮肤贴剂阴翠沙分别于 2002 年和 2007 年在加拿大及欧洲被批准用于绝经后的妇女，但美国食品和药品监督管理局（FDA）拒绝批准。据悉2004 年 FDA 的拒绝并不是出于对有效性的考虑，而是出于对它的长期安全性以及非法使用来增加肌肉质量和力量的担忧。

相比之下，勃林格殷格翰集团（Boehringer Ingelheim）在女性性欲增强药物的开发中则利用了"性欲／大脑／身体"的联系。有报道称氟班色林这一对大脑神经递质有复杂作用的非激素类药物，能增加女性的"性满足经历"，但在 2010 年，FDA 也拒绝了它，因为它在临床研究中并未有效增加女性性欲。

睾酮类药物可能要继续充当难以捉摸的女性伟哥，以提高女性性欲。然而，HSDD 到底是真正的医学上的疾病还是仅仅是药品营销的伎俩，目前尚未有定论。■

聪明药

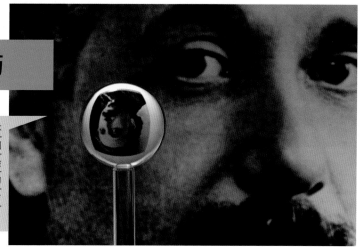

图中的球形融合陀螺仪接近完美，与完美球体相差不超过 40 个原子。它在 2004 年被美国航空航天局（NASA）用于重力探测器 B 实验中，测试并证实了爱因斯坦于 1916 年提出的广义相对论的两个重要预测。爱因斯坦是天才的代名词，图中的球面上折射着他的肖像。

 神经递质（1920 年），苯丙胺（1932 年），利他林（1955 年），膳食补充剂（1994 年）

超越爱因斯坦和莫扎特 网站或传单上经常有这样的广告，它们想让人们相信某种药丸、能量棒、饮料或膳食补充剂，除了可以提高注意力或活力外，还能增强记忆力、学习能力、解决复杂问题的能力和推理能力。这些"神奇的"产品被称作聪明药、认知增强剂和促智药（希腊语中是"直通心灵"的意思）等。

有些声称是聪明药的产品其实是保健食品商店中销售的营养品和草药，其他一些产品是已被批准用于阿尔茨海默病或帕金森综合征的药物，但它们从未显示出能增强记忆力。目前，使用最广泛的聪明药是兴奋剂，例如治疗注意力不足过动症的利他林（哌醋甲酯）和阿得拉（苯丙胺盐），或治疗发作性睡病的普卫醒（莫达非尼）。

正如许多学生和想要晋升的高管所证明的那样，兴奋剂的确可以提高机敏性，减少睡意并增强注意力。但是，现在没有任何证据表明这类药物可以增强服用者解决复杂问题、创作名著和谱写交响曲、做出更合理的长期决策的能力。

从理论上讲，未来的聪明药将如何真正实现这些奇迹呢？也许可以通过增加大脑中营养物质和氧气的供应，以及提高其利用率来实现。也可以增加产生记忆所需神经递质、激素或其他大脑必需化学物质的合成和活性，或是直接服用这些物质的类似物。还有一些药物可以促进神经之间的信息流动或提高记忆效率。这些药物中的一部分可能对阿尔茨海默病的治疗有益，一些抗阿尔茨海默病的药物可以提高记忆力。

假设这些药物是安全、有效和可购买的，那么谁能用上它们，选择性使用对整个社会来说是好是坏？在学校或工作中服用聪明药会不会带来不公平？还是说它们更像开发智力的导师？随着我们对大脑功能及其化学机制的了解逐渐深入，此类药物似乎并非遥不可及了。■

2018 年

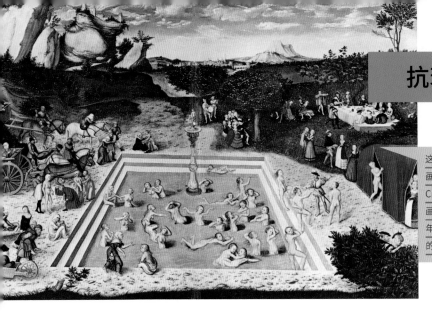

这幅《青春之泉》(Der Jungbrunnen, 1546) 油画，由德国画家老卢卡斯·克拉纳赫 (Lucas Cranach the Elder) 创作，现收藏于德国柏林画廊。注意从左边进入泉池的老年妇女，个个年迈色衰，而经泉水浸泡的、从右边走出泉池的妇女，青春美貌，活力十足。

睾酮 (1935 年)，生长激素 (1985 年)，肉毒杆菌毒素 (1989 年)，膳食补充剂 (1994 年)，白藜芦醇 (2003 年)

2020 年

长久以来，人类一直试图阻止、消除甚至逆转衰老，衰老体现在器官、感觉系统和思维能力的下降。抗衰老的办法可谓五花八门，从只吃低热量的新鲜水果和蔬菜，到搬去香格里拉，再到饮用不老泉水。更直接和实际的办法则是使用时下流行的抗衰老药丸、维生素、激素和乳膏，这些产品往往非常昂贵，但基本上没有实质效果。

为什么它们不起作用呢？三种最受推崇的抗衰老产品是睾酮激素、脱氢表雄酮和人生长激素。尽管服用睾酮可以改善睾酮水平低的男性的身体和心理状态，但它对老年健康男性的益处并未被证实，甚至还可能造成伤害。同样，脱氢表雄酮会在体内转化成睾酮，老年人服用它自然也没好处。尽管生长激素在医学上确实用于刺激人体生长，但在设计合理的对照试验中并未证实其作为抗衰老产品的安全性和有效性。

有些人只需要用肉毒杆菌毒素等抗皱产品掩盖衰老的面容就满意了。另外，各种各样的面霜和乳液都含有 α- 羟基酸，可导致皮肤表面死皮脱落并被光滑的新皮层代替。它们最突出的"优点"就是够贵。

什么物质有用呢？某些研究发现从葡萄皮中提取的白藜芦醇可以延长酵母、蠕虫、果蝇和小鼠的寿命，但别的研究并未重复出这些结果。或者从研究物质在分子水平上的作用入手，我们能找到一种具有类似作用的化合物，它可能激活特定的延长生命的蛋白质，以造福人类。

但是，也许比长寿更重要的是保持健康的能力。目前，只有健康的饮食习惯、戒烟和运动才能帮我们抵御岁月的侵蚀。■

基因疗法

罗曼诺夫家族是 19 世纪末至 20 世纪初统治俄罗斯的王室。1918 年，罗曼诺夫家族的统治突然结束，当时的沙皇尼古拉斯、他的妻子亚历山德拉和他们的孩子在布尔什维克革命中被处决。他们的独子阿列克谢王子患有血友病，身体容易异常出血，那个缺陷基因便来自他的曾祖母英国维多利亚女王。

 生物药物（1982 年），依伐卡托（2012 年）

1972 年，西奥多·弗里德曼（Theodore Friedmann）和理查德·罗布林（Richard Roblin）发表了一篇被许多人认为是首次对基因疗法是否能用于治疗人类遗传病的前瞻性评论。20 世纪 90 年代初以来，基因疗法一直被认为是颠覆性的治疗手段，但在遭受了 1999 年受试者死亡等一连串失败后，美国所有的相关临床治疗试验都长期处于暂停状态。时间到了 2011 年，基因疗法成功治好了第一个众所周知的著名遗传病——B 型血友病，这是一种凝血因子Ⅸ基因缺陷引起的疾病。这次治愈 6 名患者的胜利使人们对基因疗法这一首创于 1972 年的概念有所了解，并对 1990 年就开展人体试验的技术重新燃起了希望。B 型血友病的缺陷基因由英国维多利亚女王携带，并传给了她的男性后代，他们又与欧洲多个王室通婚。

基因治疗最常见的方法是将正常基因导入基因组，替代缺失或缺陷的基因，从而达到治疗或预防疾病的目的。基因载体通常是能将治疗性基因转运到患者靶细胞的病毒载体。一旦到达靶细胞，治疗性基因就会进入细胞内部，并开始产生某种蛋白质，使细胞恢复正常功能。

要想取得成功，基因治疗必须克服许多挑战。首先要将治疗性基因导入预期的细胞中，然后被激活，并且治疗性基因在患者细胞中必须保持稳定和"长寿"，这样才能提供长久的疗效。作为异物，病毒载体还必须能逃避免疫系统的攻击，这是限制持久治疗的难题。当然，进入患者体内后，病毒载体的致病性绝不能恢复。

基因疗法仍然是一种预防或治疗疾病的实验性方法。在可预见的将来，在克服基本挑战之前，它似乎不太可能替代药物。基因治疗的最佳适应证是那些由单一基因缺陷引起的疾病，例如血友病、囊性纤维化、镰状细胞贫血和泰-萨克斯病。更具挑战性的是诸如心脏病、高胆固醇、糖尿病、癌症和阿尔茨海默病等多基因疾病。■

2020 年

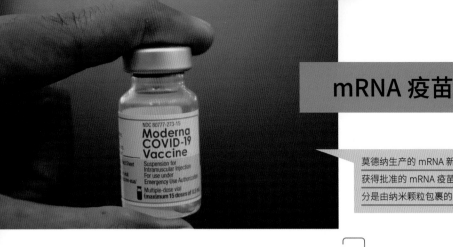

莫德纳生产的 mRNA 新冠疫苗是全球最早获得批准的 mRNA 疫苗之一，它的主要成分是由纳米颗粒包裹的 mRNA。

另见生物药物（1982 年），人胰岛素（1982 年）

2020 年

新冠肺炎疫情（COVID-19）重塑了现代生活，也见证了医药历史上的一次奇迹：多种疫苗在疫情期间快速研发上市。其中 mRNA 疫苗的问世尤其令人振奋，它证明一种全新的药物开发路线是切实可行的。行业人士将它与 DNA 重组技术相媲美。据预测，未来 15 年中获批的新药中有三分之一可能基于 mRNA 技术研发。

mRNA 即信使核糖核酸，以它为模板，细胞可以合成具有多种生理功能的蛋白质。以 mRNA 疫苗为例：mRNA 进入人体后，会合成病原体（比如新冠病毒）上特殊的蛋白质，刺激机体产生具有靶向清除效果的免疫反应。

2020 年 12 月，辉瑞（Pfizer）/BioNTech，以及莫德纳（Moderna）开发的两款 mRNA 新冠疫苗先后在美国获批，mRNA 技术首次开始在人群中广泛使用。两款疫苗从启动研发到首次获批，耗时均不到 12 个月，mRNA 疫苗的诞生看起来既快速又顺利。

事实上，mRNA 技术已经历了 30 余年的发展历程。mRNA 虽然强大，但它一旦被注射进人体，很容易被免疫系统当作"异物"摧毁。成百上千的科学家投入到相关的研发工作中。2005 年，美国宾夕法尼亚大学的卡塔林·卡里科（Katalin Karikó）和德鲁·韦斯曼（Drew Weissman）取得了突破。他们将一种名叫假尿苷的成分掺入人工合成的 mRNA，这不仅让 mRNA 免受免疫系统的攻击，还显著提升了其合成蛋白的性能；到 2015 年，他们又开发出更高效的将 mRNA 输送进生物体内的方法。率先成功推出新冠 mRNA 疫苗的制药公司 BioNTech 和莫德纳，均是从宾夕法尼亚大学获得专利授权，而两位科学家在 2021 年获得了具有"诺奖风向标"之称的拉斯克奖（Lasker Award）。

制药公司已在着手拓展 mRNA 疫苗的应用光谱，研发针对疟疾、肺结核、HIV 感染，或是癌症的疫苗。此外，进入人体的 mRNA 还可以直接表达有治疗作用的蛋白。mRNA 药物的本质是将细胞变成药物的生产车间，因此，我们可以期待它在更多复杂性疾病的治疗中发挥作用。■

注释与延伸阅读

General Reading and Sources

Brecher, E. M., and Editors of Consumer Reports, *Licit & Illicit Drugs: The Consumer Union Report on Narcotics, Stimulants, Depressants, Inhalants, Hallucinogens, and Marijuana—Including Caffeine, Nicotine, and Alcohol*. Boston: Little, Brown, 1972. [Brecher, 1972]

Brunton, L. L., Lazo, J. S., Parker, K.L, eds., *Goodman and Gilman's The Pharmacological Basis of Therapeutics*, New York: McGraw-Hill, 2006. [Bruton, Lazo, 2006]

DiPalma, J. R., ed., *Drill's Pharmacology in Medicine*, New York: McGraw-Hill, 1971. DiPalma, 1971]

Drill, V. A., *Pharmacology in Medicine*, New York: McGraw-Hill, 1954. [Drill, 1954]

Emsley, J., *Elements of Murder*, New York: Oxford University Press, 2005.

Gerald, M. C., *Pharmacology: An Introduction to Drugs*, Englewood Cliffs, NJ: Prentice-Hall, 1981.

Goodman, L. S., Gilman, A., *The Pharmacological Basis of Therapeutics*, New York: Macmillan, 1955. [Goodman, Gilman, 1955]

Hart, C. L., Ksir, C., *Drugs, Society and Human Behavior*, New York: McGraw-Hill, 2012.

Osol, A., Farrar, G. E., Pratt, R., eds., *The Dispensary of the United States of America*, Philadelphia: Lippincott, 1960. [Osol, Farrar, 1960]

Sneader, W., *Drug Discovery: A History*, West Sussex, England: John Wiley, 2005.

Sollmann, T., *A Manual of Pharmacology*, Philadelphia: W.B. Saunders, 1942. [Sollmann, 1942]

Tyler, V. E., Brady, L. R., Robbers, J. E., *Pharmacognosy*, Philadelphia: Lea & Febiger, 1988.

Wikipedia Encyclopedia, *wikipedia org*.

约公元前 60000 年，草药

Mathison, R. R., *The Eternal Search: The Story of Man and His Drugs*, New York: G.P. Putnam, 1958.

Reader's Digest Magic and Medicine of Plants, Pleasantville, NY: The Reader's Digest Association, 1986.

约公元前 10000 年，酒精

Forney, R. B., Harger, R. N., "The Alcohols," in DiPalma, 1971.

Zernig, G., et al., eds., *Handbook of Alcoholism*. Boca Raton, FL: CRC Press, 2000.

约公元前 5000 年，炼金术

Morris, R., *The Last Sorcerers: The Path from Alchemy to the Periodic Table*, Washington, D. C: Joseph Henry Press, 2003.

约公元前 3000 年，大麻

Booth, M., *Cannabis: A History,* New York: Macmillan, 2005.

约公元前 2737 年，茶叶

Bennett, B. A., Bealer, B. K., *The World of Caffeine: The Science and Culture of the World's Most Popular Drug*, New York: Routledge, 2001.

约公元前 2500 年，鸦片

Gutstein, H. B., Huda, A., "Opioid Analgesics," in Brunton, Lazo, 2006.

Herz, A., ed., *Opioids I. Handbook of Experimental Pharmacology* 104/I and 104/II. Berlin: Springer-Verlag, 1993.

约公元前 1550 年，史密斯和埃伯斯纸莎草纸

Bryan, C. P., *tinyurl.com/24v2mox.*

约公元前 500 年，蛇根木

Patil, P. N., Gulati, O. D., Balaraman, R., *Topics in the History of Pharmacology*. Gujarat, India: B.S. Shah, 2009.

公元前 399 年，毒参

Brickhouse, T. C., Smith, N. D., eds., *The Trial and Execution of Socrates*, New York: Oxford University Press, 2001.

约公元前 200 年，曼德拉草

www.newworldencyclopedia.org/entry/Mandrake_(plant).

Osol, Farrar, 1960.

约公元前 65 年，米特里达梯的万灵药

Mayor, A., *The Poison King: The Life and Legend of Mithradates*, Rome's Deadliest Enemy, Princeton, NJ: Princeton University Press, 2009.

约 60 年，药物学

nccam.nih.gov/health/homeopathy/ abchomeopathy.com/matmed.htm.

约 70 年，秋水仙碱

MayoClinic, *tinyurl.com/2ug88rq.*

约 800 年，咖啡

Bennett, B. A., Bealer, B. K., *The World of Caffeine: The Science and Culture of the World's Most Popular Drug,* New York: Routledge, 2001.

Garattini, S., ed., *Caffeine, Coffee, and Health*, New York: Raven Press, 1993.

1250 年，砒霜

Whorton, J. C., *The Arsenic Century: How Victorian Britain Was Poisoned at Home, Work, and Play*, New York: Oxford University Press, 2010.

1456 年，女巫的飞行药膏

Murray, M. A., *The Witch-Cult in Western Europe*, Oxford: Clarendon Press, 1921.

Szasz, T. S., *Ceremonial Chemistry: The Ritual Persecution of Drugs, Addicts, and Pushers,* Syracuse, NY: Syracuse University Press, 2003.

1532 年，古柯

Brecher, 1972.

1542 年，颠茄

Botanical.com, *tinyurl.com/2cg4pl.*

Osol, A., Farrar, 1960.

1602 年，锑剂

Osol, A., Farrar, 1960.

1623 年，专利药品

American Medical Association, *Nostrums and Quackery: Articles on the Nostrum Evil and Quackery,* Reprinted, with Additions and Modifications from The Journal of the American Medical Association, Chicago: American Medical Association Press, 1912.

Young, J. H., *The Toadstool Millionaires: A Social History of Patent Medicines in America Before Federal Regulation*, Princeton, NJ: Princeton University Press, 1961.

1639 年，金鸡纳树皮

Oaks Jr., S. C., Violaine, S. M., et al., eds., *Malaria: Obstacles and Opportunities*, Washington, DC: National Academies Press, 1991.

rain-tree.com/quinine.htm.

1670 年，麦角

Dale, H. H., *Annual Review of Pharmacology and Toxicology* 3: 1; 1963.

1676 年，鸦片酊

Brecher, 1972.

1681 年，硫酸亚铁

National Heart Lung and Blood Institute, *tinyurl.com/43sbl52.*

1682 年，吐根

National Capital Poison Center, *poison.org/prepared/ipecac.asp.*

1704 年，氰化氢

Goodman, Gilman, 1955.

1753 年，药物临床试验

Bourgeois, F. T., Murthy, S., Mandl, K. D., *Annals of Internal Medicine* 153: 158; 2010.

Oates, J. A., "The Science of Drug Therapy," in Brunton, Lazo, 2006.

1762 年，乌头

Osol, A., Farrar, 1960.

1774 年，河豚毒素

Medscape Reference, *tinyurl.com/36jvnzh reference.com/browse/Tetrodotoxin*.

1775 年，毛地黄

Goodman, Gilman, 1955.

Sollmann, 1942.

1793 年，甘汞

Swiderski, R. M., *Calomel in America: Mercurial Panacea, War, Song and Ghosts*, Boca Raton, FL: BrownWalker Press, 2009.

1796 年，天花疫苗

Koplow, D. A., *Smallpox: The Fight to Eradicate a Global Scourge*, Berkeley: University of California Press, 2003.

1796 年，顺势疗法医学

Barrett, S., *tinyurl.com/54sad*.

NaturalNews, *tinyurl.com/295dvvv*.

NCCAM Clearinghouse, *nccam.nih.gov/health/homeopathy/*.

1797 年，苦艾酒

Hulsman, M., et al., *International Journal of Epidemiology* 36: 738; 2007.

Lachenmeier, D. W., Nathan-Maister, D., *Journal of Agriculture and Food Chemistry* 56: 3073; 2008.

1806 年，生物碱

Hesse, M., *Alkaloids: Nature's Curse or Blessing?* Zürich: Verlag Helvetica Chimica Acta, 2002.

Robinson, T., *Scientific American* 201: 113; 1959.

1806 年，吗啡

Gutstein, H. B., Huda, A., "Opioid Analgesics," in Brunton, Lazo, 2006.

Huxtable, R. J., Schwarz, S.K.W., *Molecular Interventions* 1: 189; 2001.

1818 年，马钱子碱

Sollmann, 1942.

1819 年，咖啡因

Bennett, B. A., Bealer, B. K., *The World of Caffeine: The Science and Culture of the World's Most Popular Drug,* New York: Routledge, 2001.

Fredholm, B. B., et al., *Pharmacological Reviews* 51: 83; 1999.

1820 年，奎宁

Centers for Disease Control and Prevention, *tinyurl. com/2797rs5*.

Oaks Jr., S. C., Violaine, S. M., et al., eds., *Malaria: Obstacles and Opportunities*, Washington, DC: National Academies Press, 1991.

1831 年，阿托品

RxMed, *tinyurl.com/38anxlq drugs.com/ppa/atropine. html*.

1832 年，可待因

Gasche, Y., Youssef, D., Fathi, M., *New England Journal of Medicine* 351: 2827, 2002.

Gutstein, H. B., Huda A, "Opioid Analgesics," in Brunton, Lazo 2006.

1839 年，医用大麻

Joy, J. E., Watson Jr., S. J., Benson Jr., J. A., eds., *Marijuana and Medicine: Assessing the Science Base,* Washington, D.C.: National Academy Press, 1999.

ProCon, *medicalmarijuana.procon.org*.

1844 年，一氧化二氮

Orth, O. S., "General Anesthetics II: Gaseous Agents," in Drill, 1954.

Robinson, V., *Victory Over Pain: A History of Anesthesia*, New York: Henry Schuman, 1946.

1846 年，乙醚

Orth, O. S., "General Anesthetics I: Volatile Agents," in Drill, 1954.

Robinson, V., *Victory Over Pain: A History of Anesthesia,* New York: Henry Schuman, 1946.

1847 年，氯仿

Orth, O. S., "General Anesthetics I: Volatile Agents," in Drill, 1954.

Robinson, V., *Victory Over Pain: A History of Anesthesia,* New York: Henry Schuman, 1946.

1850 年，箭毒

McIntyre, A. R., *Curare: Its History, Nature, and Clinical Use*, Chicago: University of Chicago Press, 1947.

1857 年，溴化物

Goodman, Gilman, 1955.

1867 年，苯酚

McDonnell, G., Russell, A. D., *Clinical Microbiology Reviews* 12: 147; 1999.

1869 年，水合氯醛

RxList. "Noctec," *rxlist.com/ noctec-drug.htm.*

1875 年，毛地黄毒苷

Chen, K. K., Kovaríková, A., *Journal of Pharmaceutical Sciences* 56: 1535; 1967.

Koch-Weser, J., Schechter, P. J., *Life Sciences* 22: 1361; 1978.

1875 年，毒扁豆碱

Goodman, Gilman1955.

Rodin, F. H., *American Journal of Ophthalmology* 30: 19; 1947.

1879 年，硝酸甘油

Elkayam, U., *Annals of Internal Medicine* 114: 667; 1991.

Fant, K., *Alfred Nobel: A Biography*, New York: Arcade Publishing, 1993.

Parker, J. D., Parker, J. O., *New England Journal of Medicine* 338: 520; 1998.

1881 年，东莨菪碱

Centers for Disease Control and Prevention, *tinyurl. com/38mb2zr.*

medicinenet.com/motion_sickness/ article.htm.

1882 年，三聚乙醛

Drugs.com, *tinyurl.com/2v7ut2g.*

1884 年，可卡因

Brecher, 1972.

Kahn, E. J., *The Big Drink: The Story of Coca-Cola*, New York: Random House, 1960.

Petersen, R. C., Stillman, R. C., eds., *Cocaine: 1977*, (NIDA Research Monograph 13). Washington, DC: U.S. Department of Health and Human Services, 1977.

1888 年，茶碱

eMedTV, tinyurl.com/2d68mnv.

1897 年，麦司卡林

Brecher, 1972.

1898 年，海洛因

Askwith, R., *opioids.com/heroin/heroinhistory.html.*

Brecher, 1972.

1899 年，阿司匹林

Andermann, A.A.J., *tinyurl.com/3af5zr5.*

Jeffreys, D., *Aspirin: The Remarkable Story of a Wonder Drug*, New York: Bloomsbury, 2004.

Sneader, W., *British Medical Journal* 321 (7276): 1591; 2000.

1901 年，肾上腺素

Cannon, W. B., *The Way of an Investigator: A Scientist's Experience in Medical Research*, New York: W.W. Norton, 1945.

Goodman, Gilman, 1955.

1902 年，酚酞

Drill, 1954.

Goodman, Gilman, 1955.

1903 年，巴比妥

López-Muñoz, F., Ucha-Udabe, R., Alamo, C., *Neuropsychiatric Disease and Treatment* 1: 329; 2005.

Maynert, E. W., "Sedatives and Hypnotics II. Barbiturates," in Drill, 1971.

1905 年，阿托西耳

Steverding, D., *parasitesandvectors.com/ content/ 2/1/29.*

Time Magazine, tinyurl.com/36s744y.

1905 年，奴佛卡因

Carpenter, R. L., and Mackey, D. C., "Local Anesthetics," in *Clinical Anesthesia*, Barash, P. G., Cullen, B. F., Stoelting, R. K., eds., Philadelphia: Lippincott, 1992.

Fortunato, P. M., *tinyurl.com/2e5ctrs.*

1905 年，药物受体

Pruell, C. R., Maehle, A. H., Halliwell, R. F., *A Short History of the Drug Receptor Concept*, New York: Palgrave Macmillan, 2009.

1906 年，《纯食品和药品法》

Young, J. H., *The Toadstool Millionaires: A Social History of Patent Medicines in America Before Federal Regulation*, Princeton, NJ: Princeton University Press, 1961.

1906 年，美国食品和药品监督管理局（FDA）

U.S. Food and Drug Administration, *tinyurl.com/63pa6xk*.

Young, J. H., *The Toadstool Millionaires: A Social History of Patent Medicines in America Before Federal Regulation*, Princeton, NJ: Princeton University Press, 1961.

1909 年，催产素

Lee, H J., MacBeth, A. H., et al., *Progress in Neurobiology* 88: 127; 2009.

1910 年，洒尔佛散

Nobelprize.org, *tinyurl.com/37kgefa*.

1912 年，苯巴比妥

Aviado, D. M., *Krantz and Carr's Pharmacological Principles of Medical Practice*, Baltimore: Williams & Wilkins, 1972.

1912 年，奎尼丁

Grace, A. A., Camm, A. J., *New England Journal of Medicine* 338: 35; 1998.

1914 年，甲状腺素

Braverman, L. E., Utiger, R. D., eds., *Werner and Ingbar's The Thyroid*, New York: Lippincott Williams & Wilkins, 2005.

Norman, J., *tinyurl.com/4nctkau*

1916 年，肝素

Marcum, J. A., *jhmas.oxfordjournals.org/content/55/1/37*.

1920 年，神经递质

Rubin, R. P., *Pharmacological Reviews* 59: 289; 2007.

Westfall, T. C., Westfall, D. P., "Neurotransmission: the Autonomic and Somatic Motor Nervous Systems," in Brunton, Lazo, 2006.

1920 年，梅巴酚

Vogl, A., *Diuretic Therapy,* Baltimore: Williams & Wilkins, 1953.

1921 年，四氯化碳

Centers for Disease Control and Prevention, *tinyurl.com/3y537v3*.

Recknagel, R. O., *Pharmacological Reviews* 19: 145; 1967.

1921 年，胰岛素

LeRoith, D., Taylor, S. I., Oleksky, J. M., eds., *Diabetes Mellitus: A Fundamental and Clinical Text*, Philadelphia: Lippincott Williams & Wilkins, 2003.

Pickup, J. C., Williams, J., eds., *Textbook of Diabetes*, Oxford: Blackwell Publishing, 2003.

1924 年，己基间苯二酚

Osol, Farrar, 1960.

1925 年，麦角胺和麦角新碱

Goodman, Gilman, 1955.

Ruzicka, L., *jstor.org/pss/769674*.

1927 年，胰岛素休克疗法

American Experience, *tinyurl.com/2gyu3wy*.

Sabbatini, R.M.E., *tinyurl.com/2b37gsz*.

1927 年，硫柳汞

Parker, S. K., et al., *Pediatrics* 114: 793; 2004.

Specter, M., *The New Yorker*, May 30, 2011, p. 80.

1928 年，青霉素

Mandell, G. L., Bennett, J. E., Dolin, R., eds., *Mandell, Douglas, and Bennett's Principles and Practice of Infectious Diseases,* Philadelphia: Churchill Livingstone, 2000.

Petri Jr., W. A., "Penicillins, Cephalosporins, and Other B-Lactam Antibiotics," in Brunton, Lazo, 2006.

1928 年，戊巴比妥和西可巴比妥

Lacey, M., *tinyurl.com/5fbyes*.

1929 年，雌酮和雌激素

Loose, D. S., Stancel, G. M., "Estrogens and Progestins," in Brunton, Lazo, 2006.

Watkins, E. S., *The Estrogen Elixir: A History of Hormone Replacement Therapy in America*, Baltimore: Johns Hopkins University Press, 2007.

1932 年，苯丙胺

Brecher, 1972.

Hart, C. L., Ksir, C., *Drugs, Society and Human*

Behavior, New York: McGraw-Hill, 2012.

1933 年，黄体酮和孕激素

Djerassi, C., *This Man's Pill: Reflections on the 50th Birthday of the Pill*, New York: Oxford University Press, 2001.

MayoClinic, *tinyurl.com/2bza87t*.

1933 年，二硝基苯酚

Sollmann, 1942.

1934 年，戊硫代巴比妥

Lasson, K., *tinyurl.com/6pwxal*.

1935 年，筒箭毒碱

McIntyre, A. R., "Curare and Related Compounds," in Drill, 1954.

1935 年，百浪多息

Kiefer, D.M., *tinyurl.com/25qyxh2*.

Time Magazine, *tinyurl.com/25q4lsv*.

1935 年，睾酮

Bagatelle, C. J., Bremmer, W. J., *New England Journal of Medicine* 334: 707; 1996.

1935 年，新斯的明和吡斯的明

Golomb, B. A., *Proceedings of the National Academy of Sciences* 105: 4295; 2008.

MedlinePlus, *tinyurl.com/6aughxn*.

1936 年，塔崩和沙林

Centers for Disease Control and Prevention, *bt.cdc. gov/agent/sarin/basics/facts.asp*.

Romano, J. A., Lukey, B. J., Salem, H., eds., *Chemical Warfare Agents: Chemistry, Pharmacology, Toxicology, and Therapeutics*, Boca Raton, FL: CRC Press, 2008.

1936 年，磺胺

Goodman, Gilman, 1955.

WW2 U.S. Medical Research Centre, *med-dept.com/sulfa.php#mil*.

1937 年，达普松

MedlinePlus, *tinyurl.com/93bcd*.

World Health Organization, *who.int/ lep/en/*.

1938 年，己烯雌酚

Giusti, R. M., Iwamoto, K., Hatch, E. E., *annals.org/content/122/10/778.full*.

National Cancer Institute, *cancer.gov/cancertopics/factsheet/Risk/DES*.

1938 年，苯妥英

Rowland, L. P., *The Legacy of Tracy J. Putnam and H. Houston Merritt: Basic Neurology in the United States*, New York: Oxford University Press, 2009.

1938 年，《联邦食品、药品和化妆品法》

Dunn, J. H., *Federal Food, Drug, and Cosmetic Act*, Chicago: Clearinghouse Press, 1938.

Martin, B., *tinyurl.com/29a6wdd*.

1939 年，DDT

Ecobichon, D. J., "Toxic Effects of Pesticides, " in *Casarett & Doull's Toxicology: The Basic Science of Poisons*, Klaassen, C.D., ed., New York: McGraw-Hill, 2001.

Lear, L., *Rachel Carson: Witness for Nature*, New York: Henry Hoyten, 1997.

1939 年，脱氧皮质酮

Dallek, R., *Atlantic Monthly*, December 2002, 49.

1940 年，华法林

PubMed Health, *tinyurl.com/2vwxjrk*.

Wardrop, D., Keeling, D., *British Journal of Haematology* 141: 757; 2008.

1941 年，普瑞马林

Watkins, E. S., *The Estrogen Elixir: A History of Hormone Replacement Therapy in America*, Baltimore: Johns Hopkins University Press, 2007.

1942 年，氮芥

Hirsch, J., *Journal of the American Medical Association* 296: 1518; 2006.

1943 年，麦角酸二乙酰胺（LSD）

Cooper, J. R., Bloom, F. E., Roth, R. H., *The Biochemical Basis of Neuropharmacology,* New York: Oxford University Press, 2003.

Hoffer, A., *Clinical Pharmacology & Therapeutics* 6: 183; 1965.

Khatchadourian, R., *The New Yorker*, December 17, 2012.

1944 年，链霉素

Rom, W. N., Gray, S. M., eds., *Tuberculosis*, Boston: Little Brown, 1996.

1944 年，新安替根

Dale, H. H., *Annual Review of Pharmacology and Toxicology* 3: 1; 1963.

1944 年，甲基苯丙胺

National Institute on Drug Abuse, *tinyurl.com/3qp4t2d*.

1945 年，氟化物

American Public Health Association, *tinyurl. com/6yk4vvj*.

Jones, S., Burt, B. A., *Bulletin of the World Health Organization* 83(9): 670; 2005.

1946 年，苯海拉明

Rocha e Silva, M., ed., *Histamine and Anti-Histamines: Handbook of Experimental Pharmacology,* Vol. 18, Berlin: Springer-Verlag, 1966.

Rocha e Silva, M., ed., *Histamine II and Anti-Histaminics: Chemistry, Metabolism and Physiological and Pharmacological Actions: Handbook of Experimental Pharmacology,* Vol. 18, Part 2, Berlin: Springer-Verlag, 1978.

1946 年，放射性碘

Braverman, L. E., Utiger, R. D., eds., *Werner and Ingbar's The Thyroid*, New York: Lippincott Williams & Wilkins, 2005.

Saha, G. P., *Fundamentals of Nuclear Pharmacy*, New York: Springer-Verlag, 2004.

1947 年，美沙酮

O'Brien, C. P., Jaffe, J. H., eds., *Addictive States,* New York: Raven Press, 1992.

1947 年，药物代谢

Bachmann, C., Bickel, M. H., *Drug Metabolism Reviews* 16: 185; 1985-86.

Conti, A., Bickel, M .H., *Drug Metabolism Reviews* 6: 1; 1977.

1947 年，氯喹

Centers for Disease Control and Prevention, *www.cdc. gov/malaria/ traveldoctor.co.uk/malaria.htm*.

1947 年，甲氨蝶呤

MedlinePlus, *tinyurl.com/44se6t*.

1948 年，四环素

Merck, *merck.com/mmpe/sec14/ch170/ch170o.html*.

Tredwin, C. J., Scully, C., Bagan-Sebastian, J. V., *Journal of Dental Research* 84: 596; 2005.

1948 年，利多卡因

Carpenter, R. L., and Mackey, D. C., "Local Anesthetics," in *Clinical Anesthesia*, Barash, P. G., Cullen, B. F., Stoelting, R. K., eds., Philadelphia: Lippincott, 1992.

1949 年，锂

Cade, J. F., "The Story of Lithium," in *Discoveries in Biological Psychiatry*, Ayd, F. J., Blackwell, B., eds., Baltimore: Ayd Medical Communications, 1970.

1949 年，氯霉素

MedlinePlus, *tinyurl.com/3ewbqzu*.

1949 年，可的松

Marks, H. M., *Bulletin of the History of Medicine* 66(3): 419; 1992.

MedlinePlus, *tinyurl.com/2as6ksb*

1951 年，琥珀酰胆碱

Kalow W., *Pharmacogenetics: Heredity and the Response to Drugs*, Philadelphia: WB Saunders, 1962.

1951 年，异烟肼

Kalow, W., *Pharmacogenetics: Heredity and the Response to Drugs*, Philadelphia: W.S. Saunders, 1962.

MedlinePlus, *tinyurl.com/3jxsgr9*.

1951 年，马拉硫磷

EXTOXNET, *tinyurl.com/o3p6ob*.

1951 年，异丙嗪

Popik, B., *tinyurl.com/23f7ydk*.

Supreme Court of the United States Blog, *tinyurl. com/3wk5ptw*.

1951 年，丙磺舒

MedlinePlus, *tinyurl.com/6yyn47s*.

1952 年，氯丙嗪

Baldessarini, R. J., Tarazi, F. I., "Pharmacotherapy of Psychosis and Mania," in Brunton, Lazo, 2006.

Muñoz, L., Alamo, C., et al., *Annals of Clinical Psychiatry* 17: 113; 2005.

Rosenbloom, M., *The Journal of the American Medical Association* 287: 1860; 2002.

1952 年，利血平

Domino, E. F., "Antipsychotics: Phenothiazines, Thioxanthines, Butyrophenones, and Rauwolfia Alkaloids," in DiPalma, 1971.

Osol, Farrar, 1960.

1952 年，异丙烟肼

Rees, L., Benaim, S., *tinyurl.com/4xz72z5*.

1952 年，红霉素

MedlinePlus, *tinyurl.com/3kqax56*.

1952 年，乙酰唑胺

Forwand, S. A., Landowne, M., et al., *New England Journal of Medicine* 279: 839; 1968.

traveldoctor.co.uk/altitude.htm.

1953 年，对乙酰氨基酚

Thomas, S. H., *Pharmacology & Therapeutics* 60: 91; 1993.

PubMed Health, *tinyurl.com/22lx2mr*.

1953 年，巯嘌呤

MIT, *web.mit.edu/invent/iow/elion2.html*.

Nobel Prize, *tinyurl.com/24fwor5*.

1954 年，制霉菌素

Hildick-Smith, G., "Chemotherapy of Fungal Infections," in DiPalma, 1971.

1954 年，脊髓灰质炎疫苗

Plotkin, S. A., Orenstein, W. A., Offit, P. A., eds., *Vaccines*, New York: Saunders Elsevier, 2008.

1955 年，甲丙氨酯

Greenblatt, D. J., Shader, R. I., *American Journal of Psychiatry* 127: 1297; 1971.

Ramchandani, D., López-Muñoz, F., Alamo, C., *Psychiatric Quarterly* 77: 43; 2006.

1955 年，安慰剂

Beecher, H. K., *The Journal of the American Medical Association* 159: 1602; 1955.

Moerman, D. E., *Meaning, Medicine and the "Placebo Effect*," New York: Cambridge University Press, 2002.

Shapiro, A. K., Shapiro, E., *The Powerful Placebo: From Ancient Priest to Modern Physician*, Baltimore: Johns Hopkins University Press, 2000.

1955 年，利他林

Fisher, B. C., ed., *Attention Deficit Disorder,* New York: Informa Healthcare USA, 2007.

1956 年，美雄酮

Kochakian, C. D., *Anabolic Steroids in Sport and Exercise*, Champaign, IL: Human Kinetics, 2000.

1956 年，两性霉素 B

MedlinePlus, *tinyurl.com/44gnnb5* .

1957 年，甲糖宁

Hurley, D., *Diabetes Rising: How a Rare Disease Became a Modern Pandemic, and What To Do About It,* New York: Kaplan Publishing, 2010.

Schwartz T.B., Meinert C.L., *Perspectives in Biology and Medicine* 47(4): 564; 2004.

1957 年，沙利度胺

Little, B. B., *Drugs and Pregnancy: A Handbook*, London: Hodder Arnold, 2006.

Rogers, J. M., Kavlock, R. J, "Developmental Toxicology," in *Casarett & Doull's Toxicology: The Basic Science of Poisons*, Klaassen, C.D., ed., New York: McGraw-Hill, 2001.

1957 年，丙米嗪和阿米替林

Schatzberg, A. F., Nemeroff, C. B., eds., *The American Psychiatric Press Textbook of Psychopharmacology,* Washington, DC: American Psychiatric Press, 1998.

1958 年，灰黄霉素

MayoClinic, *tinyurl.com/3qg5uas*.

1958 年，二甲双胍

PubMed Health, *tinyurl.com/29wvoa9*.

UK Prospective Diabetes Study Group, *Lancet* 352 (9131): 854; 1998.

1958 年，氯噻嗪

Ernst, M. E., Moser, M., *New England Journal of Medicine,* 361: 2153; 2009.

Greene, J. A., *Bulletin of the History of Medicine* 79: 749; 2005.

1958 年，氟哌啶醇

Ayd Jr., F. J., *www.ncbi.nlm.nih.gov/pubmed/1019142*.

Baldessarini, R. J., Tarazi, F. I., "Pharmacotherapy of

Psychosis and Mania," in Brunton, Lazo, 2006.

1958 年，长春花生物碱

Duffin, J., *Pharmacy in History* 44 (2): 64; (3): 105; 2002.

1958 年，右美沙芬

MedlinePlus, *tinyurl.com/4fbsgmg.*

1959 年，灭滴灵

MedlinePlus, *tinyurl.com/67dxxvf.*

1960 年，利眠宁

MedlinePlus, *tinyurl.com/3hqzeog.*

Woods, J. H., Katz, J. L., Winger, G., *Pharmacological Reviews* 44: 151; 1992.

1960 年，异炔诺酮 - 炔雌醇甲醚片

MayoClinic, *tinyurl.com/ds9dq.*

Watkins, E. S., *On the Pill: A Social History of Oral Contraceptives, 1950–1970,* Baltimore: Johns Hopkins University Press, 1998.

1961 年，氨苄西林

Petri, Jr., W. A., "Penicillins, Cephalosporins, and Other B-Lactam Antibiotics," in Brunton, Lazo, 2006.

1961 年，六氯酚

wiki.medpedia.com/Clinical:Phisohex_ (hexachloro-phene).

1961 年，单胺氧化酶抑制剂

MedlinePlus, *tinyurl.com/3mt3xtx.*

Sadock, B. J., Sadock, V. A., *Kaplan and Sadock's Synopsis of Psychiatry: Behavioral Sciences/Clinical Psychiatry,* North American Edition, Philadelphia: Lippincott Williams & Wilkins, 2007.

1962 年，《科夫沃 - 哈里斯修正案》

Time Magazine, tinyurl.com/2878688.

Henninger, D., *econlib.org/library/Enc1/DrugLag.html.*

1962 年，超药品说明书用药

Radley, D. C., *Archives of Internal Medicine* 166: 1021; 2006.

Stafford, R. S., *New England Journal of Medicine* 358: 1427; 2008.

1963 年，安定

Woods, J. H., Katz, J. L., Winger, G., *Pharmacological Reviews* 44: 151; 1992.

1963 年，庆大霉素

Begg, E. J., Barclay, M. L., *British Journal of Clinical Pharmacology* 39: 597; 1995.

Chambers, H. F., "Aminoglycosides," in Brunton, Lazo, 2006.

1964 年，普萘洛尔

Consumer Reports, *tinyurl.com/4qlx4tw.*

Kroll, D. J., *tinyurl.com/yjqzzx9.*

1964 年，头孢菌素

Hamilton-Miller, J.M.T., *International Journal of Antimicrobial Agents* 15: 179; 2000.

merck.com/mmpe/sec14/ch170/ch170c.html.

Petri Jr., W. A., "Penicillins, Cephalosporins, and Other B-Lactam Antibiotics," in Brunton, Lazo, 2006.

1966 年，速尿

Brater, D. C., *European Heart Journal* 13 (Suppl G): 10; 1992.

Klabunde, R. E., *tinyurl.com/dbv3yz.*

1966 年，别嘌醇

MedlinePlus, *tinyurl.com/6hqjyoj.*

Rundles, R. W., *Archives of Internal Medicine* 145: 1492; 1985.

1967 年，利福平

MedlinePlus, *tinyurl.com/3euprdy.*

Sensi, P., *Reviews of Infectious Diseases* 5 (Suppl. 3): S402; 1983.

1967 年，克罗米酚

health.google.com/health/ref/Infertility.

MedlinePlus, *tinyurl.com/3dzke7b.*

1967 年，丙戊酸

drugs.com/cons/valproic-acid.html.

1967 年，苯环己哌啶

Petersen, R. C., Stillman, R. C., eds., *Phencycline (PCP) Abuse: An Appraisal*, (21), Washington, D.C: U.S. Department of Health and Human Services, 1978.

1968 年，左旋多巴

Factor, S. A., Weiner, W. J., eds., *Parkinson's Disease: Diagnosis and Clinical Management,* New York: Demos

Medical Publishing, 2008.

National Institute of Neurological Disorders and Stroke, *tinyurl.com/q7dqe.*

1968 年，沙丁胺醇

The American Academy of Allergy Asthma and Immunology, *tinyurl.com/yeosjvy.*

Mayo Clinic, *tinyurl.com/6jvobv.*

1968 年，抗 Rh 免疫球蛋白

Medscape, *tinyurl.com/6kkr76m.*

U.S. National Library of Medicine, *tinyurl.com/3uk2b6e.*

1968 年，芬太尼

U.S. Department of Justice, *tinyurl.com/4t3ay36.*

1968 年，保泰松

Fox News, *tinyurl.com/62aakx.*

1972 年，吡喹酮

MedlinePlus, *tinyurl.com/3rnjk8d.*

Merck Veterinary Manual, *tinyurl.com/3kmxrqf.*

1972 年，青蒿素

Dondorp, A. D., Nosten, F., et al., *The New England Journal of Medicine* 361: 455; 2009.

1973 年，阿片类药物

Brownstein, M. J., *Proceeding of the National Academy of Sciences USA* 90: 5391; 1993.

Gutstein, H. B, Akil, H., "Opioid Analgesics" in Brunton, Lazo, 2006.

O'Brien, C. P., Jaffe, J. H., eds., *Addictive States,* New York: Raven Press, 1992.

1973 年，他莫昔芬

Jordan, V. C., *Nature Reviews Drug Discovery* 2: 205; 2003.

MedlinePlus, *tinyurl.com/69xhmfc.*

1975 年，罗眠乐

University of Maryland, *cesar.umd.edu/cesar/drugs/rohypnol.asp.*

1976 年，二丙酸倍氯米松

Mayo Clinic, *tinyurl.com/4gaalf4.*

Rau, J. L., *Respiratory Care* 50: 1083; 2005.

1976 年，摇头丸

Altman, L. K., *tinyurl.com/yk9vnqt.*

Black, J. W., Duncan, W. A. M., *Nature* 236: 385; 1972.

1976 年，泰胃美

wikipedia.org/wiki/MDMA.

1977 年，注射死刑

Zimmers, T. A., Sheldon, J., et al., *tinyurl.com/3p54rqs.*

1978 年，噻吗洛尔

American Academy of Ophthalmology, *tinyurl.com/4vtg69l.*

1981 年，卡托普利

MedlinePlus, *tinyurl.com/6jsa5pf.*

Consumer Reports, *tinyurl.com/6xyymug.*

1981 年，阿普唑仑

MedlinePlus, *tinyurl.com/6juoxw.*

Verster, J. C., Volkerts, E. R., *CNS Drug Reviews* 10: 45; 2004.

1982 年，阿昔洛韦

Balfour, H. H., *The New England Journal of Medicine* 340: 1255; 1999.

Hayden, F. G., "Antiviral Agents (Nonretroviral)," in Brunton, Lazo, 2006.

1982 年，生物药物

European Medicines Agency, Committee for Medicinal Products for Human Use, "Guideline on Similar Biological Medicinal Products," (2005-10-30).

Giezen, T. J., Mantel-Teeuwisse, A. K., et al., *Journal of the American Medical Association* 300: 1887; 2008.

1982 年，人胰岛素

DiabetesHealth, *tinyurl.com/2b75ah6.*

How Products Are Made, *madehow.com/Volume-7/Insulin.html.*

pi.lilly.com/us/humulin-r-ppi.pdf.

1982 年，异维甲酸

Goldsmith, L. A., Bolognia, J. L., et al., *Journal of the American Academy of Dermatology* 50: 900; 2004.

1983 年，环孢素

Encyclopedia of Surgery, tinyurl.com/43olb3f.

PubMed Health, *tinyurl.com/3aoodjp.*

1983 年，异丙酚

Taraborrelli, J. R., *Michael Jackson: The Magic, the*

Madness, the Whole Story, 1958–2009, New York: Hachette Book Group, 2009.

1985 年，生长激素

Rudman, D., Feller, A. G., et al., *New England Journal of Medicine* 323: 1; 1990.

Vance, M. L., Mauras, N., *The New England Journal of Medicine* 341: 1206; 1999.

1986 年，布斯哌隆

MedlinePlus, *tinyurl.com/pyoo3j*.

1987 年，叠氮胸苷

Flexner, C. "Antiretroviral Agents and Treatment of HIV Infection," in Brunton, Lazo, 2006.

Richman, D. D., *Nature* 410: 995; 2001.

1987 年，环丙沙星

Centers for Disease Control and Prevention, *bt.cdc. gov/bioterrorism/*.

Van der Linden, P. D., Sturkenboom, M. C., et al., *Archives of Internal Medicine* 163: 1801; 2003.

1987 年，洛伐他汀

Consumer Reports Best Buy Drugs, Evaluating Statin Drugs to Treat: High Cholesterol and Heart Disease, 2010.

Li, J. J., *Triumph of the Heart: The Story of Statins*, New York: Oxford University Press, 2009.

1987 年，百忧解

Baldessarini, R. J. "Drug Therapy of Depression and Anxiety Disorders," in Brunton, Lazo, 2006.

Frazer, A., *Journal of Clinical Psychopharmacology*, 17: 2S; 1997.

1987 年，伊维菌素

Omura, S., *International Journal of Antimicrobial Agents* 31: 91; 2008.

1987 年，tPA

Rivera-Bou, W. L., *tinyurl.com/yznkvss*.

1988 年，米诺地尔

Hogue, M. D., "Hair Loss," in *Handbook of Nonprescription Drugs: An Interactive Approach to Self-Care*, Berardi, R. R., Ferreri, S. P., Hume, A. L., Kroon, L. A., Newton, G. D., eds., Washington, DC: American Pharmaceutical Association, 2006.

Pray, W. S., *Nonprescription Prescription Therapeutics*, Philadelphia: Lippincott Williams & Wilkins, 2006.

1988 年，米非司酮

Feminist Women's Health Center, *tinyurl.com/5kvst*.

Food and Drug Administration, *tinyurl.com/3onrmlu*.

1989 年，奥美拉唑

Chong, E., Ensom, M. H., *Pharmacotherapy* 23: 460; 2003.

www.consumerreports.org/health/resources. "Drugs to Treat Heartburn and Stomach Acid Reflux: The Proton Pump Inhibitors," 2010.

1989 年，氯氮平

Alvir, J. M. J., Lieberman, J. A., et al., *New England Journal of Medicine* 329: 162, 1993.

Baldessarini, R. J., Tarazi, F. I., "Pharmacotherapy of Psychosis and Mania," in Brunton, Lazo, 2006.

1989 年，红细胞生成素

Borrione, P., Spaccamiglio, A., et al., *International SportMed Journal* 10: 45; 2009.

Nelson, M. T., *tinyurl.com/yaox98d*.

1989 年，肉毒杆菌毒素

Allergen, *allergen.com/assets/pdf/botox_cosmetic_pi.pdf*.

Singer, N., *tinyurl.com/cs9gm2*.

1991 年，舒马曲坦

Davidoff, R. A., *Migraine: Manisfestations, Pathogenesis, and Management*, New York: Oxford University Press, 2002.

Humphrey, P., Ferrari, M., Olesen, J., eds., *The Triptans: Novel Drugs for Migraine*, New York: Oxford University Press, 2001.

1991 年，尼古丁替代疗法

Centers for Disease Control and Prevention, *tinyurl. com/4p62x6l*.

tobacco.org/Documents/documents.html.

1991 年，优保津

tinyurl.com/3fhuwto.

1992 年，保列治和保法止

Bihari, M., *tinyurl.com/386lgaf*.

National Kidney and Urologic Diseases Information Clearinghouse, *tinyurl.com/jl8nr.*

1992 年，唑吡坦

Holm, K. J., Goa, K. L., *Drugs* 59: 865, 2000.

MedlinePlus, *tinyurl.com/3wdbto6.*

1993 年，派可致和安理申

Crystal, H., *tinyurl.com/38nwcwg.*

Shankle, W. R., Amen, D. G., *Preventing Alzheimer's: Ways to Help Prevent, Delay, Detect, and Even Halt Alzheimer's Disease and Other Forms of Memory Loss,* New York: Penguin Group, 2004.

1993 年，氯雷他定

Holgate, S.T., Canonica, G. W., et al., *Clinical & Experimental Therapy* 33: 1305; 2003.

MedlinePlus, *tinyurl.com/3pynhvz.*

1994 年，麻黄 / 麻黄碱

Drugs.com/ephedrine.html.

mayoclinic.com/health/ephedra/NS_patient-ephedra/.

1994 年，膳食补充剂

Institute of Medicine and National Research Council of the National Academies, *Dietary Supplements: Committee on the Framework for Evaluating the Safety of Dietary Supplements,* Washington, D.C: The National Academies, 2005.

Office of Dietary Supplements, *ods.od.nih.gov/factsheets/list-all.*

U.S. Food and Drug Administration, *tinyurl.com/2dadvxr*

1995 年，阿仑膦酸钠

Mayo Clinic, tinyurl.com/ywtzqe.

1996 年，高效抗逆转录病毒疗法

PubMed Health, *tinyurl.com/3wyjj57.*

U.S. Drug Enforcement Administration, *tinyurl.com/2bln2fn.*

1996 年，奥施康定

Biotechnology Encyclopedia, edinformatics.com/biotechnology/antiretroviral_drugs.htm Current Programmes, 27802211.com/ice/program/program23.htm.

1996 年，奥氮平

Geddes, J., Freemantle, N., et al., *BMJ* 321: 1371; 2000.

Goode, E., *biopsychiatry.com/misc/antipsychotic.*

1997 年，波立维

MedlinePlus, *tinyurl.com/5vsgawz*

Patrono, C., Coller, B., et al., *European Heart Journal* 25: 166; 2004.

1997 年，直接面向消费者的广告

Donohue, J. M., Cevasco, M., Rosenthal, M .B., *New England Journal of Medicine* 357:673; 2007.

Gerald, M. C., *Pharmacy in History* 52: 3; 2010.

U.S. Food and Drug Administration, *fda.gov/downloads/RegulatoryInformation/Guidances/ucm125064.*

1997 年，优甲乐

Braverman, L. E., Utiger, R. D., eds., *Werner and Ingbar's* The Thyroid, New York: Lippincott Williams & Wilkins, 2005.

Wertheimer, A. I., *Formulary* 40: 258; 2005.

1997 年，易维特

Delmas, P. D., Bjarnason, N. H., et al. *New England Journal of Medicine* 337: 1641, 1997.

Mitlak, B. H., Cohen, F. J., *Hormone Research in Pediatrics* 48: 155; 1997.

1997 年，坦索罗辛

Lepor, H, Roehrborn, C.G., eds., *Reviews in Urology* 7: S1-S55 (Suppl. 4); 2005.

National Kidney and Urologic Diseases Information Clearinghouse, *tinyurl.com/56kt9.*

1998 年，西乐葆和万络

New York Times, *tinyurl.com/4frab6b.*

U.S. Food and Drug Administration, *tinyurl.com/68zw776.*

1998 年，万艾可

Edwards, G., ed., *British Journal of Clinical Pharmacology,* 53S: Suppl. 1; 2002.

Lue, T. F., *New England Journal of Medicine* 342: 1802, 2000.

1998 年，赫赛汀

Bazell, R., *HER-2: The Making of Herceptin, a Revolutionary Treatment for Breast Cancer*, New York: Random House, 1998.

National Cancer Institute, *tinyurl.com/4xbj4rl.*

1998 年，恩利、类克和修美乐

Matsumoto, A. K., Banthon, J., Bingham, C. O., *tinyurl. com/c9c66d.*

National Cancer Institute, *tinyurl.com/4xbj4rl.*

1999 年，B 计划

Mayo Clinic, *tinyurl.com/42w8233.*

Stewart F., et al., "Emergency Contraception," in *Contraceptive Technology*, Hatcher R. A., Trussell, J., Nelson, A. L., et al., eds., New York: Ardent Media, 2007.

2001 年，格列卫

Pray, L. A., *tinyurl.com/49vp9z4.*

2003 年，易瑞沙和爱必妥

Cummings, J., Ward, T. H., et al., *British Journal of Clinical Pharmacology* 153: 646; 2008.

National Cancer Institute, *tinyurl.com/5b3eo.*

2003 年，17P/ 黄体酮注射液和凝胶

Meis, P. J., Kiebanoff, M., et al., *New England Journal of Medicine* 348: 2379; 2003.

UNC Center for Maternal and Infant Health, *mombaby. org/index.php?c=2&s=58.*

2003 年，白藜芦醇

New York Times, *tinyurl.com/4w7euqr.*

Weintraub, A., *tinyurl.com/n74fx4.*

2004 年，安维汀

National Cancer Institute, *tinyurl.com/3pgkbud.*

Pollack, A., *tinyurl.com/3n5h6kn.*

2006 年，加卫苗

Centers for Disease Control and Prevention, *tinyurl. com/6khpnev.*

2006 年，伐尼克兰 / 畅沛

PubMed Health, *tinyurl.com/5whef4q.*

Singh, S, Loke, Y. K., et al., *tinyurl.com/3khecc3.*

2006 年，诺适得

European Medicines Agency, *tinyurl.com/4dsej8e.*

Haddrill, M., *tinyurl.com/ygdfm7z.*

2010 年，文迪雅

Harris, G., *tinyurl.com/2ga672j.*

Hurley, D., *Diabetes Rising: How a Rare Disease Became a Modern Pandemic, and What To Do About It*, New York: Kaplan Publishing, 2010.

2010 年，普列威

U.S. Food and Drug Administration, *tinyurl. com/2bwfh8b.*

2010 年，捷灵亚

Multiple Sclerosis Resource Centre, *tinyurl. com/655uawg.*

2010 年，处方药滥用

Galanter, M., Kleber, H. D., *The American Psychiatric Publishing Textbook of Substance Abuse Treatment*, Arlington, VA: American Psychiatric Publishing, 2008.

MedlinePlus, *tinyurl.com/dcf73h.*

2010 年，减肥药

Centers for Disease Control and Prevention, *tinyurl. com/q2tzej.*

Hobson, K., *tinyurl.com/35pvna6.*

2010 年，泰毕全

European Drug Encyclopedia, *tinyurl.com/8rrtmf9.*

U.S. Food and Drug Administration, *tinyurl. com/ 6n6uta2.*

2011 年，韦瑞德

Abdool Karin, Q., Abdool Karin, S. S., et al., *Science* 329 (5996): 1168; 2010.

Current Opinion in HIV and AIDS 5 (5), September 1, 2010. (HIV vaccine research).

2011 年，波普瑞韦和特拉匹韦

Bacon, B. R., Gordon, S. C., et al., *New England Journal of Medicine* 364: 1207; 2011.

Poordad, F., McCone Jr., J., et al., *New England Journal of Medicine* 364: 1195; 2011.

2011 年，倍力腾

U.S. Food and Drug Administration, *tinyurl. com/6d6znse.*

2012 年，广谱防晒霜

U.S. Food and Drug Administration, *tinyurl.com/45xxz8r.*

Shaath, N., ed., *Sunscreens: Regulation and Commercial Development*, Boca Raton, FL: Taylor & Francis, 2005.

2012 年，依伐卡托

tinyurl.com/7gfu26x.

Kearney, C., *tinyurl.com/d3bvptp.*

2014 年，抗阿尔茨海默病药物

Rafii, M. S., Aisen, P. S., *biomedcentral.com/1741-7015/7/7.*

Shankle, W. R., Amen, D. G., *Preventing Alzheimer's: Ways to Help Prevent, Delay, Detect, and Even Halt Alzheimer's Disease and Other Forms of Memory Loss,* New York: Penguin Group, 2004.

2015 年，女性伟哥

Martin, D., *tinyurl.com/9vvawae.*

tinyurl.com/3xvn5ly.

2018 年，聪明药

Gazzaniga, M. S., "Smarter on Drugs," *Scientific American Mind*, September 21, 2005.

Talbot, M, "Brain Gain," *The New Yorker*, April 27, 2009.

2020 年，抗衰老药

Kahn, A. J., *Gerontology: Biological Sciences* 60A (2): 142; 2005.

2020 年，基因疗法

Mayo Clinic, *tinyurl.com/7uowybl.*

National Cancer Institute, *tinyurl.com/mhko24.*

National Library of Medicine, *tinyurl.com/7yfxmnm.*

Text copyright © 2013 Michael C. Gerald

Originally published in 2019 in the United States by Sterling Publishing Co., Inc.

版贸核渝字（2019）第 104 号

图书在版编目（ＣＩＰ）数据

药学之书 /（美）迈克尔·C. 杰拉尔德
(Michael C. Gerald) 著；颜磊，程孙雪子，吴兰译
. —— 重庆：重庆大学出版社，2023.5（2023.7 重印）
（里程碑书系）
书名原文：The Drug Book
ISBN 978-7-5689-3047-5
Ⅰ.①药… Ⅱ.①迈… ②颜… ③程… ④吴… Ⅲ.
①药物学 Ⅳ.① R9
中国版本图书馆 CIP 数据核字 (2021) 第 237324 号

药学之书
YAOXUE ZHI SHU

[美]迈克尔·C.杰拉尔德　著

颜磊　程孙雪子　吴兰　译

李亦舟　审订

策划编辑：王思楠　　责任印制：张　策
责任编辑：陈　力　　装帧设计：鲁明静
责任校对：夏　宇　　内文制作：常　亭

重庆大学出版社出版发行
出版人：饶帮华
社址：（401331）重庆市沙坪坝区大学城西路 21 号
网址：http://www.cqup.com.cn
印刷：重庆升光电力印务有限公司

开本：787mm×1092mm　1/16　印张：18　字数：412 千
2023 年 5 月第 1 版　　2023 年 7 月第 2 次印刷
ISBN 978-7-5689-3047-5　定价：88.00 元